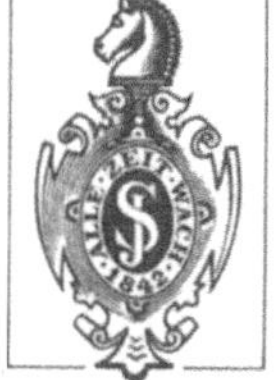

Aktuelle Probleme der Hämatologie und internistischen Onkologie

Präklinische und klinische Untersuchungen

Anläßlich des 15jährigen Bestehens der Inneren Klinik und Poliklinik (Tumorforschung) am Westdeutschen Tumorzentrum Essen

Herausgegeben von C. G. Schmidt

Unter Mitwirkung von
R. Becher, N. Firusian, K. Höffken, D. K. Hossfeld,
W. Krischke, G. Kubaschinski, C. R. Meier, H. von Melchner,
N. Niederle, M. R. Nowrousian, S. Öhl, R. Osieka,
A. A. Sandberg, U. W. Schaefer, M. E. Scheulen, F. Schüning,
J. Schütte, S. Seeber, B. Streppel, O. Wetter

mit 38 Abb. und 34 Tabellen

Springer-Verlag
Berlin Heidelberg New York 1983

Prof. Dr. C. G. Schmidt
Innere Universitätsklinik und Poliklinik
(Tumorforschung), Westdeutsches Tumorzentrum,
Hufelandstr. 55
4300 Essen

Alle Arbeiten stammen aus der o. g. Klinik, sofern nicht anders angegeben.

CIP-Kurztitelaufnahme der Deutschen Bibliothek:
Aktuelle Probleme der Hämatologie und internistischen Onkologie: präklin. u. klin. Unters.; anlässl. d. 15jährigen Bestehens d. Inneren Klinik u. Poliklinik (Tumorforschung) am Westdt. Tumorzentrum Essen. hrsg. von C. G. Schmidt. Unter Mitarb. von R. Becher ...
Berlin; Heidelberg; New York: Springer 1983.

NE: Schmidt, Carl G. [Hrsg.]; Becher, Reinhard [Mitverf.]; Innere Klinik und Poliklinik (Tumorforschung) ⟨Essen⟩

ISBN-13:978-3-540-12241-8 e-ISBN-13:978-3-642-68998-7
DOI: 10.1007/978-3-642-68998-7

Softcover reprint of the hardcover 1st edition 1983

Gesamtherstellung: K. Triltsch, Würzburg
2127/3321 543210

Vorwort

Dieses Buch reflektiert einen Teil der in den letzten Jahren an der Inneren Universitätsklinik und Poliklinik (Tumorforschung) des Westdeutschen Tumorzentrums Essen geleisteten wissenschaftlichen Arbeit. Wir glauben, daß es dem praktisch tätigen Hämato-Onkologen sowohl wertvolle Informationen vermitteln als auch Anregungen für die eigene Tätigkeit geben kann.

Für die gute Zusammenarbeit bei der Erstellung dieses Buches danken wir allen Autoren; für die redaktionelle Hilfe den Herren Dr. N. Niederle und Prof. Dr. S. Seeber aus der Essener Klinik sowie Herrn Dr. J. Wieczorek vom Springer-Verlag.

Bad Homburg,
März 1983

Eli Lilly GmbH,
Deutschland

Inhalt

Entwicklungen, Befunde und Perspektiven in der Zytogenetik solider Tumoren

R. Becher[1] und A. A. Sandberg[2]

Einleitung

Wenngleich die grundlegenden Mechanismen, die zu chromosomalen Veränderungen führen weitgehend ebenso unbekannt sind wie deren biologische Bedeutung, so hat die alleinige Beschreibung morphologischer Befunde, insbesondere spezifischer Veränderungen bei Leukosen, heute zu einer großen praktischen Bedeutung der Zytogenetik in der hämatologischen Diagnostik geführt.

Bestimmte chromosomale Aberrationen, wie z. B. die Translokation t(8; 21) bei der akuten myeloischen Leukämie (FAB-Klassifikation M2), die Translokation t(15;17) bei der Promyelozytenleukämie oder das Philadelphia Chromosom bei der chronisch myeloischen Leukämie t(9;22) dienen heute in den hämatologisch/onkologischen Behandlungszentren als Schlüsselbefunde, mit denen Diagnosen gestellt bzw. untermauert werden.

Demgegenüber ist die Zytogenetik der Lymphome und der soliden Tumoren heute noch auf einer Stufe, auf der sich die Leukämieforschung noch vor knapp einem Jahrzehnt befand. Es liegen zwar erste Berichte über spezifische Veränderungen bei verschiedenen Tumoren vor, diese sind jedoch zumeist mit nur wenigen Ausnahmen kasuistisch berichtet. Im wesentlichen bestehen zwei Probleme, die sich bisher als Schranken erwiesen. Dazu gehört zum einen die Schwierigkeit, eine ausreichende Zahl von Metaphasen zur Chromosomenanalyse zu erhalten (quantitatives Problem).

Zum anderen war in vielen Fällen, in denen Metaphasen gefunden wurden deren Qualität so unzureichend, daß eine Bänderung der Chromosomen und damit ihre Identifizierung nicht in genügendem Maße möglich war (qualitatives Problem).

Wenngleich wir heute noch weit davon entfernt sind, Chromosomenanalysen bei soliden Tumoren routinemäßig durchführen zu können, so sind doch in den letzten Jahren wertvolle technische Verbesserungen erfolgt.

---

1 Gefördert durch ein Stipendium der Deutschen Krebshilfe e.V. Derzeitige Adresse 2

2 Roswell Park Memorial Institute, Depts. of Genetics and Endocrinology, Elm Street 666, Buffalo, New York 14263, USA

Im Folgenden werde ich auf neue technische Entwicklungen, aktuelle Befunde und klinische Perspektiven auf dem Gebiete der Zytogenetik solider Tumoren eingehen.

Disaggregation

Eine wesentliche Voraussetzung für zytogenetische Untersuchungen solider Tumoren besteht in der Herstellung einer Suspension noch teilungsfähiger Zellen. Weil dies bei hämatologischen Erkrankungen entfällt, konzentrierte man sich zunächst auf Untersuchungen bei Leukämien. Die mechanische Disaggregation der Tumoren mit Messer und Schere stellte lange Zeit das Standardverfahren dar, erbrachte allerdings nur unzureichende Resultate. Eine erhebliche Verbesserung der Zellausbeute gelang durch Einführung enzymatischer Methoden. Eine neu entwickelte Disaggregationstechnik unter Anwendung von Kollagenase II erwies sich als besonders günstig und wird mit geringen Modifikationen in unserem Labor angewandt [1]. In Abbildung 1 ist der Ablauf der enzymatischen Disaggregation schematisch dargestellt.

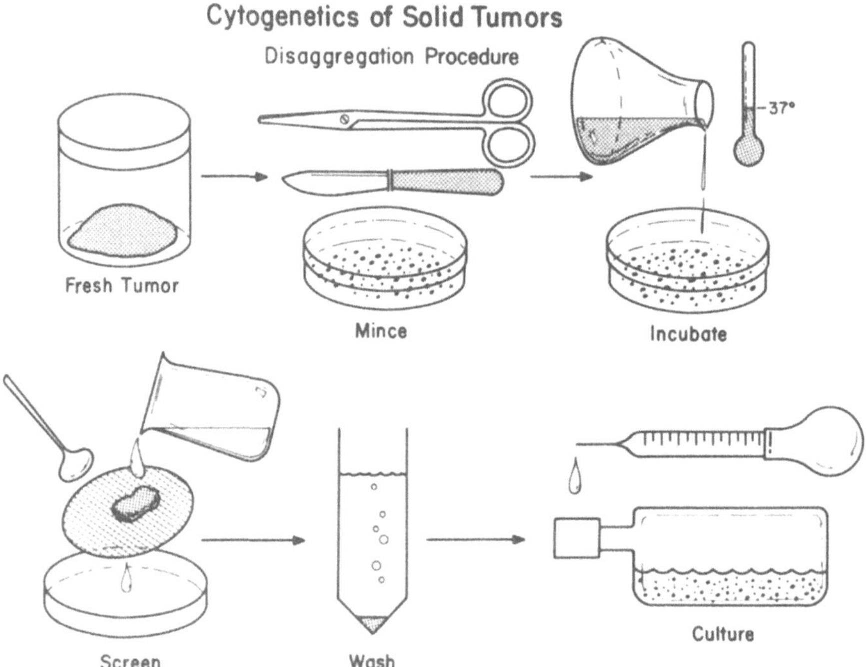

Abb. 1. Disaggregation solider Tumoren zur Chromosomenanalyse. Das frische Tumormaterial wird zunächst mit Messer und Schere grob zerkleinert und mit Kollagenase bei 37 °C für ca. 2 Stunden inkubiert. Anschließend wird die Zellsuspension von Tumorresten mit Hilfe eines Siebes getrennt und die Kollagenase durch zwei Waschungen entfernt. Die Zellkulturen werden in RPMI 1640 Medium angesetzt.

Zellkultur

Die Etablierung von Zellinien erwies sich als eine einfache Möglichkeit zur Chromosomenanalyse von Tumorzellen. Dieses Verfahren birgt allerdings die Gefahr, daß während der Kulturpassagen neue chromosomale Veränderungen auftreten (Chromosomale Evolution), die den ursprünglichen Tumorklon nurmehr schwer erkennen lassen. Die Ursache solcher Veränderungen wird in einer Anpassung der Zelle an die *in vitro* geänderten Wachstumsbedingungen vermutet, die zur Genamplifizierung oder zum Verlust nicht notwendiger genetischer Information führt.

Eine weitere, früher zumeist angewandte Kulturtechnik war die Kurzzeitinkubation für wenige Stunden. Hierbei ist die Ausbeute an Metaphasen allerdings oft gering. Wir beschreiten heute einen Mittelweg, indem wir die Zellkulturen für zwei bis drei Tage ansetzen. In dieser Zeit durchlaufen teilungsfähige Tumorzellen zumeist zwei Zellzyklen und verdoppeln sich zahlenmäßig. Die Gefahr der Erwerbung sekundärer chromosomaler Veränderungen besteht während dieser Kulturzeit kaum.

Auch die Heterotransplantation von menschlichen Tumoren auf die nackte Maus kann eine Chromosomenanalyse erleichtern, da diese Tumoren in einem relativ lockeren Zellverband wachsen und der mechanischen Disaggregation leichter zugänglich sind [2].

Bänderung

Chromosomale Untersuchungen an Tumoren, die aus der Ära vor der Einführung der Bänderungstechniken stammten, konnten nur Hinweise darauf geben, *daß* in Tumoren Veränderungen des Karyotyps vorliegen. Viele der in den letzten Jahren mit herkömmlichen Bänderungstechniken durchgeführten Untersuchungen konnten zwar normale Chromosomen identifizieren und grobe Veränderungen einordnen, hinterließen jedoch häufig eine beträchtliche Anzahl sogenannter unidentifizierter Marker, die eine wesentliche Lücke im Tumorkaryotyp darstellten.

Die weitverbreitete Bänderung mit Fluoreszenzfarbstoffen läßt nur ein relativ grobes Bandenmuster erkennen. Die Trypsinbänderung mit Giemsafärbung ist aggressiv und zerstört leicht feine chromosomale Strukturen. Der Schlüssel zur Verbesserung des Auflösungsvermögens lag in der Bänderung früher Metaphasenchromosomen, d.h. in einer Bänderung längerer und damit weniger spiralisierter Chromosomen (Abb. 2). Hierzu erwies sich die Färbung mit Wright's Farbstoff (3:1; Wright's/Pufferlösung) in gepufferter Salzlösung (pH 6,8) als effektive und gut reproduzierbare Technik [4].

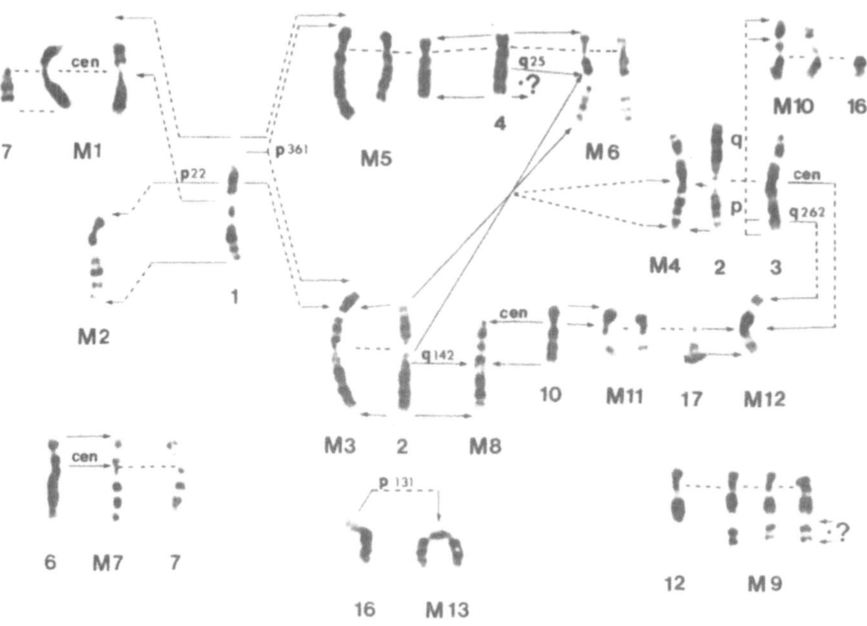

Abb. 2. Auflösung komplexer struktureller Chromosomenaberrationen im Falle eines malignen Melanoms. Die Analyse der Markerchromosomen war nur mit Hilfe einer Chromosomenbänderung mit hohem Auflösungsvermögen möglich [3].

Historische Befunde

Die ersten wissenschaftlich fundierten Befunde über zytogenetische Untersuchungen an soliden Tumoren finden sich bei Hansemann D. (1890) der, beim Studium sich teilender maligner Tumoren feststellte, daß die Verteilung der Chromosomen ungleich ist. Diese Entdeckung wurde von Boveri [6] wieder aufgegriffen und ergänzt. Boveri betonte, daß nicht nur eine *ungleiche mengenmäßige Verteilung* des Chromatins zu einer malignen Transformation führen kann, sondern auch bei scheinbar normalem Chromatingehalt eines Zellkerns eine *falsche Kombination* der Chromosomen Geschwülste entstehen lassen kann. Diese sehr modern anmutenden Befunde und Theorien gerieten jedoch bald wieder in Vergessenheit. Gründe für die fehlende Kontinuität waren sicherlich neben den unruhigen politischen Verhältnissen in Deutschland, die eine kontinuierliche biologische Forschung kaum ermöglichten auch in dem Mangel an technischen Voraussetzungen zu suchen, die gefundenen Ergebnisse exakt zu dokumentieren.

Zu den technischen Voraussetzungen für die weitere Entwicklung der Zytogenetik gehören neben der Blockierung der Zellteilung in der Mitose mit Hilfe des Colchicin die hypotone Behandlung der Zellen zur Erlangung einer besseren Spreitung der Metaphasenchromosomen und die Einführung der Mikrophotographie.

Diese Voraussetzungen ermöglichten erst im Jahre 1956 die exakte Erfassung des normalen menschlichen Karyotyps durch Tijo und Levan [7]. Die Entdeckung des Philadelphia Chromosoms im Jahre 1960 durch Nowell und Hungerford [8] war das Startzeichen für eine atemberaubende Forschungsaktivität auf dem Gebiete zytogenetischer Untersuchungen hämatologischer Erkrankungen.

Wenngleich heute die vorliegenden zytogenetischen Befunde bei akuten Leukosen komplexer sind als man es sich bei der Entdeckung des Philadelphia Chromosoms erhoffte, so haben sie erheblich zum Verständnis des Krankheitsbildes beigetragen und geholfen, bestimmte Untergruppen genauer einzuordnen. Ähnliches gilt für die Lymphome, auf die hier allerdings wie ebenfalls auf die Leukämien nicht näher eingegangen werden kann.

Aktuelle Befunde

Die Befunde chromosomaler Untersuchungen solider Tumoren, die aus der Zeit vor 1973 vorliegen, wurden überwiegend noch ohne Anwendung der Bänderungstechniken durchgeführt [9]. Eine Identifizierung der Chromosomen und eine Analyse struktureller Aberrationen konnte daher nicht erfolgen. Somit war die wissenschaftliche Aussage dieser Berichte im wesentlichen darauf beschränkt, daß maligne Tumoren chromosomale Anomalien aufweisen, die in ihrer Zahl und Komplexität über das bekannte Maß bei Leukosen hinausgehen. Eine Ausnahme bildet das relativ benigne Meningeom, bei dem Zang und Singer [10] eine Monosomie des Chromosoms 22 beschrieben, die sich als spezifisch erwies.

Die Chromosomenzahl ist bei Tumoren meist vermehrt und liegt häufig im triploiden Bereich. Diese Beobachtung trifft für Chromosomenbefunde aus Metastasen mehr als für die Primärtumoren selbst zu (Abbildung 3).

Erst die strikte Anwendung der Bänderungstechniken und verbesserte Disaggregationsmethoden erlaubten eine weitere Aufklärung chromosomaler Befunde bei soliden Tumoren.

Die bisher erhobenen Befunde lassen sich in drei Gruppen einteilen:

1. Spezifische Chromosomenveränderungen
   Hierunter versteht man strukturelle Aberrationen, mit sehr hoher Affinität zu einer speziellen Tumorentität oder einer Tumorsubentität. Beispiele hierfür sind das Meningeom, der Parotismischtumor, das Colonkarzinom und das seröse Cystadenom des Ovars. Die beschriebenen Chromosomenveränderungen sind detailliert in Tabelle 1 aufgeführt.

2. Tumoren, bei denen Aberrationen an bestimmten Chromosomen gehäuft auftreten.
   Einschränkend gilt hier, daß solche Veränderungen auch bei anderen Tumoren gefunden werden können. Insbesondere sind hier Aberrationen

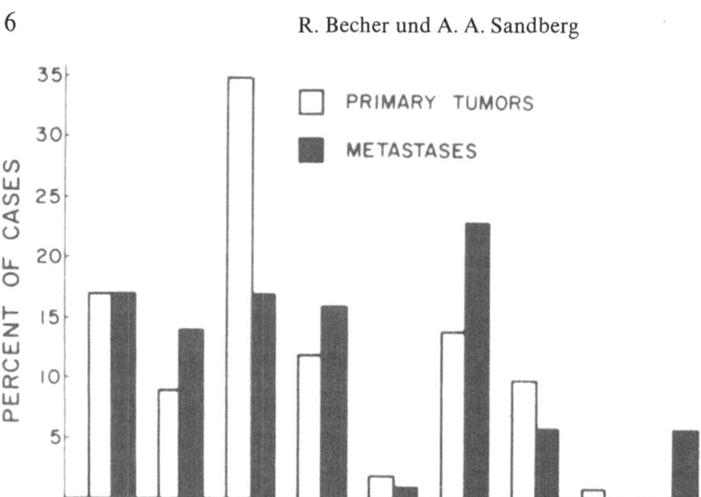

Abb. 3. Histogramm von Primärtumoren und Metastasen. Während die Chromosomenzahlen in Primärtumoren zumeist im hyperdiploiden Bereich liegen, finden wir in Metastasen überwiegend annähernd tetraploide Metaphasen. Diese Beobachtung weist darauf hin, daß die Tetraploidie als Epi-Phänomen solider Tumoren im Rahmen deren chromosomaler Evolution zu deuten ist.

Tabelle 1. Chromosomenbefunde bei Tumoren

I. Translokationen	
t(3; 8)(p25; q21)	Parotismischtumor [11]
t(6; 14)(q21; q24)	Seröses Cystadenom des Ovars [12]
II. Strukturelle Chromosomenaberrationen	
1p–, 6q–, i(6p)	malignes Melanom [13]
1p–(p32 bis pter)	Neuroblastom [14]
1p–, i(1q)	Endometrium-Karzinom [15]
1q+	Mammakarzinom [16]
3p–(p14 bis p23)	kleinzelliges Bronchialkarzinom [17]
5q–	Cervix-Karzinom [18]
12q–	Rektum-Karzinom [19]
22q–	Meningeom [10]
III. Numerische Aberrationen	
+ 7	Rektum-Karzinom [19]
+ 8	Colon-Polyp [19]
–22	Meningeom [10]
IV. Kongenitale Chromosomenanomalien mit erhöhtem Tumorrisiko	
11p–(interstitiell)	Aniridia-Wilms-Tumor [20]
13q–(interstitiell)	bilaterales Retinoblastom [24]
t(3; 8)	Nierenkarzinom [25]

an Chromosom 1 zu nennen, die beim Melanom, Neuroblastom, Endometriumkarzinom und beim Mammakarzinom oft auftreten.

3. Kongenitale Chromosomenanomalien, die eng mit dem Auftreten bestimmter Neoplasien verbunden sind.
Die chromosomalen Instabilitätssyndrome (Bloom's Syndrom, Ataxia teleangiectatica, Xeroderma pigmentosum, Fanconi Anämie) zeichnen sich durch erhöhten spontanen oder induzierten Schwesterchromatidaustausch und/oder vermehrte Chromosomenbruchrate aus. Die Chromosomale Instabilität ist mit einem erhöhten Malignomrisiko verbunden [21]. Darüber hinaus fand man auch Patienten mit kongenitalen Chromosomenanomalien, bei denen ganz bestimmte Tumoren gehäuft auftreten.

Viele der aufgeführten Chromosomenanomalien sind bei soliden Tumoren bisher nur mit wenigen Fallberichten belegt, so daß bei der jetzt erkennbaren vermehrten Forschungsaktivität mit Sicherheit viele der aufgeführten Daten ergänzt werden müssen, bzw. neu hinzugefügt werden können. Die vorgelegten Befunde reichen jedoch aus, um zu verdeutlichen, daß, wie bei der Leukämie, chromosomale Veränderungen auch bei soliden Tumoren nicht zufällig sind, sondern nach Gesetzmäßigkeiten erfolgen. Spezifische Aberrationen bei soliden Tumoren werden, daran besteht kein Zweifel, von ähnlich großer Bedeutung sein, wie sie es heute bereits für die praktische Hämatologie sind.

Praktische Diagnostik

Eine praktisch diagnostische Leistung kommt der Zytogenetik unserer Auffassung zukünftig auch dort zu, wo bei fraglich malignen oder prämalignen Prozessen eine definitive Entscheidung gefällt werden muß. Bei Colonbzw. Rektumpolypen ist die histologische Befundung häufig schwierig und oft kann nur ein Verdacht auf maligne Transformation ausgesprochen werden.

Nach unserer Meinung [19] ist dann, wenn bei der Chromosomenanalyse neben einer Trisomie, etwa der Chromosomen 7 oder 20 eine strukturelle Aberration am Chromosom 12 auftritt, von einer malignen Transformation auszugehen.

Dieses Beispiel führt deutlich vor Augen, warum, wie häufig irrtümlich angenommen, die zytophotometrische DNS-Messung bei dieser Fragestellung eine Chromosomenanalyse nicht ersetzen kann. Trisomien ohne strukturelle Chromosomenanomalien, die zu erhöhtem DNA-Gehalt des Zellkerns führen können, treten auch bei nicht malignen proliferativen Prozessen auf. Ein weiteres Beispiel hierfür ist die Trisomie 8, die im Laufe der Zellkultur von Fibroblasten häufig zu finden ist.

Dagegen sind strukturelle Aberrationen, wie z.B. Translokationen, die eine maligne Transformation darstellen, nicht mit einer Veränderung des DNS-Gehaltes der Zelle verbunden.

Perspektiven

Neben der Möglichkeit praktischer Anwendung liegt die Bedeutung der Zytogenetik auf dem Gebiet eng klinisch bezogener Grundlagenforschung. Eines der Ziele wird es in den nächsten Jahren sein, spezifische, oder kausal gesprochen, *primäre* Chromosomenveränderungen von *sekundären* zu unterscheiden. Während bei Leukosen, abgesehen von der Chronisch Myeloischen Leukämie zumeist von Beginn der Erkrankung bis zum Ende Monoklonalität das klinische Bild beherrscht, finden wir vorwiegend bei fortgeschrittenen Tumoren eine Heteroklonalität [2]. Diese Beobachtung führt mehr und mehr zu der Auffassung, daß die ursprüngliche maligne Transformation einer Zelle zwar monoklonal ist, die weitere Evolution eines Tumors jedoch polyklonal. Die primäre Genalterierung (eine Mutation muß nicht vorliegen), die zur Malignität führt, muß dabei nicht in allen Fällen mikroskopisch sichtbar sein. Im klinischen Vokabular gesprochen bedeutet das, daß eine Genalterierung zur Malignität führt (primäre Anomalie), die Expression von Merkmalen wie Metastasierungsort und als auch Frequenz oder aber die Differenzierung des Tumors von der Erwerbung weiterer chromosomaler Veränderungen (sekundäre Anomalien) abhängig ist. Diese Theorie impliziert, daß die Eigenschaft Malignität als primäre Erwerbung einer Zelle die potentielle Eigenschaft zur Genamplifizierung in sich birgt. Chromosomale Befunde haben bewiesen, daß solche zellulären Prozesse zur Genamplifizierung existieren. Nach Langzeitbehandlung mit dem kompetitiven Folsäureantagonisten Methotrexat können Tumorzellen durch die Amplifizierung des Gens, das für die Produktion der Folatreduktase verantwortlich ist [22], eine Resistenz gegen MTX erwerben. Das chromosomale Produkt ist eine HSR Region (homogeneous stained region).

Einen anderen Mechanismus für den Gewinn zusätzlicher Chromosomen stellt die Verdopplung des Genoms dar, d.h. es entsteht eine tetraploide Zelle. Überflüssige Chromosomen werden im Laufe der weiteren Evolution des Karyotyps wieder elimiert. Wir haben diesen Vorgang am Beispiel einer Erythroleukämie kürzlich sehr eindeutig nachvollziehen können [23].

Onkogenese aus zytogenetischer Sicht:

1. prämaligne Entwicklung (Exposition: mutagen, virogen etc.)
2. maligne Transformation: abhängig von individuellen Dispositionsfaktoren (zeitl. Regulativ), dieser Schritt ist *monoklonal.*
3. Tumorevolution. Dieser Prozeß kann *polyklonal* erfolgen und führt zur Ausbildung individueller Tumorphänotypen.

Der Zytogenetik kommt zur näheren Aufklärung dieser Zusammenhänge eine wichtige Schlüsselrolle zu. Aus diesen Ausführungen wird offensichtlich, daß bei der Suche nach spezifischen Chromosomenaberrationen Untersuchungen im frühen Tumorstadium zu bevorzugen sind. Im Rahmen der Tumorevolution stellt zweifelsohne die erwerbbare Eigenschaft der *Therapieresistenz* eines Tumors eine klinisch besonders wichtige Fragestellung dar. Die Aufgabe der Zytogenetik wird es hier sein Chromosomenanomalien mit bestimmten Resistenzfaktoren zu korrelieren. Daß eine Verbindung zwischen Chemotherapieresistenz und Evolution des Karyotyps besteht, konnten wir im Fall eines malignen Melanoms verfolgen, wo nach erfolgter Teilremission eines malignen Melanoms nach zytostatischer Chemotherapie im Rezidiv ein neuer therapieresistenter Klon auftrat, der sich vom Ursprungsklon zytogenetisch unterscheiden ließ [2].

Schlußbemerkung

Der onkologischen Zytogenetik wird entsprechend unseren Ausführungen sowohl in der klinischen Diagnostik als auch in der Grundlagenforschung der soliden Tumoren in Zukunft eine wachsende Bedeutung zukommen. Von entscheidender Bedeutung wird es hierbei auch sein, aktuelle Egebnisse in der Genkartierung mit der morphologischen Tumorzytogenetik zu verbinden. Hierdurch werden wir den Sinn morphologischer Chromosomenaberrationen bei Tumoren besser verstehen können [13].

Literatur

1. Wake N, Slocu, HK, Rustum YM, Matsui S, Sandberg AA (1981) Chromosomes and Causation of Human Cancer and Leukemia. XLIV. A Method for Chromosome Analysis of Solid Tumors. Cancer Genetics and Cytogenetics 3:1–10
2. Becher R, Osieka R, Hossfeld K, Schmidt CG (1981) Cytogenetic Studies in Human Tumor Xenografts. In: Bastert GBA et al. (eds) Thymusaplastic Nude Mice and Rats in Clinical Oncology. G. Fischer, Stuttgart New York, pp 329–334
3. Becher R, Gibas Z, Lofters W, Karakousis C, Sandberg AA; Chromosome Arrangements in 2 Cases of Malignant Melanoma. In: Somatic Cell Genetics Conf, Oct 3–6, 1982, Madison, Wisconsin, USA; Abstracts
4. Yunis JJ (1976) High resolution of human chromosomes. Science 191:1268–1270
5. von Hansemann D (1890) Über asymmetrische Zellteilung in Epithelkrebsen und deren biologische Bedeutung. Arch Path Anat Physiol 119:299–326
6. Boveri Th (1914) Zur Frage der Entstehung maligner Tumoren. G. Fischer, Jena, S 1–64
7. Tjio JH, Levan A (1956) The Chromosome number of man. Hereditas 42:1–6
8. Nowell PC, Hungerford DA (1960b) A minute chromosome in human chronic granulocytic leukemia. Science 132:1497
9. Sandberg AA (1980) The Chromosomes in Human Cancer and Leukemia. Elsevier North-Holland, New York
10. Zang KD, Singer H (1967) Chromosomal constitution of meningiomas. Nature 216:84–85
11. Mark J, Dahlenfors R, Ekedahl C, Stenman G (1980) The mixed salivary tumor – A usually benign human neoplasm frequently showing specific chromosomal abnormalities. Cancer Genetics and Cytogenetics 2:231–241
12. Wake N, Hreshchyshyn MM, Piver SM, Matsui S, Sandberg AA (1980) Specific Cytogenetic Changes in Ovarian Cancer involving Chromosomes 6 and 14. Cancer Res 40:4512–4518
13. Becher R, Gibas Z, Sandberg AA (in press) Chromosome 6 in Malignant Melanoma. Cancer Genetics and Cytogenetics
14. Brodeur GM, Sekhon GS, Goldstein MN (1977) Chromosomal aberrations in human neuroblastomas. Cancer 40, (5):2256–2263
15. Atkin NB, Baker MC (1978) Duplication of the long arm of chromosome 1 in a malignant vaginal tumor. Brit J Cancer 38:468–471

16. Bertrand S, Branger MR, Cheix F (1978) Use of banding technique in the cytogenetic study of metastatic breast cancer effusion. A case report. Eur J Cancer 15:737–743
17. Whang-Peng J, Kao-Shan CS, Lee EC (1982) Specific chromosome defect associated with human small cell lung cancer; deletion 3p (14–23). Science 215:181–182
18. Atkin NB, Baker MC (1979) Chromosome 1 in 26 carcinomas of the cervix uteri. Structural and numerial changes. Cancer 44:604–613
19. Becher R, Gibas Z, Sandberg AA (in press) Trisomy 7 and $12q^-$ in a large bowel cancer. Cancer Genetics and Cytogenetics
20. Riccardi VM, Sujansky E, Smith AC, Francke U (1978) Chromosomal imbalance in the aniridia-Wilms tumor association: 11p interstitial deletion. Pediatrics 61:604–610
21. German J (1972) Genes which increase chromosome instability in somatic cells and predispose to cancer. Proc Med Genet 8:61–101
22. Kaufman RJ, Brown PC, Schimke RT (1979) Amplified dihydrofolate reductase gens in unstably methotrexate-resistant cells are associated with double minute chromosomes. Proc Natl Acad Sci 76:5669–5673
23. Gibes Z, Becher R, Sadomori M, Sandberg AA (eingereicht) Severe hyperdiploidy in a case of erythroleukemia
24. Yunis JJ, Ramsay N (1978) Retinoblastoma and subband deletion of chromosome 13. Am J Dis Child 132:161–163
25. Cohen AJ (1979) Li FP, Berg S, Marchetto DJ, Tsai S, Jakobs SC, Brown RS (1979) Hereditary renal cell carcinoma associated with a chromosomal translocation. New Engl J Med 301:593–595

Ergebnisse der ^{32}P-Therapie maligner Ergüsse basierend auf dem Krankenkollektiv der Essener Tumorklinik in der Zeit von 1974–1982

N. Firusian [1]

Peritoneal- sowie pericardiale Ergüsse gehören zu den relativ häufigen Komplikationen der malignen Erkrankungen in fortgeschrittenen Stadien. Sie können durchaus auch in bestimmten Situationen Ausdruck eines lokalen Tumorgeschehens – kontinuierliches Wachstum eines Lymphoms oder Carcinoms – sein. Ferner können die Körperhöhlenergüsse auch durch die Kompression der Lymphabflußwege oder größere Venen entstehen.

Pleuraergüsse kommen am häufigsten bei Mamma-Carcinomen gefolgt vom Bronchial-Carcinom und Ovarial-Carcinom vor. Ferner führen Non Hodgkin- und Hodgkin-Lymphome in fortgeschrittenen Stadien der Erkrankung ebenfalls zur Ergußbildung. Der Aszites ist häufig Ausdruck einer peritonealen Carcinose im Zusammenhang mit einem Ovarial-Carcinom oder Carcinomen des Magen-Darm-Traktes. In Verbindung mit dem Mamma-Carcinom ist der Aszites in höchstem Maße suspekt auf das Vorliegen einer Metastasierung innerhalb der Ovarien und damit einhergehender konsekutiver Peritoneal-Carcinose. Nach Lokich (1973) muß bei 50% aller Patienten im Stadium der Dissemination mit einem Pleuroperitoneal- bzw. Pericarderguß gerechnet werden. Nach Fraser et al. bestehen die meisten Pericardergüsse im Zusammenhang mit malignen Erkrankungen des Thorax durch Lymphknotenbeteiligung der Isthmusregion d.h. durch eine intralymphatische Beteiligung des Epicards, Myocards und Endocards. Tatsächlich lassen sich bei der histologischen Untersuchung des Myocards und Endocards in Fällen mit malignem Pericarderguß stets Tumorzellnester innerhalb des retikulären Lymphsystems des Myocards und des Endocards nachweisen (Fraser et al. 1980)).

Einer malignen Beteiligung des Pericards kommt aus folgenden Gründen eine besondere Bedeutung zu:

1. foudroyante Entwicklung einer Tamponade einhergehend mit einer Insuffizienz seitens der Hämodynamik, die eine sofortige therapeutische Entscheidung erfordert;
2. Gehäuftes Auftreten in relativ frühen noch lokalisierten Stadien der soliden Tumoren und Lymphsystemerkrankungen mit mediastinaler Lokali-

1 Innere Klinik und Poliklinik (Tumorforschung), Westdeutsches Tumorzentrum Essen, Elisabeth Krankenhaus Recklinghausen

sation als Ausdruck eines Wachstums per continuitatem. Dies gilt z.B. für Mamma- und Bronchial-Carcinome oder maligne Lymphome.

3. Die intrakavitäre Therapie der malignen Pericardergüsse durch herkömmliche zytostatische und nicht-zytostatische Verbindungen bereitet erhebliche Schwierigkeiten durch die Mitbeteiligung des Epicards.

Basierend auf einer Analyse der Tumorausbreitung bei 40 Patienten mit soliden Tumoren und Systemerkrankungen mit Pericardbeteiligung dürfte die ätiologische Rolle des direkten Tumoreinbruchs in die Pericardhöhle als häufigster Entstehungsmodus aufgefaßt werden. Solide Tumoren und Systemerkrankungen, die mit Thoraxwand- bzw. mediastinaler Metastasierung einhergehen (Bronchial-Carcinom, Mamma-Carcinom und Lymphom), zeigen, basierend auf autoptischen Untersuchungen, eine häufige Herz- und Pericardbeteiligung. (Scott und Garvin (1939), Prichard (1951), Lamberta et al. (1951), De Loach und Hagues (1953), Cohen et al. (1955), Nakayama et al. (1966).)

Die tumoröse Pericardbeteiligung mit konsekutiver Ergußbildung stellt im Tamponade-Stadium eine sehr bedrohliche Notfallsituation der Medizinischen Onkologie dar. Maligne Pericardergüsse verursachen erhebliche hämodynamische Begleitreaktionen, da sie von seltenen Ausnahmen abgesehen einen intensiven hämorrhagischen Charakter aufweisen. Hämatokritwerte von 20–35% sind z.B. dabei keineswegs selten. Da der histologische Nachweis eines malignen Ergusses nicht in jedem Fall erbracht werden kann, sind wir in akuten Situationen auf indirekte Parameter, die sich auf die Beschaffenheit des Ergusses beschränken, angewiesen. Dazu gehören

1. das spezifische Gewicht,
2. Eiweißgehalt,
3. zelluläre Zusammensetzung des Schleudersatzes,
4. Glucose-Gehalt und LDH-Titer des Ergusses.

Ein gesicherter maligner Erguß erfordert eine möglichst rasche Behandlung, da häufige Punktionen mit einem oft bedrohlichen Eiweißverlust und seinen Folgen verbunden sind. Mit Rücksichtnahme darauf, daß maligne Ergußbildungen in der Regel im Gefolge der fortgeschrittenen Tumorstadien auftreten, kommt den systemischen Therapiemaßnahmen eine größere Bedeutung zu. Bei Ineffektivität der systemischen Therapiemaßnahmen kämen intrakavitäre Methoden der Therapie in Betracht. Bei der intrakavitären Behandlung von Ergüssen sollte an die Möglichkeit der Resorption des Zytostatikums und damit einhergehenden allgemeinen Wirkungen auf die Hämatopoese sowie mögliche Parenchymschädigungen geachtet werden. Folgende zytostatische Substanzen haben sich bei der Therapie des malignen Ergusses bewährt:

1. N-Lost (Mustargen): 0,3–0,4 mg/kg Körpergewicht intrapleural. Wiederholung nach 3–4 Wochen unter Kontrolle der Leukozyten und Thrombozytenwerte.

Tabelle 1. Häufigkeit der Herz- und Perikardmetastasierung unter Zugrundelegung der autoptischen Untersuchungen bei Bronchial-Carcinom, Mamma-Carcinom, Lymphom, Melanom und anderen Tumoren. K = *kardiale Manifestation*, P = *perikardiale Manifestation*

Literatur	metastasierende Manifestation				Primärtumor [%]				
	Autopsien	mit Herzbeteiligung			Bronchial-karzinom	Mamma-karzinom	Lymphome	Melanome	andere
	Anzahl	Anzahl	%						
Scott und Garvin (1939)	1082	118	10,9	K+P	35	14	14	4,2	–
Prichard (1951)	4375	146	3,3	K+P	11	15	12	12	–
Lamberta et al. (1951)	1032	31	3,0	P	73	6	–	–	20
DeLoach und Hagues (1953)	980	137	13,9	K+P	16	8	46	9	–
Cohen et al. (1955)	315	65	20,6	K+P	19	35	15	8	–
Nakayama et al. (1966)	765	74	9,7	K+P	27	19	19	8	–

2. Thiotepa: 0,6–0,8 mg/kg Körpergewicht intrapleural
3. 5-Fluorouracil: 15 mg/kg Körpergewicht, insgesamt 3 Dosen im Abstand von 2–3 Tagen. Wiederholung nach Ablauf von 3 Wochen.
4. Cytosin-Arabinosid: 200 mg/Dosis – insgesamt bis zu 3 Dosen in Abständen von 2–3 Tagen.

Von den Substanzen (1.–3.) eignet sich 5-Fluorouracil besonders für die intraperikardiale Therapie.

Radioisotopen werden bei der intrakavitären Therapie stets in Form kolloidaler Verbindungen angewendet. Appliziert man radioaktive Kolloide in eine seröse Höhle, so werden sie – wie wir anhand tierexperimenteller und klinischer Untersuchungen zeigen konnten – nicht resorbiert, sofern gewisse physikalische Bedingungen hinsichtlich der Partikelgröße des Nuklids erfüllt sind. Sie bilden jedoch stets einen Niederschlag auf den serösen Oberflächen. Reine Betastrahler sind wegen der hohen Penetrationsdichte, der geringeren Erfordernisse seitens des Strahlenschutzes und nicht zuletzt wegen der geringeren Ganzkörperdosis für den Patienten zu bevorzugen.

Seit dem Frühjahr 1974 führen wir die intrakavitäre Therapie mit ^{32}P-Kolloid durch. Im Mittelpunkt unserer Aktivität auf diesem Gebiet steht eine einfache Methode für die Therapie der Perikardtamponade mittels eines Drainagesystems, das über beliebig lange Zeit verbleiben kann, was sowohl für diagnostische Interventionen (Kontrastmittel-Untersuchung bzw. szintigraphische Untersuchung der Perikardhöhle, Luftinsufflation in die Perikardhöhle zwecks Beurteilung der Oberflächenbeschaffenheit des Epikards und Perikards) als auch für therapeutische Maßnahmen (Entlastung bei Patienten mit Tamponade, Spülung mit körperwarmen physiologischen Kochsalzlösungen bei Patienten mit blutigen Exsudationen) und die Applikation von ^{32}P-Kolloid verwertbar ist. Im Rahmen dieser Arbeit sollen Ergebnisse der ^{32}P-Therapie des malignen Pleuraergusses, des Aszites und des Perikardergusses präsentiert werden.

Krankengut

In der Zeit von Frühjahr 1974 bis zum Herbst 1982 wurde insgesamt bei 182 Patienten mit soliden Tumoren und Systemerkrankungen mit malignem Pleuraerguß, Aszites oder Perikarderguß eine intrakavitäre ^{32}P-Kolloid-Therapie vorgenommen.

Methodik

Bei den Patienten mit Pleuraerguß und Aszites wurde die intrakavitäre Applikation des kolloidalen ^{32}P unmittelbar nach einer subtotalen Punktion des Pleuraergusses bzw. üblichen Punktion des Aszites vorgenommen. In 2 getrennten Sitzungen mit einem dazwischen liegenden Zeitinterall von 3 Wochen wurde ^{32}P appliziert. Unter Berücksichtigung der unterschiedlichen Dimensionen der Oberfläche applizierten wir bei Patienten mit malignen Pleuraergüssen jeweils 5 mCi und bei Patienten mit Peritonealcarcinose jeweils 10 mCi. Die Mehrzahl der Patienten war früher schon mit diversen Therapie-Kombinationen behandelt worden.

Bei allen Patienten mit Perikard-Tamponade erfolgte die Sicherung der Diagnose durch indirekte Untersuchungsmethoden (Elektrokardiographie, Röntgenuntersuchung, Ultraschalldiagnostik und Time-Motion) sowie direkte Maßnahmen (Probepunktion mit Nachweis von hämorrhagischem Erguß und malignen Zellen).

Die Punktion erfolgte unter EKG-Kontrolle in horizontaler Lage des Patienten. Nach entsprechender Anästhesie der Haut in Höhe des Xyphoidfortsatzes wurde zunächst eine 8 cm lange, 1,5 mm breite Führungskanüle mit umliegender Plastikhülse unter laufender Aspiration in Richtung der rechten Axillarlinie des Patienten vorgeschoben. Bei nicht-adipösen Patienten wurde das Perikard in 4–5 cm Höhe erreicht. Unmittelbar nach Erreichen der Perikardhöhle erfolgte die Entfernung der Metallführungskanüle unter Belassung der Plastikhülse, sodann erfolgte die Einführung eines 1,5 mm breiten und 50 cm langen sterilen Katheters in die Perikardhöhle.

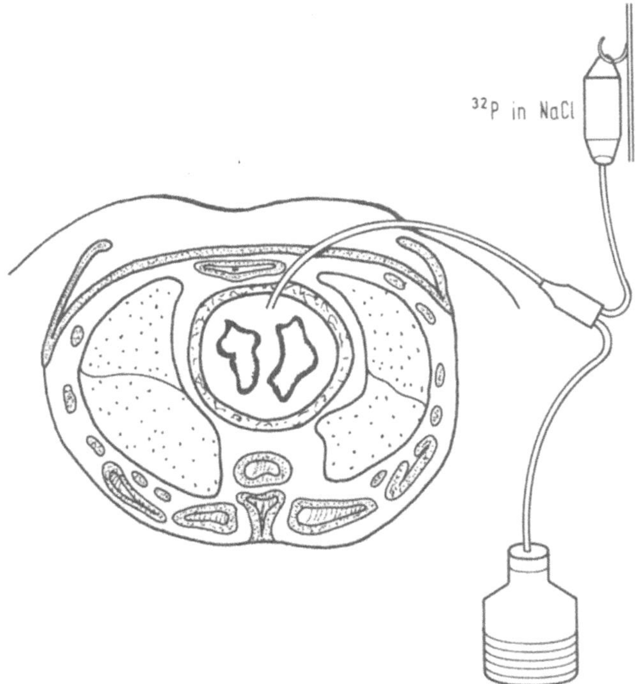

Abb. 1. Korrekte Lage des Katheters und Möglichkeit der Drainage bzw. intraperkardialer Applikation

Nach Entfernung des Mandrins wurde bei allen Patienten die optimale Position des Katheters durch die Aspiration eingestellt. Dieses Drainagesystem kann in dieser Form sowohl manuell als auch mittels einer Vakuumflasche bedient werden. Die Abb. 1 demonstriert das geschlossene Kathetersystem zwecks Drainage. Wie dort schematisch wiedergegeben, kann mit Hilfe des erwähnten intraperikardialen Kathetersystems beliebig lange drainiert werden – durchschnittlich blieb es für die Dauer von 2 Wochen bestehen. Diese Zeit garantierte die vollständige Evakuierung des Ergusses. Durch die Möglichkeit eines Bypass-Anschlusses wurden bei sehr intensiven hämorrhagischen Ergüssen Spülungen mit Kochsalzlösungen vorgenommen. Nach vollständiger Entfernung des Ergusses erfolgte die intrakavitäre Instillierung des ^{32}P-Cr-Kolloids. Die durchschnittliche Dosis betrug für jeden Patienten 5 mCi, bei einem geringen Teil der Patienten mußte wegen des schnellen Nachlaufens des Ergusses die Therapie wiederholt werden.

Ergebnisse

In Tabelle 2 und 3 sind die Ergebnisse der ^{32}P-Therapie des malignen Pleuraergusses und des Aszites bei insgesamt 168 Patienten mit soliden Tumoren und Systemerkrankungen wiedergegeben.

Die Remissionsrate bei malignen Pleuraergüssen beträgt danach 27,7%. Analoge Remissionsquoten fanden sich ebenfalls für die ^{32}P-Therapie des malignen Aszites. Die verfeinerte Analyse der ^{32}P-Therapie des malignen Pleuraergusses und des Aszites läßt innerhalb der unterschiedlichen Histologien keine signifikante Überlegenheit einzelner Gruppierungen erkennen.

Tabelle 4 illustriert die Ergebnisse der ^{32}P-Therapie der Perikardcarcinose bei 13 Patienten mit soliden Tumoren und Systemerkrankungen. Mit Ausnahme des Falles 4 führte die ^{32}P-Applikation bei allen Patienten zu einer langanhaltenden Remission des hämorrhagischen Ergusses.

Abbildungen 2 und 3 zeigen die Resultate der ^{32}P-Therapie bei 2 Patientinnen mit Mamma-Carcinom, bei denen sich im Gefolge der Krankheitsprogression eine Herzbeutel-Tamponade manifestierte, die nach ^{32}P-

Tabelle 2. Ergebnisse der ^{32}P-Therapie bei malignem Pleuraerguß unterschiedlicher Histologie

Typ der Erkrankung	Patienten-Zahl	^{32}P-Dosis	Remission
Mamma-Karzinom	46	5 mCi×2	(14)
Bronchial-Karzinom	19	5 mCi×2	(4)
NHL (Non Hodgkin)	17	5 mCi×2	(6)
Hodgkin-Lymphom	22	5 mCi×2	(5)
Total	104		(29=27,7%)

Tabelle 3. Ergebnisse der ^{32}P-Therapie des malignen Peritonealergusses unterschiedlicher Histologie

Typ der Erkrankung	Patienten-Zahl	32-P-Dosis	Remission
Ovarial-Karzinom	29	10 mCi×2	(5)
Mamma-Karzinom	18	10 mCi×2	(7)
andere Tumoren (NHL, LG, Weichteil-Sa)	17	10 mCi×2	(5)
Total	64		(17=26,5%)

Tabelle 4a. Beschaffenheit des Perikardergusses bei 13 Patienten mit Tamponade

Patient (Einzelheiten s. Tab. III)	Qualität des Ergusses	Hämatokritwert des Ergusses [%]	Menge des Ergusses [ml]	Zytologische Untersuchung
1	hämorrhagisch	31,1	1320	+
2	hämorrhagisch	21	3×700=2100	+
3	hämorrhagisch	21,6	1100	+
4	hämorrhagisch	24,2	750	+
5	hämorrhagisch	28	780	+
6	serös	–	1200	–
7	hämorrhagisch	18,2	1200	(+)
8	hämorrhagisch	11,4	900	(+)
9	hämorrhagisch	14	1400	+
10	serös	–	850	–
11	hämorrhagisch	17,4	1200	(+)
12	hämorrhagisch	22	1400	(+)
13	hämorrhagisch	11	1700	(+)

Tabelle 4b. Ergebnisse der ^{32}P-Therapie bei 13 Patienten mit malignen Perikardergüssen.

Patient	Gesamtdosis ^{32}P-Cr, mCi	Effekt der ^{32}P-Cr-Therapie	Dauer der Remission Monate	Todesursache
1	5	komplette Remission	10+	ZNS-Manifestierung
2	2×3	komplette Remission	3+	–
3	5	komplette Remission	11	kardiorespiratorisch
4	5	ineffektiv (sehr schnelle Entstehung des Ergusses)	–	kardiorespiratorisch
5	5	komplette Remission	5+	hepatische Metastasierung
6	5	komplette Remission	7+	Septikämie
7	5	komplette Remission	9+	ZNS-Metastasierung
8	5	komplette Remission	3+	respiratorisch
9	5	komplette Remission	22+	Septikämie
10	5	komplette Remission	4+	ZNS-Metastasierung
11	5	komplette Remission	6+	respiratorische Insuffizienz
12	5	komplette Remission	4+	Coma hepaticum
13	5	komplette Remission	2+	respiratorische Insuffizienz

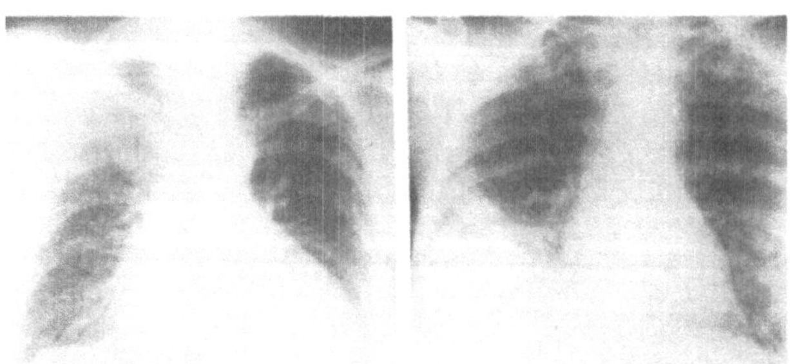

Abb. 2. Rö.-Thorax vor und nach der ^{32}P-Therapie der Pericarditis-Carcinomatose bei einem Patienten mit Bronchial-Carcinom. Während nach ^{32}P-Therapie sich eine vollständige Normalisierung des Herzbefundes entwickelte, zeigte der Zwerchfellhochstand rechts und metast. Verdichtung des rechten Lungenuntergeschosses die metast. Progression an

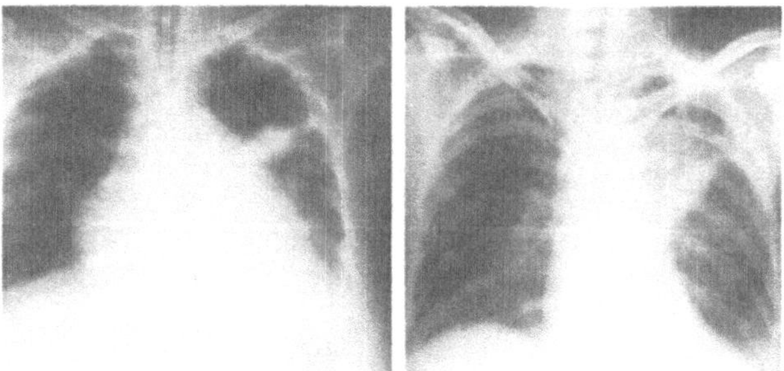

Abb. 3. Rö.-Thorax bei einer Patientin mit metastasiertem Mamma-Carcinom im Stadium der akuten Herztamponade rechts und nach ^{32}P-Therapie der Herztamponade links

Therapie sich vollständig zurückbildete. Bei allen 12 Patienten, bei denen die ^{32}P-Therapie zu einer Remission führte, bestanden zum Zeitpunkt des Todes keinerlei Hinweise für eine hämodynamische Störung seitens des Perikardergusses.

Besprechung und Diskussion

Anhand des Krankengutes des Westdeutschen Tumorzentrums wurde über die Ergebnisse der ^{32}P-Therapie des malignen Ergusses unter besonderer Berücksichtigung einer in der Inneren Klinik und Poliklinik (Tumorforschung) dazu entwickelten Methode der Therapie der Herztamponade (Firusian und Schmidt, 1979) berichtet.

Die ^{32}P-Therapie führte in einem Kollektiv, bestehend aus 64 Patienten mit malignem Peritonealerguß (Aszites), in 26,5% zu einer Remission. Vergleichbare Remissionsquoten zeigten auch Patienten mit einem Pleuraerguß. Dabei erschien bemerkenswert, daß die Unterschiedlichkeit der Histologie der zugrundeliegenden Erkrankung im Zusammenhang mit einem serofibrinösen Erguß keine entscheidende Rolle hinsichtlich der Quantität der Remission spielte. Die Ergebnisse der ^{32}P-Therapie des malignen Perikardergusses erfordern in mehrfacher Hinsicht Beachtung. Der Grund für die bessere Therapierbarkeit des malignen Perikardergusses dürfte am ehesten darin bestehen, daß die ^{32}P-Therapie hier, bedingt durch die signifikant geringere Oberfläche im Vergleich zur Peritoneal- und Pleurahöhle, zur maximalen Strahlenbelastung der befallenen Serosa-Blätter führt. Die rhythmische Tätigkeit des Myokards sorgt im Zusammenhang mit der intrakavitären ^{32}P-Therapie für eine homogene Verteilung der Nuklids. Eine besondere Erwähnung bedarf ferner der hämorrhagische Charakter des Perikardergusses, der die Einwirkung des ^{32}P seinerseits begünstigt. Tatsächlich zeigen von insgesamt 13 Patienten unseres Kollektivs mit Herzbeutel-Tamponade, bei denen wir eine ^{32}P-Therapie durchführten, elf einen hämorrhagischen Erguß.

Der Beweis für bessere Haftung des Nuklids bei Patienten mit hämorrhagischer Exsudation kann autoradiographisch erbracht werden. Bei 2 Patienten unseres Kollektivs hatten wir die Gelegenheit, durch autoradiographische Untersuchungen des Autopsie-Materials die Zusammenhänge zu prüfen. Hierbei fanden wir 6–12 Wochen nach der ^{32}P-Therapie eines malignen Perikardergusses bemerkenswerte Aktivitäten, die ohne weiteres eine Makroautoradiographie mittels der Kontakttechnik zuließen. In diesem Zusammenhang führten wir auch quantitative Untersuchungen der Aktivität innerhalb der Lymphknoten der Isthmusregion durch, die trotz der metastatischen Beteiligung eine bemerkenswert hohe Aktivität nachweisen ließen. Die zuletzt geschilderte Methode der ^{32}P-Therapie der Herztamponade zeigte eine Ansprechrate von über 90%. Komplikationen bedingt durch Langzeitkatheterismus der Perikardhöhle wurden nicht beobachtet. Ebenfalls traten keine wesentliche Nebenerscheinungen im Zusammenhang mit der ^{32}P-Therapie auf. Besondere Vorteile dieser Therapie bestehen in

1. der einfachen Technik,
2. der absoluten Schonung des Patienten und
3. der Beschränkung der Perikardpunktion auf nur 1 initiale Punktion und anschließende Katheter-Implantation,
4. Dank der Beta-Emission des $^{32}P{-}Cr(OH)_3$ ist es möglich, auch Patienten mit maligner Perikardbeteiligung zu behandeln, bei denen durch frühere Therapiemaßnahmen, insbesondere percutane Strahlentherapie, eine weitere strahlentherapeutische Belastung nicht mehr möglich erscheint.
5. Eine Isolierung der Patienten aus Gründen der Strahlenbelastung erscheint wegen der reinen Beta-Emission nicht erforderlich.

Eine Reihe von Autoren hat sich mit intrakavitärer Radioisotopentherapie der Peritonealcarcinose und Perikardcarcinose beschäftigt, so Andrews et al. (1950), Storaasli et al. (1953), Seaman et al. (1953), Huguenin et al. (1953), Kepp (1958), Chang (1957), Hofmann-Gredner (1957), Laosa Capote (1957).

In etwa ⅓ der Fälle konnte eine komplette Remission erzielt werden. Die Ergebnisse der genannten Autoren sind durchaus vergleichbar mit den Resultaten der ^{32}P-Therapie unseres Kollektivs bei Patienten mit Pleuracarcinose und Peritonealcarcinose. Die überwiegende Mehrzahl der Autoren benutzte ^{198}Au-Kolloid. Root (1954) berichtete erstmalig über 10 Fälle, die mit ^{32}P-Chromphosphat-Kolloid behandelt wurden. Später berichtete Jaffe (1955) über Therapieergebnisse bei 50 Patienten mit pleuroperitonealer Ergußbildung mittels des ^{32}P-Chromphosphats in einer Dosierung von 5–7 mCi.

Die Ergebnisse waren insgesamt vergleichbar mit denjenigen der Radiogoldtherapie. In jüngster Zeit berichteten Martini et al. (1977) über die Therapie des malignen Pericardergusses mit radioaktivem Chromphosphat. Die Autoren benutzten ein System der intrakavitären Applikation im Anschluß an die konventionelle Darinage. Basierend auf dem Ergebnis der Therapie bei 28 Patienten mit soliden Tumoren und Systemerkrankungen fanden die Autoren eine Remission des Pericardergusses in 20 von 28 Patienten (71%). Dort, wo der Pericarderguß als einzige Manifestation der malignen Erkrankung im Vordergrund stand, fand sich eine signifikant längere Überlebenszeit (17 Monate) bei 5 Patienten, verglichen mit den Fällen mit pleuroperikardialer Beteiligung (3½ Monate bei 6 Patienten), Pericardbeteiligung und andere Organmanifestationen (3 Monate bei 6 Patienten) und pleuroperikardialer und anderer Organe (3½ Monate bei 11 Patienten). Die Therapiedaten von Martini et al. (1977) sind durchaus vergleichbar mit den Ergebnissen unseres Krankengutes. Cham et al. (1957) berichteten über Ergebnisse der perkutanen Strahlentherapie des malignen Pericardergusses. Danach käme dieser Therapiemodalität eine Remissionshäufigkeit von 61% zu. Die durchschnittliche Dauer der Remission betrug 5 Monate.

Die Dosiskalkulation im Zusammenhang mit der Radionuklidtherapie aus kolloidalen Verbindungen war Gegenstand der Forschungen der Arbeitsgruppe um Jones und Mitarbeiter. Anhand der experimentellen Untersuchungen unter Heranziehung eines Modells ermittelten die Autoren die Oberflächenbelastung einer Höhe mit 15 000 cm² nach Applikation von 100 mCi eines kolloidalen ^{32}P, ^{198}Au oder ^{90}Y. Bei einer homogenen Verteilung des Radionuklids wurden die Oberflächendaten in Abhängigkeit von Flüssigkeitsvolumen, Gewebsdurchmesser und Konzentration mCi/ml errechnet.

Tabelle 5 demonstriert die errechneten Daten für 100 mCi ^{32}P, ^{198}Au oder ^{90}Y. Für 198-Gold-Partikel wurde die Strahlenbelastung der Gamma-Fraktion mitberücksichtigt. Für die Abschätzung der Strahlenbelastung seitens der Gamma-Fraktion des Abdomens ist man dabei von einem sphärischen Gebilde ausgegangen, danach hat sich für das Zentrum des Gebildes eine Strahlenbelastung für Gamma-Fraktionen von 640 rad/100 mCi, für die Oberfläche eine Dosis von 340 rad und als durchschnittliche Dosis einen Wert von 515 rad/mCi ermitteln lassen. Diese Strahlen müßten bei der Kalkulation der Dosis zu den durch Beta-Emission entstandenen Dosen hinzugerechnet werden. Gehen wir von einer Pericardgesamtoberfläche von 1500 cm² aus und legen dabei eine Restexsudation von 200 ml und ei-

Tabelle 5. Variationen der Oberflächendosen in Abhängigkeit vom Flüssigkeitsvolumen innerhalb einer performierten Höhle nach Applikation von 100 mCi ^{32}P, ^{90}Y, oder ^{198}Au. (Zugrundegelegene Oberfläche: 15 000 cm²) nach Walter et al.

Volumen der Flüssigkeit	Ø der Gewebsschicht	Konzentration	^{198}Au $(\beta+\gamma)$		^{32}P		^{90}Y		Quotient der Ø Oberflächendosen	
			Ø Dosis	Maximum der Dosis	Ø Dosis	Maximum der Dosis	Ø Dosis	Maximum der Dosis	$^{32}P/^{198}Au$	$^{90}Y/^{198}Au$
[ml]	[mm]	[mc/ml]	[rad]	[rad]	[rad]	[rad]	[rad]	[rad]		
200	0,266	0,5	9,000	16,400	54,500	186,000	9,400	45,000	6,05	1,04
400	0,533	0,25	6,360	8,700	40,800	93,000	7,600	22,400	6,40	1,20
600	0,80	0,167	5,000	5,800	34,800	62,000	6,500	14,900	6,95	1,30
800	1,07	0,125	4,130	4,500	30,700	46,500	5,900	11,200	7,42	1,42
1000	1,33	0,10	3,500	3,700	27,200	37,200	5,400	8,900	7,78	1,54
1500	2,00	0,067	2,580	2,600	21,100	24,800	4,380	6,000	8,20	1,70
2000	2,66	0,05	2,040	2,100	18,600	3,650	3,650	4,500	8,40	1,79
3000	4,00	0,033	1,530	1,560	12,100	12,400	2,800	3,000	7,90	1,82
4000	5,33	0,25	1,290	1,290	9,300	9,300	2,170	2,240	7,20	1,68

ner ^{32}P-Dosis von 10 mCi zugrunde, ließe sich eine Serosa-Oberflächenbelastung von 10–15 000 rad errechnen. Diese Dosis würde durchaus den lokalen Palliationseffekt der ^{32}P-Kolloid-Therapie des malignen Pericardergusses erklären. Für die Pleurahöhle würde sich ausgehend von einer Gesamtoberfläche von 3000 cm^2 und einer radioaktiven Flüssigkeitsschicht von 1,33 mm und Restflüssigkeitsvolumen von 1000 ml für 10 mCi ^{32}P eine Oberflächenbelastung von 2700 rad ergeben.

Zusammenfassung

Anhand des Krankenkollektivs der Inneren Klinik und Poliklinik (Tumorforschung) des Westdeutschen Tumorzentrums sind die Ergebnisse der intrakavitären ^{32}P-Therapie aufgeteilt. Während bei pleuroperitonealen Carcinosen, die mit einer Exsudation einhergehen, in rund ⅓ der Fälle unter der Therapie mit ^{32}P Remission erzielt wurde, zeigten Patienten mit Herzbeutel-Tamponade, basierend auf maligner Ergußbildung im Zusammenhang mit soliden Tumoren und Systemerkrankungen in rund 90% der Fälle eine langanhaltende Remission.

Literatur

Andrews GA, Root SW, Kniseley RM (1953) Metabolism and distribution of colloidal ^{198}Au injected into serous cavities for treatment of effusions associated with malignant neoplasms. Cancer (NY) 6:294

Bachmann KP, Foster CG, Jackson MA, Shershin PH, Oard HC (1954) Radioactive gold instilled intrapericardially: report of a case. Ann intern Med 40:811

Cham WC, Freiman AH, Carstens HB, Chu FCH (1975) Radiation therapy of cardiac and pericardial metastases. Radiology 114:701

Chang Chu, Janzen HAH, Skorneck AB, Rosenbaum J (1957) Treatment of malignant effusions by intracavitary injection of radioactive colloidal gold. Am J Roentg 77:486

Cohen GU, Peery TM, Evans JM (1955) Neoplastic invasion of the heart and pericardium. Ann intern Med 42:1238

De Loach JF, Hagues JW (1953) Secondary tumors of heart and pericardium. Archs intern Med 91:224

Dollinger MR, Krakoff IH, Karnofsky DA (1967) Quinacrine (atabrine) in the treatment of neoplastic effusions. Ann intern Med 66:249

Firusian N, Schmidt CG. 32-P-therapy in malignant pericardial effusion – a simple therapeutics method. Br Nucl Med Soc 7th Ann Meet, April 1979, London

Firusian N (1980) 32-P-Therapie des malignen Perikardergusses. Onkologie 3:12–17

Frazer, Viloria JB, Nai-san Wang (1980) Cardiac Tamponade as a Presentation of Extracardiac. Malignancy. Cancer 45:1697–1704

Hill GJ, Coehn BI (1970) Pleural pericardial window for palliation of cardiac tamponade due to cancer. Cancer (NY) 26:81

Hofmann-Gredner D (1957) Bisherige Ergebnisse der Krebsbehandlung mit Radiogold. Wien klin Wschr 69:183

Huguenin R, Fauvet J, Tubiana M, Dutreix J, Guelfi J, Court P (1953) Resultats préliminaires du traitement des épanchements néoplastiques par l'or radioactif. Bull Ass fr Étude Cancer 40:234

Jaffe HL (1955) Treatment of malignant serous effusions with radioactive colloidal chromic phosphate. Am J Roentg 74:657

Kepp R (1958) Die Therapie mit Radiogold in der Gynäkologie. Geburtsh Frauenheilk 18:10

Lamberta F, Nareff MJ, Schwab J (1951) Metastatic carcinoma of the pericardium. Dis Chest 19:528

Laosa Capote O de (1957) Tratamiento y profilaxis de los derrames malignos con el oro coloidal redioactivo. Reporte de 100 casos tratados. Boln Liga Cáncer (Habana) 32:33

Lokich JJ (1973) The management of malignant pericardial effusions. J Amer med Ass 224:1401

Martini N, Freiman AH, Watson RC, Hilaris BS (1977) Intrapericardial instillation of radioactive chromic phosphate in malignant pericardial effusion. Am J Roentg 128:639

Miller, AJ (1970) Some observations concerning pericardial effusions and their relationship to the venous and lymphatic circulation of the heart. Lymphology 2:76

Nakayama R, Yoneyama T, Takatani O et al. (1966) A study of metastatic tumors to the heart, pericardium and great vessels. Jap Heart J 7:227

Prichard RW (1951) Tumors of the heart: review of the subject and report of 150 cases. Archs Path 51:98

Root SW, Tyor MP, Andrews GA, Kniseley RM (1954) Distribution of colloidal radioactive chromic phosphate after intracavitary administration. Radiology 63:251, correction 63:577

Scott RW, Garvin CF (1939) Tumors of the heart and pericardium. Am Heart J 17:431

Seaman WB, Sherman AI, Bonebrake D (1953) Radioactive gold in the treatment of malignant effusion. J Am med Ass 153:630

Smith FE, Lane M, Hudgins PT (1974) Conservative management of malignant pericardial effusions. Cancer (NY) 33:47

Storaasli JP, Bonte EJ, King DP, Friedell HL (1953) The use of radioactive colloidal gold in the treatment of serous effusions of neoplastic origin. Surgera (St. Louis) 96:707

Walter J, Jones JG, Fisher M. Radioactive colloidal yttrium Silicate in the treatment of malignant effusions. Brit J d Radiology XXX IV, 402

Immunologische Aspekte maligner Erkrankungen: Die immunpathologische und klinische Bedeutung von Antigen-Antikörperkomplexen

K. Höffken[1]

1. Einleitung

Die zentrale Hypothese der Tumorimmunologie geht davon aus, daß tumorspezifische Neoantigene im tumortragenden Wirt eine Immunantwort hervorrufen, die über humorale oder (und) zelluläre Immunmechanismen zu einer Tumorzellyse und Tumorabstoßung führt. Die Tatsache, daß trotzdem Tumoren entstehen und nicht abgestoßen werden können, wird damit zu erklären versucht, daß der Tumor sich entweder durch Veränderung seiner Zelloberflächeneigenschaften oder durch die Blockierung des Immunsystems der immunologischen Kontrolle entziehen kann. Hierzu sind verschiedene Hypothesen vorgeschlagen worden. Zum einen könnte das Immunsystem defekt sein, was die Tatsache erklären würde, daß Patienten mit Störungen der Immunabwehr gehäuft an Tumoren erkranken. Andererseits konnte ein voll funktionsfähiges Immunsystem durch Selektionsdruck die immunologisch erkennbaren Tumorzellen eliminieren, so daß nur der Klon weiterwächst, der beispielsweise durch Antigenmodulation immunologisch inert wird. Ferner ist es denkbar, daß die zu Beginn des Tumorwachstums vorhandene geringe Antigenmenge einen Zustand der aktiven immunologischen Toleranz erzeugt. Dies könnte hervorgerufen werden durch die Induktion einer Toleranz im zellulären System (Induktion von T-Suppressorzellen und von diesen abgegebenen Mediatoren) oder durch die Blockierung der für die zelluläre Cytotoxizität erforderlichen Rezeptoren auf der Lymphozyten- und/oder Tumorzelle durch Tumorantigene, -antikörper oder Immunkomplexe (sog. blockierende Faktoren).

Die Annahme, daß tumorassoziierte Antigen-Antikörperkomplexe eine pathogenetische Rolle bei Tumorentstehung und -wachstum spielen, geht auf die 1969 durch das Ehepaar Hellström gemachte Entdeckung zurück, daß Seren von tumortragenden Tieren und von Patienten mit malignen Tumoren die Eigenschaften besitzen, die Cytotoxizität von sensibilisierten Lymphozyten gegen die entsprechenden Tumorzellen in vitro zu blockieren

1 Die in dieser Übersicht zitierten eigenen Arbeiten wurden mit Unterstützung der Deutschen Forschungsgemeinschaft, des Landesamtes für Forschung – Ministerium für Wissenschaft und Forschung des Landes Nordrhein-Westfalen – und der Deutschen Krebshilfe e.V. durchgeführt

(Hellström u. Hellström, 1969; Hellström et al., 1969). Untersuchungen zur Natur dieser sog. blockierenden Faktoren zeigten, daß es sich hierbei zumindest zum Teil um Antigen-Antikörperkomplexe handelt (Sjögren et al., 1971). Weitere Untersuchungen der blockierenden Serumfaktoren ergaben, daß nach chirurgischer Entfernung eines kontinuierlich wachsenden Tumors oder nach Spontanregression in tierexperimentellen Tumorsystemen die blockierende Aktivität im tumorfreien Wirt schnell verlorenging (Hellström und Hellström, 1974).

Ursprünglich wurden all diese Untersuchungen mit Hilfe von Mikrocytotoxizitätstesten durchgeführt, wobei in vitro die Kapazität von Lymphozyten des tumortragenden Wirtes gemessen wurde, die isolierten Tumorzellen zu lysieren. Nachdem Zweifel an der Reproduzierbarkeit und Spezifität dieser Testverfahren aufkamen, wurde dazu übergegangen, statt des indirekten Nachweises von blockierender Serum-Aktivität im Mikrocytotoxizitätstest die im Serum von tumortragenden Tieren oder Patienten zirkulierenden Immunkomplexe durch geeignete Testverfahren direkt nachzuweisen. Hierzu wurde auf Techniken zurückgegriffen, die seit längerer Zeit zum Nachweis von zirkulierenden Immunkomplexen bei Erkrankungen des rheumatischen Formenkreises eingeführt waren (Theofilopoulos und Dixon, 1979).

2. Testverfahren zum Nachweis zirkulierender Immunkomplexe

Für den Nachweis und die Quantifizierung von Antigen-Antikörperkomplexen im Serum und anderen Körperflüssigkeiten steht derzeit eine Reihe von reproduzierbaren Testverfahren zur Verfügung. Wie bei den Erkrankungen des rheumatischen Formenkreises ist auch bei malignen Erkrankungen keine Methode als diejenige der Wahl anzusehen, da die zur Verfügung stehenden Teste bisher weder im Hinblick auf die Antigenkomponente der Immunkomplexe noch die Methodologie über einheitliche interne Standards verfügen und ihre Interpretation vorwiegend auf der individuellen Erfahrung des jeweiligen Labors beruht. Dies erklärt auch zwanglos die Tatsache, daß bis heute rund 30 Testverfahren zur Bestimmung von Immunkomplexen beschrieben sind und über immer neue Verfahren auf der Suche nach einem universellen Routinetest berichtet wird (Zubler und Lambert, 1978; Theofilopoulos und Dixon, 1979; Höffken et al., 1979; Höffken und Schmidt, 1981).

Die meisten Methoden zum Nachweis von zirkulierenden Immunkomplexen basieren auf der Fähigkeit der Antigen-Antikörperkomplexe, Komplementkomponenten zu fixieren oder die Komplementkaskade zu aktivieren. Andere Tests machen sich Strukturänderungen während der Antigen-Antikörperinteraktion oder Änderungen der Molekulargröße bei der Bildung von Immunkomplexen zunutze. Schließlich lassen sich Immunkomplexe auch durch ihre Interaktion mit Rezeptoren auf Zelloberflächen nachweisen. Unter einer Vielzahl von Testverfahren ließ sich im Rahmen einer WHO-Verbundstudie zeigen, daß die auf der Interaktion von Immunkomplexen mit C1q basierenden Testsysteme, ein auf der Interaktion von Immunkomplexen mit Konglutinin beruhender Test sowie der Raji-Zelltest die zuverlässigsten und empfindlichsten Testsysteme darstellen, wenn für diesen Testvergleich Referenzpräparationen aus aggregiertem Immunglobulin benutzt wurden. Gleichzeitig wurde jedoch die Tatsache bestätigt, daß bestimmte Methoden bestimmte Arten von Immunkomplexen erkennen, so daß empfohlen wurde, entsprechende Seren in mehreren Testsystemen gleichzeitig zu untersuchen (Lambert et al., 1978).

Es muß betont werden, daß es sich bei diesen Methoden fast ausschließlich um Antigen-*un*spezifische Nachweisverfahren für Immunkomplexe handelt, die in der traditionellen Durchführung keine Aussage über eine evtl. Tumorspezifität der nachgewiesenen Immunkomplexe erlauben. Die Benutzung von Antigen-unspezifischen Nachweisverfahren ist aus der Tatsache verständlich, daß bisher nur im tierexperimentellen System der Nachweis gelungen ist, daß es sich bei den Immunkomplexen um Verbindungen von tumorspezifischen Antigenen mit dem entsprechenden Antikörper handelt, wohingegen der überzeugende Nachweis der Tumorspezifität von im Humansystem gemessenen Immunkomplexen noch aussteht, da sich die Dissoziation der Immunkomplexe und Isolierung des Antigen- und Antikörperanteils schwierig gestaltete (s. Abschnitt 5).

3. Immunkomplexe bei gesunden Probanden und Patienten mit benignen Erkrankungen

Bei der Interpretation von Immunkomplexspiegeln, die bei Patienten mit malignen Erkrankungen nachweisbar sind, muß in Betracht gezogen werden, daß Seren von Patienten mit einer Vielzahl von nicht malignen Erkrankungen und auch von gesunden Personen Immunkomplexe enthalten können (Editorial, Lancet 1977). So lassen sich bei den meisten Erkrankungen des rheumatischen Formenkreises, bei Diabetes mellitus, bei Infektionskrankheiten und Parasitosen, bei Erkrankungen des Gastrointestinaltraktes einschl. der Colitis ulcerosa, bei einer Reihe neurologischer Erkrankungen und nach Herzinfarkt zirkulierende Immunkomplexe nachweisen (Übersicht bei Zubler und Lambert, 1978; Theofilopoulos und Dixon, 1979; Höffken, 1980). Bei Normalpersonen fanden sich postprandial Immunkomplexe, die möglicherweise durch Antikörper gegen Milchproteine hervorgerufen werden (Delire et al., 1978). Desgleichen ließen sich bei schwangeren Frauen zirkulierende Immunkomplexe finden (Masson et al., 1977).

4. Immunkomplexe bei malignen Erkrankungen

Tierexperimentelle Untersuchungen: Im Gegensatz zu der Vielzahl von Untersuchungen, die über den Nachweis von zirkulierenden Immunkomplexen bei malignen Erkrankungen im Humansystem berichten, liegen nur wenige Mitteilungen hierüber bei experimentellen Tiertumoren vor, obwohl die Basisdaten über die blockierende Serumaktivität mit Hilfe der Mikrocytotoxizitätsteste vorwiegend in experimentellen Systemen erarbeitet worden waren. Bei einem durch Molony-Sarkomvirus-induzierten Rattentumor konnten im Raji-Zelltest Immunkomplexspiegel nachgewiesen werden, die zumindest in den frühen Stadien des Tumorwachstums mit der Tumormasse korrelierten (Jennette und Feldman, 1977). Diese Befunde ließen sich bei transplantierten, chemisch induzierten Rattentumoren bestätigen, wobei zusätzlich gezeigt werden konnte, daß eine effiziente Tumortherapie zu einer Normalisierung der Serum-Immunkomplexspiegel führte (Höffken et al., 1978a). Ähnliche Befunde wurden während der Tumorentstehung nach primärer Induktion durch chemische Carcinogene (Höffken, 1980) wie auch bei spontan entstandenen Osteosarkomen des Hundes erhoben (Segal-Eiras et al., 1982). Damit erscheint die Schlußfolgerung gerechtfertigt, daß es sich bei den nach Tumortransplantation nachweisbaren Immunkomplexspiegeln nicht um Transplantationsartefakte handeln kann. Die Zeitverlaufsuntersuchungen in diesen wohldefinierten experimentellen Tumorsystemen wiesen darauf hin, daß Immunkomplexe erst kurze Zeit vor der klinischen Manifestation des Tumors nachweisbar waren, so daß sich hieraus wie auch aus der Tatsache, daß Immunkomplexe im Verlauf verschiedenartiger gutartiger Erkrankungen auftreten können, eine Brauchbarkeit der Immunkomplexbestimmung als Frühdiagnose maligner Erkrankungen ausschließen läßt. Dennoch haben diese experimentellen Untersuchungen neben der Unterstützung der im Humansystem erhobenen Befunde Wege aufgezeigt, die nachweisbaren Antigen-Antikörperkomplexe hinsichtlich ihrer Tumorspezifität und ihrer pathogenetischen Bedeutung zu charakterisieren (s. Abschnitt 5).

Untersuchungen im Humansystem: Bei menschlichen Tumoren steht eine Reihe von Mitteilungen zur Verfügung, die eine Korrelation zwischen der Höhe der gemessenen Immunkomplexspiegel und dem Ausmaß der malignen Erkrankung bzw. dem zu erwartenden Krankheitsverlauf berichten.

Im Serum von Patienten mit malignem Melanom ließen sich Immunkomplexe nachweisen, die mit dem Stadium bzw. der Tumormasse korrelierten (Jerry et al., 1976; Theofilopoulos et al., 1977; The et al., 1978; Gupta et al., 1979). Bei Patienten mit malignen Lymphomen (Morbus Hodgkin, Non-Hodgkin-Lymphome, Burkitt-Lymphom) ließen sich ebenfalls in einem hohen Prozentsatz zirkulierende Immunkomplexe im Serum demonstrieren. Auch hier ließ sich weitgehend eine Korrelation zwischen Immunkomplexspiegeln und Stadium aufzeigen, während die Korrelation mit bestehenden Allgemeinsymptomen (B-Symptomen) beim Morbus Hodgkin nicht unwidersprochen blieb (Mukojima et al., 1973; Heier et al., 1977; Amlot et al., 1978).

Der Wert der Immunkomplexspiegelbestimmung wird unterstrichen durch die Ergebnisse bei Patienten mit akuten und chronischen Leukämien. Bei Patienten, die bei der Diagnosestellung keine pathologischen

Immunkomplexspiegel im Serum aufwiesen, zeigte sich durchweg ein besseres Ansprechen auf die cytostatische Therapie, verbunden mit einer höheren Überlebensrate (Carpentier et al., 1977, 1982).

Mittlerweile liegen für die meisten soliden Tumorerkrankungen des Menschen Berichte über den Nachweis von zirkulierenden Immunkomplexen vor, wobei auch hier die Höhe der Immunkomplexspiegel und deren zeitlicher Verlauf häufig mit der Prognose und dem Tumorstadium korrelierten (Theofilopoulos und Dixon, 1979; Höffken und Schmidt, 1980). Schließlich konnte nachgewiesen werden, daß eine erfolgreiche Tumortherapie einen Abfall der primär gemessenen Immunkomplexspiegel in den Normbereich zur Folge hatte. So wiesen präoperative Plasmaproben von Patientinnen mit Mamma-Carcinom signifikant höhere Immunkomplexspiegel auf als die entsprechende Kontrollgruppe.

12 Monate nach Mastektomie waren diese Spiegel bei Frauen mit guter Prognose auf fast normale Werte abgesunken, wohingegen die entsprechenden Spiegel bei Patientinnen mit schlechter Prognose und solchen, die während der Beobachtungszeit gestorben waren, signifikant gegenüber den Patientinnen mit guter Prognose erhöht blieben. Darüber hinaus ließ sich wie bei den Leukämien auch bei Patientinnen mit Mamma-Carcinom zeigen, daß die Bestimmung der zirkulierenden Immunkomplexe einen prognostischen Beitrag liefern kann: Unabhängig von der klinisch-pathologisch festgestellten Prognose wiesen Patientinnen, die während der 4jährigen Beobachtungszeit rezidivfrei blieben, präoperativ ähnlich hohe Immunkomplexspiegel auf, die postoperativ auf fast normale Werte zurückgingen. Demgegenüber ließen sich bei Patientinnen, die während des Beobachtungszeitraums verstarben, sowohl prä- als auch postoperativ signifikant höhere Immunkomplexspiegel als bei den überlebenden Patientinnen nachweisen (Höffken et al., 1977, 1978 b).

5. Untersuchungen zur Natur der Immunkomplexe

Überzeugende Hinweise für die Beteiligung von Immunkomplexen an der Auslösung der blockierenden Aktivität von Tumorseren ließen sich auf folgenden Wegen erbringen:

1. Dissoziation des blockierenden Serumfaktors in Antigen- und Antikörperkomponenten mit Verlust der blockierenden Aktivität, die durch Rekombination der beiden Komponenten wiedergewonnen wurde.
2. Herstellung von tumorspezifischen Immunkomplexen in vitro.
3. Neutralisierung der blockierenden Aktivität von Tumorseren durch Hinzufügen von tumorspezifischen Antikörpern im Überschuß.

Der erste Weg wurde durch Sjögren et al. (1971) beschritten, die die blockierende Substanz nach ihrer Absorption an intakte tierexperimentelle

Tumorzellen mit einem sauren Puffer eluierten und über Ultrafiltration in Fraktionen von hohem und niedrigem Molekulargewicht auftrennten. Die gleichen Ergebnisse ließen sich mit Eluaten von menschlichem Tumorgewebe erzielen.

In vitro durch die Kombination von tumorspezifischen Antigenen und Antikörpern hergestellte Immunkomplexe zeigten in einem chemisch induzierten tierexperimentellen Tumorsystem eine effektive Blockierung der zellulären Cytotoxizität (Baldwin et al., 1972) und vergleichbare Untersuchungen an Seren von Neuroblastom-Patienten ergaben, daß eine maximale Blockierung im Äquivalenzbereich der Antigen-Antikörperkomplexe erzielt werden konnte (Jose und Seshadri, 1974).

Ferner ließ sich zeigen, daß die blockierende Aktivität im Serum von Tumorpatienten durch das Hinzufügen von tumorspezifischen Antikörpern aufgehoben werden kann (z. B. Zugabe von Serum metastasenfreier Mamma-Carcinom-Patientinnen zu dem Serum von Patientinnen mit Metastasen) (Hellström und Hellström, 1970; Bansal und Sjögren, 1971, 1972, 1973; Hellström et al., 1971). Diese Ergebnisse können dahingehend interpretiert werden, daß tumorspezifische Antikörper die freien Tumorantigene der Immunkomplexe neutralisieren und damit die Maskierung der Lymphozytenrezeptoren verhindern. Ein weiterer Beweis dafür, daß tumorspezifische Immunkomplexe an der blockierenden Aktivität von Tumorseren beteiligt sind, ließ sich dadurch erbringen, daß in Gelfiltrationsuntersuchungen tumorspezifische Antigene und tumorspezifische Antikörper in hochmolekularen Filtrationsbereichen vorlagen, die in der Lage waren, in spezifischer Weise in einem Membranimmunfluoreszenztest mit den relevanten tierischen Tumorzellen zu reagieren (Bowen et al., 1975; Höffken et al., 1978c). In ähnlicher Weise konnten Antigene aus Immunkomplexen von Melanom-Patienten abgespalten werden, die eine immunologische Kreuzreaktion mit Antigenextrakten aus Melanomzellen zeigten (Phillips et al., 1979).

Während bei experimentellen Tiertumoren ein gut definiertes System mit bekannten tumorassoziiertem Antigen vorliegt, bestehen trotz der obengenannten Hinweise für eine Tumorspezifität der Immunkomplexe im Humansystem Schwierigkeiten in der Dissoziation und Isolierung der Antigen- und Antikörperkomponenten aus den nachgewiesenen Immunkomplexen im Serum von Patienten mit Malignomen, da weder die Affinität der Antigen-Antikörperkomplexe noch das Antigen bekannt sind.

Isolierungs- und Charakterisierungsversuche beinhalteten

a) die Dissoziation von Antigen und Antikörper durch Säuren, Basen oder hochmolare Salzlösungen und anschließende Filtrationsmethoden (Kabat und Mayer, 1961; Givol et al., 1962; Slobin und Sela, 1965),

b) die Gewinnung von Antikörpern gegen den Antigenanteil von Immunkomplexen, die an Raji-Zelloberflächen gebunden waren, in Immunglobulin-toleranten Kaninchen (Theofilopoulos et al., 1978; Koestler et al., 1981) und

c) die Separation der Antigene von den Antikörpern durch Ionenaustauschchromatographie (Höffken et al., 1982) und isoelektrische Fokussierung (Maidment et al., 1980, 1981; Höffken et al., 1982).

Die beiden letztgenannten Verfahren haben sich als reproduzierbare und einfach handhabbare Methoden auch in der Dissoziation und Isolierung von Antigen- und Antikörperkomponenten aus hochaffinen Immunkomplexen erwiesen, so daß hiermit in naher Zukunft die Möglichkeit bestehen sollte, Antigene aus Immunkomplexen, die in Pleuraexsudaten oder Ascites von Tumorpatienten nachgewiesen werden können, zu isolieren und damit Befunde zu bestätigen, die mit anderen Methoden erhoben wurden. Dies würde bedeuten, daß nicht nur eine Isolierung und biochemische Charakterisierung von tumorassoziierten und/oder tumorspezifischen Antigenen, sondern auch die Produktion von entsprechenden Antikörpern möglich würde, um damit einen gangbaren Weg zur Etablierung von tumorspezifischen Nachweisverfahren für Immunkomplexe aufzuzeigen.

Parallel zu derartigen Untersuchungen, die auf eine vollständige Reinigung des Tumorantigens abzielen, ist es auch gelungen, durch partiell gereinigte Immunkomplex-haltige Präparationen aus Seren oder Exsudaten von Tumorpatienten monoklonale Antikörper herzustellen (Papsidero et al., 1982; Herlyn und Höffken, unveröffentlicht). Die anschließende Austestung der durch die verschiedenen Hybridome sezernierten Antikörper wird zeigen müssen, ob hierdurch für die verschiedenen benutzten Tumorarten spezifische Antikörper herstellbar sind. Das Potential derartiger Antikörper liegt nicht nur in der Charakterisierung von Immunkomplexen und Entwicklung tumorspezifischer Immunkomplexbestimmungsmethoden, sondern auch in ihrer Anwendungsmöglichkeit für weitere diagnostische Verfahren bei malignen Erkrankungen, wie etwa der Immunhistochemie und der Immunszintigraphie.

6. Schlußfolgerungen

In den 13 Jahren seit der Erstbeschreibung der blockierenden Serumaktivität bei tumortragenden Tieren und Patienten mit malignen Erkrankungen haben Untersuchungen im tierexperimentellen wie auch im humanen System gezeigt, daß an diesem für die Immunüberwachung von Tumoren wichtigen Mechanismus Antigen-Antikörperkomplexe beteiligt sind. Die Bestimmung dieser Immunkomplexe bei malignen Erkrankungen scheint einen Beitrag zur Prognose und zum Verlauf von Tumorerkrankungen zu leisten. Die bisher durchgeführten Charakterisierungsversuche deuten darauf hin, daß es sich bei den nachgewiesenen Immunkomplexen zumindest teilweise um Verbindungen eines tumorassoziierten oder tumorspezifischen Antigens mit dem entsprechenden Antikörper handelt. Damit eröffnen sich Möglichkeiten, immunogene Tumorantigene zu isolieren und biochemisch zu charakterisieren. Darüber hinaus können mit entsprechenden Antigenpräparationen Antikörper hergestellt werden, die sich für die Immundiagnose von malignen Erkrankungen verwerten lassen.

Erste therapeutische Ansätze, die die pathogenetische Rolle von Immunkomplexen bei malignen Tumoren berücksichtigen, beinhalten die Versuche, durch extrakorporale Affinitätschromatographie oder durch Plasmapherese nachgewiesene Immunkomplexe aus dem Organismus zu eliminieren (Bansal et al., 1978; Terman et al., 1980; Beyer et al., 1980). Darüber hinaus ist es vorstellbar, durch die Zugabe von tumorspezifischen Antikörpern die Netzwerkstruktur der löslichen Serumimmunkomplexe derart zu verändern, daß sie bevorzugt über das retikulohistiozytäre System oder die Nieren eliminiert werden.

Beim derzeitigen Wissensstand kann festgehalten werden, daß die Bestimmung von zirkulierenden Immunkomplexen im Serum von Tumorpatienten ähnlich wie die Bestimmung anderer Tumormarker einen Beitrag zur Prognose und Verlaufsbeurteilung von malignen Erkrankungen leistet, wobei auf Grund der fehlenden standardisierten Methodologie die Immunkomplexbestimmung nicht als eine Routinemethode für den klinischen Alltag empfohlen werden kann. Untersuchungen, die Eliminierung von Immunkomplexen aus der Zirkulation als einen Beitrag zu den etablierten Therapiemaßnahmen bei malignen Erkrankungen auszunutzen, befinden sich im vorklinischen und experimentellen Stadium.

Literatur

Amlot PL, Pussell B, Slaney JM, Williams BD (1978) Clin exp Immunol 31:166
Baldwin RW, Price MR, Robins RA (1972) Nature, New Biol 238:185
Bansal SC, Sjögren HO (1971) Nature, New Biol 233:76
Bansal SC, Sjögren HO (1972) Int J Cancer 9:490
Bansal SC, Sjögren HO (1973) Int J Cancer 12:179
Bansal SC et al. (1978) Cancer 42:1
Beyer J-H et al. (1980) Schweiz med Wschr 110:1447
Bowen JG, Robins RA, Baldwin RW (1975) Int J Cancer 15:640
Carpentier NA, Lange GT, Fiere DM, Fournie GJ, Lambert PH, Miescher PA (1977) J clin Invest 60:874
Carpentier NA, Fiere DM, Schuh D, Lange GT, Lambert PH (1982) New Engl J Med 307:1174
Delire M, Cambiaso CL, Masson PL (1978) Nature 272:632
Editorial (1977) Lancet 1:580
Givol D, Fuchs S, Sela M (1962) Biochim Biophys Acta 63:222
Gupta RK, Theofilopoulos AN, Dixon FJ, Morton DD (1979) Cancer Immunol Immunother 6:211
Heier HE, Carpentier N, Lange G, Lambert PH, Godal T (1977) Int J Cancer 20:887
Hellström I, Hellström KE (1969) Int J Cancer 4:587
Hellström I, Hellström KE, Evans CA, Heppner GH, Pierce GE, Yang JPS (1969) Proc nat Acad Sci (Wash) 62:362
Hellström I, Hellström KE (1970) Int J Cancer 5:195
Hellström I, Hellström KE, Sjögren HO, Warner GA (1971) Int J Cancer 8:185
Hellström KE, Hellström I (1974) Advanc Immunol 18:209
Höffken K, Meredith ID, Robins RA, Baldwin RW, Davies CJ, Blamey RW (1977) Brit med J 2:218
Höffken K, Price MR, McLaughlin PJ, Moore VE, Baldwin RW (1978a) Int J Cancer 21:496
Höffken K, Meredith ID, Robins RA, Baldwin RW, Davies CJ, Blamey RW (1978b) Lancet 1:672
Höffken K, Price MR, Moore VE, Baldwin RW (1978c) Int J Cancer 22:576

Höffken K, Bestek U, Sperber U, Schmidt CG (1979) J immunol Meth 29:237
Höffken K (1980) Habilitationsschrift, Essen
Höffken K, Schmidt CG (1980) Dtsch med Wschr 105:1697
Höffken K, Schmidt CG (1981) In: Langone JJ, van Vunakis H (eds) Meth Enzymol 74. Academic Press, New York London
Höffken K, Bosse F, Steih U, Schmidt CG (1982) J immunol Meth 53:51
Jennette JC, Feldman JD (1977) J Immunol 118:2269
Jerry LM et al. (1976) Scand J Immunol 5:845
Jose DG, Seshadri R (1974) Int J Cancer 13:824
Kabat EA, Mayer MM (1961) Experimental Immunochemistry. Thomas, Springfield, IL
Koestler TP, Papsidero LD, Nemoto T, Chu TM (1981) Cancer Res 41:2900
Lambert PH et al. (1978) J clin Lab Immunol 1:1
Maidment BW, Papsidero LD, Chu TM (1980) J immunol Meth 35:297
Maidment BW, Papsidero LD, Nemoto T, Chu TM (1981) Cancer Res 41:795
Masson PL, Delire M, Cambiaso CL (1977) Nature 266:542
Mukojima T, Gunven P, Klein G (1973) J nat Cancer Inst 51:1319
Papsidero LD, Nemoto T, Valenzuela L, Chu TM (1982) Hybridoma 1:275
Segal-Eiras A, Robins RA, Hannant D, Owen LN, Baldwin RW (1982) Brit J Cancer 46:444
Sjögren HO, Hellström I, Bansal SC, Hellström KE (1971) Proc nat Acad Sci (Wash) 68:1372
Slobin LI, Sela M (1965) Biochim Biophys Acta 107:593
Terman D et al. (1980) J Immunol 124:795
The TH, van der Gießen M, Huiges HA, Schraffordt Koops H, van Wingerden I (1978) Clin exp Immunol 32:387
Theofilopoulos AN, Andrews BS, Urist MM, Morton DL, Dixon FJ (1977) J Immunol 119:657
Theofilopoulos AN, Eisenberg RA, Dixon FJ (1978) J clin Invest 61:1570
Theofilopoulos AN, Dixon FJ (1979) Advanc Immunol 28:89
Zubler RH, Lambert PH (1978) Prog Allergy 24:1

Maligne Non-Hodgkin-Lymphome: Erscheinungsformen und Behandlung

C. R. Meier

1. Einleitung

Die bösartigen Geschwulstkrankheiten lymphatischer Gewebe (maligne Lymphome) werden in zwei Hauptgruppen eingeteilt, die sich histopathologisch und in ihrem biologischen Verhalten vielfach unterscheiden, nämlich einerseits Morbus Hodgkin (Lymphogranulomatose), und andererseits ein ganzes Spektrum unterschiedlicher Entitäten, für welches sich in neuerer Zeit der Terminus Non-Hodgkin-Lymphome (NHL) eingebürgert hat. Der vorliegende Beitrag befaßt sich hauptsächlich mit den NHL des Erwachsenenalters.

Die malignen Lymphome insgesamt stehen an siebenter Stelle in der Krebstodesursachen-Statistik. Etwa 75% aller malignen Lymphome sind NHL. Männer erkranken daran etwa eineinhalbmal häufiger als Frauen. Aus unbekannten Gründen steigt in westlichen Ländern die Häufigkeit der malignen Lymphomerkrankungen langsam an. Die Altersverteilung der NHL-Patienten zeigt einen niederen Häufigkeitsgipfel um die Pubertät; danach steigt die Inzidenz stetig bis ins hohe Lebensalter. Das Durchschnittsalter bei Diagnosestellung liegt bei 42 Jahren, also um 10 Jahre höher als bei M. Hodgkin, verglichen mit anderen Malignomen aber immer noch niedrig. Daher ist der mögliche Verlust an Lebensjahren bei unbeeinflußtem Verlauf dieser Erkrankungen sehr hoch [29, 120].

2. Klinisches Bild und Differentialdiagnose

Über 80% aller Patienten mit malignen Lymphomen fallen ursprünglich auf durch äußerlich tastbare, nicht schmerzhaft vergrößerte und gut abgrenzbar tastbare Lymphknoten, am häufigsten am Hals. Diese Knoten werden von vielen Patienten selbst bemerkt oder auch zufällig anläßlich sonstwie begründeter ärztlicher Untersuchungen registriert.

Etwa 20% der Patienten mit NHL klagen über unerklärliches Fieber, exzessives nächtliches Schwitzen, Gewichtsabnahme von über 10% oder Kombinationen davon (sogenannte B-Symptomatik) [107]. Manche Patienten berichten über spontane Schwankungen in der Größe und Konsistenz der Knoten im Laufe der Zeit, teils über Zeiträume von Jahren vor Diagnosestellung; durchschnittlich vergehen etwa 5 Monate bis zur Diagnosestellung.

Palpable Halslymphknoten sind nicht unbedingt krankhaft; bei sehr sorgfältiger Untersuchung kann man bei vielen Gesunden weiche, flache, elliptische Lymphknoten von bis 1 cm Durchmesser in der Submandibular- und Submentalregion palpieren, kleinere Lymphknoten bis 0,5 cm auch entlang der V. jugularis und im hinteren Halsdreieck [111]. Diese Knoten können im Gefolge alltäglicher Viruserkrankungen, Zahnfleischaffektionen etc. vorübergehend anschwellen. Als Daumenregel kann geraten werden, runde, auf über 1 cm angeschwollene Lymphknoten zunächst zu beobachten, sofern ein vorhergehender Infekt plausibel ist; falls nach Abklingen des vermuteten Infektes der Knoten über 4 bis 8 Wochen später nicht zurückgeht, sollte er biopsiert werden. Von vorneherein harte, verbackene, gut abgrenzbare Lymphknoten sind sofort verdächtig und sollten möglichst bald durch Biopsie abgeklärt werden [29].

Durch äußerliche Untersuchung allein ist die Zuordnung zu einer bestimmten Krankheitsgruppe nicht möglich. Allerdings sind die verschiedenen lymphatischen Gewebe nicht durch alle Formen der malignen Lymphome gleich häufig befallen, so daß gewisse Rückschlüsse möglich sind. So ist der Waldeyersche Rachenring in nur etwa 1% aller Fälle von M. Hodgkin befallen, wohl aber in 15–33% von NHL. In so hoher Zahl wird der Befall aber auch nur dann demonstriert, wenn routinemäßig Biopsien vom Waldeyerschen Rachenring entnommen werden [4, 107].

Recht häufig werden bei Lymphompatienten vergrößerte intrathorakale Lymphknoten nachgewiesen, in der Regel durch konventionelle Thorax-Röntgenaufnahmen. Der Anlaß dazu kann eine Röntgenreihenuntersuchung sein oder sich ergeben bei Abklärung eines hartnäckigen trockenen Hustens, von Schluckbeschwerden, retrosternalen Schmerzen, Leistungsabfall oder unklarem Fieber. Bei NHL ist intrathoracaler Befall mit etwa 20% der Fälle insgesamt weniger häufig als beim M. Hodgkin [16, 24].

Allerdings stellt die intrathorakale, insbesondere mediastinale Lokalisation geradezu den charakteristischen Befund dar bei jugendlichen Patienten mit hochmalignen lymphoblastischen Lymphomen vom T-Zell-Typ (s. u.) [97].

Bei allen malignen Lymphomen sind retroperitoneale Lymphknoten und Milz oft befallen; die lymphatischen Gewebe des Magen-Darm-Trakts sowie die mesenterialen Lymphknoten sind allerdings nur bei NHL häufig beteiligt, selten bei M. Hodgkin. Patienten mit abdominellem Erscheinungsbild fallen gelegentlich auf durch eine zufällig palpierte schmerzlose Resistenz, oder ein raumfordernder Prozeß macht sich bemerkbar durch schwer lokalisierbare Schmerzen, manchmal nur durch hartnäckige, in die Beine ziehende Rückenschmerzen. Alleinige Splenomegalie kommt bei NHL häufiger vor [46].

Gelegentlich kommt es zu gastrointestinalen Blutungen als erste Manifestation eines oberflächlich wachsenden ulcerierten NHL.

NHL können sich gelegentlich auch als erstes bemerkbar machen in Form einer unklaren Anämie, durch Knochenbefall (evtl. sogar mit pathologischer Fraktur) [106], als ZNS-Befall mit Leptomeningealbefall oder als epiduraler Tumor mit Kompressionssymptomatik des Rückenmarkes [14, 131], oder als massive obere Einflußstauung (V. cava superior-Syndrom) [91]. In der Regel sind diese Erscheinungsformen aber Ausdruck einer bereits bekannten, weit fortgeschrittenen Erkrankung [29, 78, 131].

Differentialdiagnose

Oberflächlich gelegene, bei Palpation leicht als pathologisch vergrößert erkennbare Lymphknoten kommen bei vielen Affektionen vor: für die Differentialdiagnose müssen Alter und Geschlecht des Patienten mitbedacht werden. Infektiöse Mononukleose wird gelegentlich mit NHL verwechselt [113]; sie kommt überwiegend bei jungen Erwachsenen vor, meistens mit einer begleitenden Pharyngitis. Auch eine Toxoplasmose kann in ähnlichen Erscheinungsformen auftreten; die korrekte Diagnose dieser Erkrankungen fällt leicht mit modernen serologischen Methoden.

Ernster sind andere Malignome wie Schilddrüsenkarzinom, das gelegentlich auch bei jungen Erwachsenen auftritt, sowie ebenfalls zu Halslymphknoten metastasierende Karzinome des Nasopharnygealraums; letztere sind vor allem bei starken Rauchern in die Differentialdiagnose einzubeziehen. Supraclaviculäre Lymphknoten sind nicht selten befallen bei Bronchialkarzinom, links öfters bei metastasierenden Karzinomen des oberen Gastrointestinaltraktes (Virchow'sche Drüse). Gelegentlich metastasiert auch ein Nierenzellkarzinom in Lymphknoten des Halsbereiches; es kann auch durch Fieber, Nachtschweiß und Gewichtsverlust an maligne Lymphome erinnern. Bei pathologisch vergrößerten axillären Lymphknoten muß man bei Frauen an ein mögliches okkultes Mammakarzinom denken.

Bei intrathorakalem Befund muß man Bronchialkarzinom, Boecksche Sarkoidose, Tuberkulose und im Zeitalter des Globaltourismus bzw. bei Patienten mit geminderter Immunkompetenz (Lupus erythematodes, Nierentransplantation) ungewöhnliche Infektionskrankheiten in die Differentialdiagnose einbeziehen. Auch nach Einnahme von Antikonvulsiva auftretende Lymphadenopathie sowie Lymphknotenaffektionen bei atypischem Herpes Zoster, bei Impfpocken oder bei der seltenen Katzenkratzkrankheit sind schon mit malignen Lymphomen verwechselt worden [56, 83, 99, 112, 118].

Selbstverständlich gehen auch chronische und akute Leukämien häufig einher mit Lymphadenopathie und Splenomegalie.

Auf jeden Fall ist erste Voraussetzung für die korrekte Diagnose eines malignen Lymphoms die sachgemäße Gewebsentnahme; auch der fähigste Pathologe ist nicht in der Lage, aus gequetschtem, insuffizient fixiertem oder sonstwie mißhandeltem Biopsiematerial eine für heutige Therapieverfahren angemessene histologische Diagnose zu stellen. Die Bedeutung dieses Punktes kann nicht überbetont werden.

3. Ätiologie

Die Ätiologie der NHL ist nicht bekannt; auf einige bemerkenswerte Befunde sei aber hier hingewiesen.

An die 40 Beispiele familiärer Häufungen von NHL sind beschrieben, wobei meistens Geschwisterpaare betroffen waren [48, 49]. Bei Karyotypisierung zeigen sich unter Anwendung moderner Methoden bei fast allen NHL-Patienten chromosomale Abweichungen [110]; bei praktisch allen Burkitt-Lymphomen und bei über 50% der anderen NHL ist dabei das Chromosom 14 beteiligt. Das gleiche Chromosom zeigt auch Störungen bei Ataxie-Teleangiektasie. Patienten mit dieser und anderen Formen angeborener Immuninsuffizienz tragen statistisch ein bis zu 10 000fach erhöhtes Risiko, Malignome zu entwickeln, insbesondere maligne Lymphome [43].

Auch nach iatrogener Immunsuppression ist die Wahrscheinlichkeit einer NHL-Erkrankung erheblich gesteigert. Empfänger von Nierentransplantaten entwickeln ein NHL mit 40–100fach gesteigerter Häufigkeit. Bei diesen Patienten erscheint das Lymphom in der Regel innerhalb eines Jahres nach Transplantation, wobei hochmaligne NHL mit schneller Progredienz und mit Beteiligung des ZNS besonders typisch sind [74]. Patienten, die wegen Cardiomyopathie ein Herztransplantat erhalten, sind ähnlich stark gefährdet [1].

Patienten, die aus anderen Gründen immunsuppressive Therapie erhalten, tragen ein gegenüber Transplantat-Empfängern wesentlich geringeres, allgemein aber immer noch etwas erhöhtes Risiko einer Lymphomerkrankung [74].

Ionisierende Strahlen können neben anderen Malignomen auch NHL nach sich ziehen, so nach der früher üblichen Strahlenbehandlung bei ankylosierender Spondylose (M. Bechterew), oder bei Überlebenden der Atombombenangriffe in Japan [27].

Durch Viren kann man bei Vögeln und bei Säugetieren NHL induzieren [71]. Bei Menschen wird das spezifisch für B-Lymphozyten infektiöse Epstein-Barr-Virus verdächtigt, außer infektiöser Mononukleose auch die Entstehung des Burkitt-Lymphoms [75] sowie NHL bei nierentransplantierten Patienten auslösen zu können [40, 53, 55].

Mit den zitierten Beobachtungen ist selbstverständlich eine schlüssige Aussage zur Ätiologie der NHL nicht möglich. Allerdings wird spekuliert, daß eine chronische Antigenstimulation (z. B. durch ein Transplantat) bei gleichzeitiger, durch beliebige Mechanismen bedingter Hemmung von T-Suppressorzellen einen zur Lymphomentwicklung führenden Umstand darstellen könnte [48].

4. Pathophysiologie

Durch moderne immunologische und cytomorphologische Verfahren können viele Erscheinungsformen der NHL phänotypisch mit bestimmten Subpopulationen normaler Lymphozyten bzw. deren Vorstufen in Beziehung gesetzt werden. Über phänotypische Parallelen hinaus verhalten sich Lymphomzellen hinsichtlich Migrationsmuster und funktionellen Kennzeichen oft ähnlich wie ihre normalen Verwandten. So äußern Lymphomzellen solcher NHL, die histologisch (pseudo)follikuläre Strukturen aufweisen, zytologische und immunologische Membrankennzeichen normaler follikulärer B-Lymphozyten [61, 79].

Kleine, auch weniger differenziert erscheinende Lymphomzellen dieser Typen proliferieren nicht sehr schnell; ebenso wie ihre normalen Verwandten sind sie aber auch nicht bodenständig, sondern verteilen sich bald im gesamten lymphatischen System, so daß bei Diagnosestellung meistens ein fortgeschrittenes Ausbreitungsstadium vorliegt. Den Extremfall in dieser Sparte stellt die chronische lymphatische Leukämie (CLL) dar [86]. Während CLL-Zellen aber kaum oder gar keine Immunglobuline sezernieren, sind die bei Makroglobulinämie Waldenström beteiligten Zellen Abkömmlinge etwas weiter ausgereifter B-Lymphozyten [41]. Lymphome von T-Zell-Abkunft sind seltener; Beispiele von T-Lymphomzellen mit funktionellen und Membran-Kennzeichen von Helfer-T-Lymphozyten gibt es bei Mykosis fungoides bzw. dem nah verwandten Sézary-Syndrom [12]. In Japan kommen häufiger als anderswo T-Zell-Leukämien mit erhaltener Suppressorfunktion vor [57].

Stark entdifferenzierte, dann oft recht große Lymphomzellen haben keine bevorzugten Stammplätze und zeigen ein ganz unberechenbares Migrationsverhalten; auch an diesen Zellen gelingt aber meistens noch eine Zuordnung zum B- oder T-Zelltyp [62]. Einen Sonderfall bilden die lymphoblastischen Lymphome des Kindes- und jungen Erwachsenenalters; sie sind T-Zell-Abkömmlinge sehr früher Entwicklungsstufen und auch klinisch akuten T-Zell-Leukämien eng verwandt [97, 117].

Aufgrund der geschilderten Zusammenhänge ist es verwunderlich, daß bei NHL Störungen im Immunsystem klinisch nicht häufiger manifest werden. Etwa 7% der Patienten mit NHL vom diffusen, nichtfollikulären Typ (Rappaport) sollen eine monoclonale Gammopathie aufweisen [93], am häufigsten (als Makroglobulinämie Waldenström) vom IgM-Typ (gefolgt vom IgG-Typ), und oft begleitet von einer Minderung der normalen Immunglobuline. Solche Patienten zeigen manchmal Kryoglobulinämie oder Kälteagglutinine [76]; auch immunhämolytische Anämien kommen bei NHL geringfügig vermehrt vor [70], aber für die Prognose spielen diese Abweichungen nur selten eine Rolle. Die Reaktion auf Hautteste ist bei vielen Patienten gemindert, obgleich die meisten ein B-Zell-Lymphom haben [3].

5. Histopathologie

Etwa dreißig Jahre sowie nochmals fast hundert Jahre nach Thomas Hodgkins erstem Bericht von 1832 wurden seine sieben Fälle mit „Hodgkin's disease“ unter Verwendung noch vorhandenen Materials kritischen Neubewertungen unterzogen [39, 129]. Nach genauer mikroskopischer Untersuchung (Hodgkin selbst hatte kein Mikroskop benutzt) konnte diese Diagnose nur bei vier oder drei der erstmals beschriebenen Fälle von M. Hodgkin beibehalten werden. Zwei der anderen Patienten hatten ein Non-Hodgkin-Lymphom, einer Tuberkulose und einer Syphilis.

Die pathologisch-anatomische Fehldiagnose einer Tbc oder eines luetischen Granuloms als malignes Lymphom ist heutzutage selten. Die Einstufung der unterschiedlichen Ausprägungen der NHL wie auch des M. Hodgkin ist jedoch auch bei modernen Pathologen unter Benutzung der gleichen Nomenklatur durchaus uneinheitlich [69].

Die der Jahrhundertwende entstammenden Begriffe Lymphosarkom und Retikulumzellsarkom [33, 35] wurden neben den später geprägten Termini „großfollikuläres Lymphoblastom“ bzw. „M. Brill-Symmers“ bis in die 60er Jahre zur histopathologischen Klassifikation der NHL verwendet. Als Leitlinie für Art und Umfang einer Behandlung erwiesen sie sich aber nicht als sehr brauchbar. Jedenfalls führte die Anwendung strahlentherapeutischer Verfahren, die bei der Behandlung des M. Hodgkin als kurativ erkannt worden waren, bei NHL zu sehr uneinheitlichen Resultaten [63]. Neben verbesserten Methoden zur Ausbreitungsdiagnostik hat erst die von Rappaport et al. 1956 vorgeschlagene (später erweiterte) Klassifikation der NHL Klarheit geschaffen [97, 103, 104] (s. Tabelle 1).

Nach Anwendung der von Rappaport geschaffenen Begriffe bei klinischen Studien wurde erkannt, daß bei allen NHL unabhängig vom vorherrschenden Zelltyp die Anwesenheit „nodulärer“ (bzw. eigentlich pseudo-follikulärer) Strukturen in befallenen Lymphknoten eine bessere Prognose bedeutete gegenüber diffusem, nichtnodulärem Befall; lymphocytäre Lymphome hatten außerdem eine bessere Prognose als Lymphome vom Mischzelltyp oder solche mit „histiocytärem“ Zelltyp. Dieser Befund konnte auch in prospektiven Studien bestätigt werden [9, 13, 20, 63, 67], obwohl verschiedene Pathologen eine gewisse Quote von Fällen in nicht ganz zutreffende Kategorien innerhalb der Rappaport-Klassifikation einordnen [69]; später vorgeschlagene Nomenklaturen sind bisher nicht so systematisch auf ihre praktische Reproduzierbarkeit hin untersucht worden.

Tabelle 1. Rappaport-Klassifikation der NHL. Die angegebenen Prozentwerte entsprechen der Häufigkeit, mit der die betr. Entität unter 983 für die Erarbeitung der neuen "Working Formulation" herangezogenen Fälle vertreten war. A, B und D selten als niedermaligne, G, H und I hochmaligne; C, E und F nehmen eine mittlere Position ein [109]

A	Nodulär lymphozytär, wenig differenziert	24%
B	Nodulär gemischt, lymphozytär/histiozytär	9%
C	Nodulär histiozytär	2%
D	Diffus lymphozytär, gut differenziert	5%
E	Diffus lymphozytär, wenig differenziert	11%
F	Diffus gemischt, lymphozytär/histiozytär	5%
G	Diffus lymphoblastisch	10%
H	Diffus histiozytär	33%
I	Burkitt-Tumor und undifferenzierte NHL	2%

Tabelle 2. Kiel-Klassifikation. Die Kategorien A–C sind von niederem, D–G von intermediärem, und H–J von hohem Malignitätsgrad. Ursprünglich wurden A–F als niedermaligne bezeichnet, G–J als hochmaligne [44]. Die hier vorgenommene Unterteilung entspricht den Befunden, die bei der Erarbeitung der neuen "Working Formulation" der NHL erhoben wurden; das centroblastische Lymphom war auch vorher schon als weniger hoch maligne bekannt [109, 116]

A	Lymphozytisch (chronische lymphatische Leukämie und andere)
B	Lymphoplasmozytisch/lymphoplasmozytoid (Immunozytom)
C	Centrozytisch-centroblastisch, kleinzellig, follikulär
D	Centrozytisch-centroblastisch, großzellig, follikulär
E	Lymphoplasmozytisch/lymphoplasmozytoid polymorphzellig
F	Centrozytisch
G	Centroblastisch
H	Immunoblastisch
I	Lymphoblastisch
J	Lymphoblastisch vom Burkitt-Typ und andere B-Lymphoblastische

Die in den 70er Jahren sprunghaft erweiterten, oben bereits erwähnten Erkenntnisse über normale und Pathophysiologie der Lymphozyten haben allerdings zu alternativen Klassifikationen geführt. Im Jahre 1974 wurden nicht weniger als vier neue Systeme vorgeschlagen [5, 32, 44, 85], eine Tatsache, die auch zu ironischen Kommentaren Anlaß gegeben hat [72]. Unumstritten ist heute die Erkenntnis, daß es sich bei den von Rappaport als „histiozytär" bezeichneten Zellen fast immer um Abkömmlinge transformierter Lymphozyten handelt [84]. Davon abgesehen werden in den beiden populärsten neueren Nomenklaturen, der Kiel-Klassifikation [44] und der nach Lukes und Collins benannten [85], hauptsächlich zytologische Kriterien bewertet. Nach Lukes und Collins folgt dann die Einstufung in Lymphome von B-Zell-, T-Zell-, unbestimmter oder (selten) echt histiozytärer Abkunft. Die Autoren konnten bei 384 Fällen von NHL in 66% einen B-Zell- bei 15% eine T-Zell- und in 17% einen unbestimmten Zelltyp feststellen [80]. Nach der Kiel-Klassifikation erfolgt aufgrund zytologischer Kriterien die Einstufung als niedrig oder hoch maligne (s. Tabelle 2). In einer prospektiven deutschen Studie fanden sich danach etwa 30% hoch- und 70% niedermaligne Fälle [11].

Die Anwendung der neuen Klassifikationen auf bekannte Patientenkollektive hat uneinheitliche Resultate erbracht. Die Kieler Lymphomgruppe hat innerhalb der hochmaligne klassifizierten NHL die „immunoblastische" Form wiederholt als prognostisch besonders ungünstig, die „centroblastische" als prognostisch relativ günstig erkannt [116]. In einer anderen Untersuchung wurde kürzlich retrospektiv ermittelt, daß bei Verwendung der Lukes-Collins-Klassifikation Patienten mit hochmalignen NHL vom B-Zelltyp wesentlich länger überlebten als solche vom T- oder unbestimmten Zelltyp [122]. Dagegen ergab die retrospektive Analyse von 620 Fällen am National Cancer Institute der USA, daß weder nach Lukes und Collins noch anhand der Kiel-Klassifikation unter den hochmalignen NHL eine prognostisch günstigere Gruppe definierbar war; nach Rappaport als nodulär eingeordnete Fälle hatten wiederum eine bessere Prognose als bei diffuser Struktur, selbst wenn die noduläre Struktur nur teilweise ausgeprägt war. Eine Ausnahme bildeten solche Fälle, die nach Lukes und Collins durch kleine, gekerbte Zellen gekennzeichnet sind, indem nur bei diesen An- oder Abwesenheit follikulärer Strukturen ohne Einfluß blieb [42]. In einer retrospektiven Studie der Southwest Oncology Group zeigte sich ebenfalls innerhalb der diffusen „histiozytären" Gruppe unter 162 Fällen nach Reklassifikation nach Lukes und Collins keine Untergruppe mit günstigerer Prognose [96].

In einer gewaltigen Anstrengung, dem beinahe babylonischen Begriffswirrwarr bei den Klassifikationen ein Ende zu machen, hat kürzlich ein Ausschuß führender Hämatopathologen einschließlich der Autoren aller konkurrierenden Nomenklaturen eine Kompromißformel vorgestellt, die "Working Formulation" [109]. Diese soll allerdings die anderen Klassifikationen nicht ersetzen; deren Begriffe sollen mit Hilfe der neuen Termini nur ineinander übersetzbar sein.

Vom Blickwinkel der Klinik darf angemerkt werden, daß bei allen Nomenklaturen die wissenschaftliche Stichhaltigkeit der benutzten Begriffe von geringerem Interesse ist als ihre praktische, reproduzierbare Anwendbarkeit; der Arzt braucht eine verläßliche prognostische Einschätzung, um Ausbreitungsdiagnostik und Therapie in ein angemessenes Gesamtkonzept bringen zu können. Da diese Forderungen von der Rappaport-Nomenklatur recht gut erfüllt werden, wird diese von führenden amerikanischen Klinikern weiterhin bevorzugt [29].

Bei mehreren Gewebsentnahmen vom gleichen Patienten werden manchmal gleichzeitig verschiedene Subtypen gefunden. Dieser Befund entspricht der Beobachtung, daß bei bestimmten Entitäten die Evolution zu maligneren Varianten vorkommt; am besten dokumentiert ist die Entwicklung vom follikulären, wenig differenzierten lymphozytären zum diffusen histiozytären Typ nach Rappaport [30, 68]. Als Zwischenstadium wird das nodulär gemischte und das seltene noduläre histiozytäre Lymphom gesehen [29].

6. Stadieneinteilung

Alle Stadieneinteilungen sollen Entscheidungsgrundlagen abgeben für die Wahl zwischen Behandlungsoptionen. Die für M. Hodgkin entwickelte Ann-Arbor-Stadieneinteilung [22] wird auch auf die NHL angewendet (s. Tabelle 3). Diese Praxis ist eigentlich nicht immer sinnvoll; z. B. spielt es für die Wahl der Therapie kaum eine Rolle, ob bei einem NHL-Patienten ein Stadium IV oder III vorliegt. Außerdem wird die Prognose von NHL durch Faktoren mitbestimmt, die in der Ann-Arbor-Einteilung nicht berücksichtigt werden; so stellen bei hochmalignen NHL ausgeprägte Allgemeinsymptome, große Ausdehnung von Einzelknoten, besonders bei gastrointestinaler Beteiligung, Befall von Knochenmark oder Leber, männliches Geschlecht, Hämoglobin unter 12 g/dl und LDH über 250 U/l ungünstige

Tabelle 3. Stadieneinteilung für M. Hodgkin nach der Ann Arbor Staging Conference [22]

Stadium I	Befall einer einzigen Lymphknotengruppe (I), oder eines einzigen extralymphatischen Organs oder Bezirks (I E).
Stadium II	Befall von zwei oder mehr Lymphknotengruppen auf der gleichen Zwerchfellseite (II) oder lokalisierter Befall eines einzigen extralymphatischen Organs oder Bezirks und einer oder mehrerer Lymphknotengruppen auf der gleichen Zwerchfellseite (II E).
Stadium III	Befall von Lymphknotengruppen zu beiden Seiten des Zwerchfells (III) oder gleichzeitig lokalisierter Befall eines einzigen extralymphatischen Organs oder Bezirks (III E) oder mit Befall der Milz (III S) oder beidem (III ES).
Stadium IV	Diffuser Befall eines oder mehrerer extralymphatischer Organe oder Bezirke mit oder ohne Lymphknotenbeteiligung.

Merkmale dar; bei Befall des ZNS ist die Prognose ganz infaust (s.u.) [37, 38, 77].

Abgesehen von ZNS-Beteiligung haben dagegen ähnliche Befunde bei den niedermalignen NHL längst nicht eine so ominöse Bedeutung [29].

Der histologische Typ bestimmt folgerichtig schon die Mittel mit, die für die Stadieneinteilung aufgewendet werden. Der Verläßlichkeit der histopathologischen Einordnung kommt daher fundamentale Bedeutung zu.

Bei der zunächst klinisch vorgenommenen Stadieneinteilung muß zunächst nach Allgemeinsymptomen gefragt werden; Nachtschweiß, unerklärliches Fieber über mehrere Tage oder unerklärlicher Verlust von über 10% des Körpergewichts („B-Symptome") plazieren den Patienten in die ungünstigere Kategorie B (anstatt A). Weiterhin sollte die Geschwindigkeit im Größenwachstum befallener Lymphknoten erfragt werden; diese Information kann die Intensität einer Therapie mitbestimmen, bei niedermalignen NHL auch die Entscheidung, mit einer Therapie überhaupt zu beginnen [102]. Lokalisation und Ausmaße vergrößerter Lymphknoten müssen vom Arzt dokumentiert werden. Häufiger als bei M. Hodgkin sind epitrochleare, femorale und popliteale Lymphknoten beteiligt [24]. Vergrößerte präaurikuläre Lymphknoten bedeuten oft Befall des Waldeyerschen Rachenrings [29]. Patienten mit primärem oder sekundärem Hautbefall können diesen an vielen, weit voneinander entfernten Stellen gleichzeitig manifestieren [29]. Das Blutbild ist unzuverlässig als Indikator für einen Befall des Knochenmarkes; bei nur 50% von Patienten mit zahlenmäßig abnormem Blutbild ist das Knochenmark befallen, und bei nur 37% mit nachgewiesenem Knochenmarkbefall werden zahlenmäßige Abweichungen gesehen [25]. Allerdings zeigen bestimmte NHL-Typen gelegentlich auch schon im Blutausstrich erkennbare pathologische Zellen [25, 89].

Das Knochenmark ist insgesamt in bis zu 50%, insbesondere aber bei lymphozytären Subtypen in bis zu 100% befallen [25, 31, 66]. Bei letzteren kann der Befall dann oft schon im Knochenmarkausstrich erkannt werden.

In der Regel ist bei NHL jedoch eine Nadelbiopsie erforderlich, um einen etwaigen herdförmigen Befall befriedigend ausschließen zu können; bei Entnahme von zwei Beckenkamm-Biopsien wird die Quote falsch negativer Resultate von 10–20% auf 5–10% halbiert [25, 31].

Die Knochenmarkbiopsie sollte praktischerweise am Beginn der Ausbreitungsdiagnostik stehen, denn ihre Aufarbeitung dauert mindestens eine Woche. Der Eingriff erfolgt am besten unter örtlicher Betäubung mit einer Jamshidi-Nadel.

Bei NHL vom „histiocytären" Typ nach Rappaport ist Knochenmarkbefall selten; bei positivem Befund jedoch besteht eine stark erhöhte Neigung zu einem Befall des ZNS. Diese Patienten sollten daher auch lumbalpunktiert werden [15, 131].

Thorax-Röntgenaufnahmen (p.a. und lateral) geben Hinweise auf intrathorakale Beteiligung in etwa 25% der NHL; am häufigsten sind Hilus- oder Mediastinalbefall (18%), seltener Pleuraergüsse oder Parenchymbeteiligung [24]. Bei Pleuraergüssen liegt ein Stadium IV nur vor, wenn Lymphomzellen darin nachgewiesen sind [22].

Für den subdiaphragmalen Bereich ist die Sonographie zur orientierenden Untersuchung die Methode der Wahl. Kleinere Lymphomknoten insbesondere im Retroperitoneal- und Mesenterialbereich sind damit zwar oft nicht nachweisbar; erfaßte Knoten können mit diesem Verfahren aber zur Verlaufskontrolle ohne großen Aufwand verfolgt werden. Bei Anwendung der Computertomographie sind (allerdings unter erheblich höherem Aufwand) weniger falsch negative Resultate zu erwarten. Allerdings fand sich in einer recht großen Studie, bei der alle Patienten schließlich laparotomiert wurden, bei 9 von 45 Fällen doch ein intraabdomineller Befall, so daß auch bei Verwendung des CT eine falsch-negativ-Quote von 20% angenommen werden muß [6]. Im Gegensatz zur Lymphographie können allerdings durch CT befallene Lymphknoten im Mesenterium, an Leberpforte und Milzhilus nachgewiesen werden [114].

Eine Lymphographie ist bei Patienten mit deutlich eingeschränkter Lungenfunktion, manifester Herzinsuffizienz oder massiver Mediastinalbeteiligung kontraindiziert. Sonst aber ist die Lymphographie eine außerordentlich nützliche und verläßliche Untersuchungstechnik. Aus zahlreichen Studien ergibt sich, daß in geübten Händen falsch positive Resultate bei unter 10% und falsch negative in 20–30% zu erwarten sind [6, 24, 94]. Subdiaphragmaler Befall ist bei nodulären NHL in 90%, bei diffusen „histiozytären" Typen in 60% nachweisbar [24]. Das Kontrastmittel bleibt bei vielen Patienten über Wochen oder Monate im Lymphknoten gespeichert, so daß exakte röntgenologische Verlaufkontrollen durch Nierenleeraufnahmen leicht möglich sind.

Falls überhaupt erforderlich, sollte eine CT unbedingt vor der Lymphographie erfolgen, denn sonst verursacht das in Lymphknoten gespeicherte Kontrastmittel zahlreiche Artefakte.

Bei subdiaphragmaler Lokalisation eines NHL hoher Malignität sollte durch Kontrastbreiuntersuchung eine gastrointestinale Primärläsion möglichst ausgeschlossen werden, da hier Perforationen und Blutungen im Gefolge von Tumornekrosen nach wirksamer Therapie vorkommen. Bei ausreichendem Verdacht muß endoskopiert und biopsiert werden. Vor Beginn einer Chemotherapie sollten große Tumormassen, die vom Gastrointestinaltrakt ausgehen, möglichst reseziert werden [19, 26, 53].

Eine Knochenbeteiligung kommt zumindest bei hochmalignen NHL in bis zu 25% vor und wird am zuverlässigsten durch Knochenszintigraphie mit nachfolgender Röntgenaufnahme und – falls erforderlich – Biopsie nachgewiesen [24].

Die Leber ist insgesamt in fast 40% der NHL befallen, jedoch in nur ca. 10% beim hochmalignen „histiozytären" Typ [24]. In der sehr gründlichen Studie von Chabner wurden 85% der Fälle mit Leberbeteiligung durch Leberblindpunktion oder durch gezielte Punktion bei Laparoskopie nachgewiesen [24]. Nach Durchführung von Knochenmarkbiopsie, Lymphographie und Leberpunktionen befanden sich bereits 83% der Patienten im Stadium III oder IV; durch Laparotomie bei 44 der danach noch in den Stadien I und II verbliebenen Patienten stieg dieser Prozentsatz um nur 3 auf 86%.

Änderungen im Therapiekonzept ergeben sich aufgrund der Laparotomie also nur selten. Außerdem treten bei NHL-Patienten nach Laparotomie vermehrt Komplikationen verschiedener Art auf [7, 23, 58]; daher ist die Laparotomie zur Ausbreitungsdiagnostik bei NHL nur sehr selten indiziert. Ausnahmen bilden solche wenigen Patienten, die auch nach Aufbietung aller internistischen Verfahren im Stadium I oder II bleiben und im Rahmen klinischer Studien für eine alleinige Radiotherapie mit kurativer Intention in Frage kommen [27].

7. Therapie

Unsere Einschätzung der NHL wird bestimmt durch drei entscheidende Erkenntnisse:

1. Die als niedermaligne einzustufenden NHL machen in den meisten Studien um 50% der Fälle aus; von diesen Patienten haben über 90% bei Diagnosestellung ein klinisches Stadium III oder IV [11, 24, 67, 101].

2. Trotz ihres weit fortgeschrittenen Stadiums und obwohl eine kurative Therapie nicht bekannt ist, zeigen diese Patienten klinisch oft einen relativ indolenten Verlauf.

3. NHL, die durch undifferenzierte (transformierte), meistens großzellige („histiozytäre") Zellen und nichtfollikuläre Struktur gekennzeichnet sind, verhalten sich klinisch viel aggressiver (scheinbar häufiger lokales Wachstum, jedoch schnelle Progression, bei unwirksamer Behandlung sehr kurze Überlebenszeit); dennoch sind heute selbst in fortgeschrittenen Stadien etwa 50% wahrscheinlich heilbar (s. u.).

Niedermaligne NHL sind meistens sehr strahlensensibel; bei einem Stadium III hat konventionelle Strahlentherapie aber schon praktisch gar keinen Einfluß mehr auf den Verlauf der Erkrankung [17, 45]. Bei fortgeschrittenen Stadien hatte allerdings experimentelle Ganzkörperbestrahlung in erfahrenen Händen einen guten Palliativeffekt ähnlich einer wirksamen Chemotherapie [21].

Nur die sehr wenigen Patienten mit niedermalignem NHL in tatsächlichen Frühstadien kommen für eine Radiotherapie mit kurativer Intention in Betracht. Bei bisherigen Studien haben Patienten im gesicherten Stadium II mit Befall nicht unmittelbar benachbarter Lymphknotengruppen nach lokaler Strahlentherapie jeweils bald eine Progression gezeigt, sich also wie im Stadium III verhalten [17]; Patienten mit Befall nur unmittelbar benachbarter Lymphknotengruppen verhalten sich wie im Stadium I. Nur diese kleine Patientengruppe kann durch lokale Strahlentherapie langfristige Rezidivfreiheit erreichen. Für einen Vorteil durch Bestrahlung angrenzender Lymphbahnen wie bei M. Hodgkin gibt es keinen Beleg; bei Rückfall tritt die Erkrankung typischerweise in unbestrahlten Lymphknoten oder außerhalb des lymphatischen Systems auf [17, 64].

Patienten mit niedermalignen NHL im Stadium III oder IV können mit heutigen Mitteln anscheinend nicht geheilt werden. Patienten, die nach Behandlung mit Einzelsubstanzen, mit Chemotherapie oder durch Ganzkörperbestrahlung eine Vollremission erreichen, werden in den darauf folgenden 10 oder mehr Jahren mit einer jährlichen Quote von 10 bis 15% rückfällig [9, 13, 20, 63, 67, 100]. Allerdings wurde berichtet, daß NHL mit follikulärer Struktur und gemischter Zellpopulation (nach Rappaport lymphozytär und histiocytär) durch intensive Chemotherapie gelegentlich Langzeit-Vollremissionen erreichen [2]. Diese Befunde stehen wahrscheinlich in Beziehung zu der nachgewiesenen Tendenz mancher Subtypen von NHL, im Laufe der Zeit von einem scheinbar weniger malignen in einen höher malignen Typ zu transformieren, insbesondere vom follikulären, wenig differenzierten zum diffusen histiozytären Typ nach Rappaport [30]. Es wird spekuliert, daß eine solche Transformation bei von vorneherein hochmalignen NHL zu schnell vor sich ging, um klinisch in Erscheinung zu treten [29].

Aufgrund der oben genannten Erfahrungen geht die Tendenz neuerdings dahin, asymptomatische NHL-Patienten, die sowohl histopathologisch als auch klinisch in Gestalt einer nur allmählichen Größenzunahme befallener Lymphknoten (oft mit zeitweisem Stillstand oder sogar spontaner Verkleinerung) ein Lymphom niederer Malignität aufweisen, unter engmaschiger klinischer Kontrolle zunächst unbehandelt zu lassen. In der bekannten retrospektiven Untersuchung von Portlock und Rosenberg [102] wurden 44 solche Fälle analysiert; ein Anlaß zum Beginn einer Behandlung ergab sich im Mittel nach 31 Monaten, bei einzelnen Fällen aber auch nicht nach bis zu acht Jahren. Diese Studie ist kritisiert worden, weil die Kriterien für die Selektion dieser relativ kleinen Gruppe aus den Hunderten gleichzeitig in Stanford behandelter Patienten nicht klar gewesen seien. Zur Klarstellung ist in den USA gegenwärtig eine großangelegte prospektive Studie im Gange [29].

Tabelle 4. Bei lymphozytären NHL wirksame Mittel (nach Portlock, [95])

Medikament	Objektive Ansprechquote in %
Cyclophosphamid	50 – 70
Chlorambucil	40 – 70
Mustargen	50 – 70
Vincristin	40 – 65
Vinblastin	15 – 25
Procarbazin	40 – 50
Prednison	60 – 80
Adriamycin	35 – 50
Bleomycin	30 – 50

Zur palliativen Behandlung niedermaligner NHL kommt eine Reihe von Mitteln in Frage; die höchsten Ansprechquoten werden mit alkylierenden Substanzen erreicht (siehe Tabelle 4). Auch intensive, kombinierte Chemotherapie ist versucht worden, jedoch hat daraus in prospektiven Studien ein gesicherter Vorteil gegenüber Monotherapie mit einem Alkylans nicht resultiert; bei kombinierter Chemotherapie besteht nur eine Tendenz zu längeren Überlebenszeiten [73, 82, 101]. Vollremissionen werden durch Mono- oder kombinierte Chemotherapie etwa gleich häufig erreicht, durch kombinierte Therapie nur schneller [101]. Patienten, die eine Vollremission erreichen, leben deutlich länger [2, 82], jedoch zeigen alle Patienten, wie bereits erwähnt, für viele Jahre eine gleichbleibende Rückfallquote. Daraus kann sowohl geschlossen werden, daß eine Monotherapie mit einem Alkylans angemessen ist, als auch, daß sowohl Mono- als auch bisherige Kombinationstherapien unzureichend sind [29, 82]. Da jede Chemotherapie die Gefahr einer Selektionierung resistenter Tumorzellpopulationen in sich birgt, empfehlen de Vita und Hellman konsequenterweise, sich bei der Behandlung niedermaligner NHL im Stadium III oder IV möglichst zu beschränken auf kleinfeldrige Bestrahlung schmerzhafter oder durch Größenwachstum sonstwie schädlicher Lymphomknoten [29].

Nach unseren eigenen Erfahrungen ist bei behandlungsbedürftigen Patienten mit niedermalignem NHL eine zyklische Therapie mit Chlorambucil und Prednison besonders gut verträglich und gut wirksam (Leukeran 10 mg und Prednison 50 mg p.o. täglich für jeweils zwei Wochen, alle 4 bis 6 Wochen). Nach Erreichen eines befriedigenden Palliativeffektes mit möglichster Symptomfreiheit kann diese Behandlung bis auf weiteres unterbrochen werden.

Patienten mit hochmalignen NHL haben ohne Behandlung oder bei Anwendung unwirksamer Therapieformen eine Lebenserwartung von nur Wochen bis Monaten [2, 65]. Ausschließliche Strahlentherapie hatte früher selbst in klinischen Frühstadien oft zu enttäuschenden Resultaten geführt [108]. Diese Mißerfolge waren aber vielleicht mindestens zum Teil durch unzureichende Ausbreitungsdiagnostik begründet; neuere Studien konnten nämlich zeigen, daß bei auch durch Laparotomie gesicherten Frühstadien I – IE allein durch Radiotherapie eine 5-Jahresüberlebensquote von über 90% erreichbar ist. Patienten im Stadium II schnitten aber schon deutlich schlechter ab, insbesondere bei Befall nicht unmittelbar benachbarter Lymphknotengruppen [7, 123].

Die für eine kurative Strahlentherapie geeignete Patientengruppe ist allerdings sehr klein; auch muß man bei der Indikationsstellung für die Laparotomie bekanntlich sehr kritisch sein.

Darüber hinaus wurde neuerdings auch über sehr gute Ergebnisse mit primärer Chemotherapie in Frühstadien hochmaligner NHL berichtet. In einer Studie zeigten Patienten, die zunächst bestrahlt und dann adjuvant mit Chemotherapie behandelt wurden, überraschend eine um die Hälfte kürzere Überlebenszeit als andere, die wegen ursprünglich ungünstigerer Kriterien primär Chemotherapie erhalten hatten [81]. In zwei weiteren Studien ergaben sich bei Patienten mit nur internistisch gesicherten Stadien I–II nach primärer Chemotherapie 85% bis 95% Langzeitüberlebende [18, 90].

Selbstverständlich wurde in den letzteren drei Studien eine kombinierte Chemotherapie angewendet. Die Behandlung hochmaligner NHL mit Einzelsubstanzen ist schon lange als unwirksam bekannt, so daß ein fortgeschrittenes Stadium früher immer den sicheren baldigen Tod bedeutete [65]. Mitte der 70er Jahre erwies sich dann, daß unter kombinierter Chemotherapie Patienten mit hochmalignen NHL selbst in fortgeschrittenen Stadien eine anhaltende Vollremission erreichen konnten. DeVita et al. beobachteten unter 27 mit „MOPP“ bzw. mit „C-MOPP“ behandelten Patienten 11 (41%) Vollremissionen, wobei 10 davon auch in den Jahren danach nicht rezidivierten [28].

Durch Einsatz neuerer Substanzen wie Adriamycin (Doxorubicin), Bleomycin und Etoposid oder Verwendung etablierter Mittel in neuen Kombinationen ist die Quote der Patienten, die auch in fortgeschrittenen Stadien eines hochmalignen NHL eine Vollremission erreichen und damit die Grundvoraussetzung für eine Heilung erfüllen, von 40% auf ca. 80% herangerückt (Tabelle 5).

In Anbetracht dieser Entwicklung müssen heute alle unvorbehandelten Patienten mit hochmalignen NHL als potentiell heilbar angesehen werden [125]. Nach Diagnosestellung sollten Ausbreitungsdiagnostik und Behandlung unbedingt in engster Zusammenarbeit mit einem Tumorzentrum erfolgen, das für die angemessene Führung solcher Patienten die nötige Erfahrung hat. Durch prospektive Erfassung und spezielle, evtl. immunhistiochemische Diagnostik werden hoffentlich auch diejenigen Patienten besser identifizierbar, die auf bisher übliche kombinierte Chemotherapie nicht ansprechen; für diese müssen andere Therapieformen entwickelt werden.

Aus Tabelle 5 ist ersichtlich, daß bei mehreren der modernen Chemotherapieprogramme die mittlere Überlebenszeit zum Zeitpunkt der Publikation noch nicht erreicht war. Bemerkenswert ist die relativ hohe Rückfallquote nach zunächst erfolgreicher Behandlung mit der CHOP-Kombination, während bei COMLA nach ursprünglich geringerer Vollremissions-

Tabelle 5. Resultate kombinierter Chemotherapie bei unvorbehandelten Patienten mit histiozytärem NHL, Stadien III–IV, nach Laurence et al. [78]

Chemotherapie-Kombination	Literaturangabe	Jahr	Häufigkeit der Vollremission (%)	Überlebens-Median (Monate)
CVP	98	1969	42	8
C-MOPP	28	1975	41	9
CHOP/HOP	88	1976	68/66	23
BACOP	115	1976	48	über 17
BACOP	118	1977	56	9
COMLA	121	1980	55	über 33
M-BACOD[a]	119	1980	80	über 21
ProMACE-MOPP	36	1980	63	über 19
COP-BLAM	78	1982	78	über 23

[a] Unter diesen Patienten waren einige im Stadium I und II.

quote ein höherer Anteil von Langzeit-Vollremissionen resultierte; insofern sind beide Chemotherapieprogramme nicht ganz befriedigend. Interessant ist in diesem Zusammenhang die bereits zitierte Beobachtung, daß NHL vom T-Zell- oder unbestimmten Zelltyp (nach Lukes und Collins) auf COMLA viel schlechter ansprachen als B-Zell-Lymphome [122]. Solche Befunde bedürfen dringend der prospektiven Untersuchung in einer vergleichenden Therapiestudie, wie sie z.B. gegenwärtig von der Kieler Lymphomgruppe begonnen wird.

Die Tabelle 6 enthält in Kurzform eine Auswahl veröffentlichter Chemotherapieprogramme zur Behandlung hochmaligner NHL.

Leider werden auch nach Anwendung moderner Chemotherapie bis zu 50% der Patienten mit hochmalignen NHL rückfällig oder sprechen erst gar nicht auf Behandlung an. Ihre Prognose ist nach bisherigen Erfahrungen infaust. Vielleicht werden neue, teils neuartige Mittel diese Aussichten in Zukunft bessern; neue Behandlungsformen mit Experimentalcharakter sind gegenwärtig z.B. Therapie mit Interferon [52], mit Antithymozytenglobulin [130] oder mit monoclonalen, anti-idiotypischen Antikörpern [92]. Vielleicht kommen in absehbarer Zukunft auch mit toxischen Substanzen gekoppelte, tumorzellspezifische Antikörper für eine Behandlung in Betracht [105].

Bei manchen Formen von NHL liegt die Prognose zwischen den niedrig malignen und den hochmalignen Entitäten; diese intermediäre Kategorie wurde für die histopathologische Einordnung in der neuen Working Formulation auch als solche berücksichtigt. Sie stellten ca. 37% der für die Definition der Working Formulation herangezogenen Fälle. Ihre mittlere Überlebensdauer betrug etwa drei Jahre [109]. Nach Rappaport entsprechen diese Fälle den diffusen, wenig differenzierten lymphozytären und gemischt lymphozytär-histiozytären Formen, den seltenen follikulären histiozytären sowie einem Anteil der diffusen histiozytären NHL. Klinische Stu-

Tabelle 6. Auswahl von veröffentlichten Chemotherapie-Kombinationen zur Behandlung hochmaligner NHL

1) CHOP

Cyclophosphamid 750 mg/m² i.v. an Tag 1
Adriamycin (Hydroxydaunomycin) 50 mg/m² i.v. an Tag 1
Vincristin (Oncovin) 1,4 mg/m² i.v. an Tag 1
Prednison 100 mg p.o. Tag 1 bis Tag 5
Nächster Zyklus nach 21 bis 28 Tagen

2) COMLA

Cyclophosphamid 1500 mg/m² i.v. an Tag 1
Vincristin 1,4 mg/m² i.v. an Tagen 1, 8, 15
Methothrexat 120 mg/m² i.v. an Tagen 22, 29, 36, 43, 50, 57, 64, 71
Leukovorin 25 mg/m² p.o. 4mal alle 6 Stunden, beginnend 24 Stunden nach jeder Methotrexat-Dosis
Cytarabin (Alexan) 300 mg/m² i.v. an gleichen Tagen wie Methotrexat
Nächster Zyklus nach 91 Tagen

3) COP-BLAM

Cyclophosphamid 400 mg/m² i.v. an Tag 1
Vincristin 1 mg/m² i.v. an Tag 1
Adriamycin 40 mg/m² i.v. an Tag 1
Prednison 40 mg/m² p.o. Tag 1 bis Tag 10
Procarbazin 100 mg/m² p.o. Tag 1 bis Tag 10
Bleomycin 15 mg/m² i.v. an Tag 14
Nächster Zyklus nach 21 Tagen

dien, die sich speziell mit diesen Entitäten befassen, existieren nicht. Gegenwärtig kann eine schlüssige therapeutische Empfehlung für diese Patienten daher nicht gegeben werden. Patienten mit großzelligen Lymphomen hatten innerhalb der intermediären wiederum die schlechteste Prognose; diese sollten daher wohl wie die hochmalignen behandelt werden, während die Therapie bei den anderen vorläufig wie bei NHL niederer Malignität individualisiert werden kann. Prospektive Studien bei den NHL mittlerer Malignität sind dringend erforderlich, damit dann klarere Behandlungsrichtlinien gegeben werden können.

Ein Befall des zentralen Nervensystems kommt bei Patienten mit hochmalignen NHL recht häufig vor. Bei retrospektiver Analyse von 445 erwachsenen Patienten aller Ausbreitungsstadien fand sich diese Komplikation in 38 Fällen, d.h. in 8,5%; unter Berücksichtigung der Histologie hatten nur 3% der niedermalignen, jedoch 14% der hochmalignen NHL ZNS-Befall. Ein besonders hohes Risiko tragen Patienten mit lymphoblastischem NHL, gefolgt von anderen großzelligen NHL. Praktisch alle Patienten mit ZNS-Befall wiesen auch Knochen- oder Knochenmarksbefall auf; letzterer wurde jedoch bei einem Drittel der Patienten erst bei der Autopsie festgestellt [131]. Dieser Befund unterstützt die Forderung, im Rahmen der Ausbreitungsdiagnostik mehr als eine Knochenmarksbiopsie zu entnehmen [24].

Ein ZNS-Befall manifestiert sich klinisch fast immer als Meningeosis mit isolierten Hirn- oder Spinalnervenausfällen, manchmal auch mit Bewußtseins- und Verhaltensstörungen; Meningismus wird selten beobachtet. In fast allen Fällen finden sich Liquorveränderungen; auch bei wiederholter Punktion war ein zytologischer Nachweis aber nur in ⅔ der Fälle möglich, während erhöhte Proteinwerte, Lymphozytose, erhöhter Druck und geminderte Glucosewerte mindestens gleich häufig bemerkt wurden [131]. Leider ist ein ZNS-Befall fast immer Ausdruck einer progredienten systemischen Erkrankung mit infauster Prognose. Eine prompte, wirksame systemische Therapie wird daher als effektivste Prophylaxe des ZNS-Befalls angesehen, was prophylaktische Schädelbestrahlung oder prophylaktische intrathekale Gabe von Methotrexat überflüssig macht [78, 125, 131].

8. Sonderformen

Lymphoblastische Lymphome sind hochmaligne NHL, fast immer vom T-Zell-Typ. Sie treten am häufigsten bei Jugendlichen und jungen Erwachsenen auf, Männer überwiegen im Verhältnis 2:1, und oft liegt ein beträchtlicher Mediastinaltumor vor [97]. Den akuten Leukämien vom T-Zell-Typ sind diese Fälle sehr eng verwandt, und erst unter Verwendung von Therapieprotokollen, wie sie für akute Leukämien entwickelt wurden, kommt es zu länger anhaltenden Remissionen [128].

Die bei Kindern auftretenden NHL, zu denen auch das Burkitt-Lymphom gehört, unterscheiden sich in vielfacher Hinsicht von denen des Erwachsenenalters. So gibt es bei Kindern praktisch nur hochmaligne NHL [80], jedoch sprechen die meisten gut auf kombinierte Chemotherapie an, und mindestens 50% dieser Kinder gelten heute als heilbar [95]. Allerdings ist eine sehr lange Behandlungsdauer erforderlich, nämlich zweieinhalb bis drei Jahre [127].

Mykosis fungoides und Sézary-Syndrom sind seltene cutane T-Zell-Lymphome des Erwachsenen, die typischerweise später im Leben auftreten als andere NHL; das Durchschnittsalter bei Diagnosestellung beträgt 52 Jahre [34, 50]. Diese Formen der NHL sind nur selten schnell progredient. Bis zur Diagnosestellung vergehen oft Jahre, die mittlere Überlebensdauer beträgt um 8 Jahre [59]. Prognostisch wichtig ist das bei Diagnosestellung etablierte Ausbreitungsstadium [15] (Ausdehnung auf der Haut, Beteiligung von Lymphknoten, mehr als 5% zirkulierende Sézary-Zellen, Befall innerer Organe). An ihrem Leiden verstorbene Patienten haben meistens Organbefall; ein Knochenmarkbefall ist auch bei weit fortgeschrittenen Stadien zu Lebzeiten des Patienten sehr selten nachweisbar [60].

Bei auf die Haut beschränkter Erkrankung kann im frühen Stadium mit gutem Erfolg örtlich mit Mustargen behandelt werden [126]. Oberflächliche Elektronenbestrahlungen sollen länger anhaltende Remissionen erzeugen, sind aber auch wesentlich aufwendiger [59], da praktisch die gesamte Hautoberfläche behandelt werden muß. In den letzten Jahren ist Behandlung mit relativ langwelligem Ultraviolettlicht nach Photosensibilisierung mit Substanzen wie Methoxsalen eingeführt worden; diese Behandlung führt in etwa ⅔ aller Hautstadien zur Vollremission, jedoch sind die Langzeitnebenwirkungen bisher nicht bekannt. Bei visceraler Beteiligung kann kombinierte Chemotherapie, z. B. mit Cyclophosphamid, Vincristin, Bleomycin und Prednison in bis zu 90% zumindest für einige Monate eine Vollremission herbeiführen [51].

Schlußbemerkung

Die Non-Hodgkin-Lymphome bilden ein breites Spektrum von Erkrankungen mit recht unterschiedlichem biologischem Verhalten. Durch Anwendung zeitgemäßer Verfahren in der Histopathologie wie auch in der Ausbreitungsdiagnostik kann die Prognose der meisten Patienten richtig eingeschätzt und ein angemessenes Behandlungskonzept gewählt werden. NHL niederer Malignität können mit wenigen Ausnahmen zur Zeit nur palliativ behandelt werden, wobei der Zeitpunkt des Behandlungsbeginns je nach Progressionsgeschwindigkeit und Beschwerdebild stark individualisiert werden kann. Bei vielen dieser Patienten kann bis zum Auftreten einer dringenden Therapieindikation unter engmaschiger klinischer Kontrolle zunächst ohne Behandlung abgewartet werden. Bei Auftreten starker Beschwerden oder klinisch auffälliger Verdrängung normaler Gewebe oder Organe kann je nach Konstellation mit lokaler Strahlentherapie oder milder Chemotherapie palliativ behandelt werden.

Im Gegensatz dazu muß bei allen unvorbehandelten Patienten mit hochmalignen NHL so bald wie möglich in kurativer Intention behandelt werden. Eine Chance auf Dauerheilung besteht je nach Ausbreitungsstadium heute bei etwa 50–90%; nur bei einer kleinen Gruppe von Patienten mit gesichertem Stadium I ist eine kurative Strahlentherapie mit hoher Wahrscheinlichkeit möglich; auch für alle anderen Patienten besteht jedoch heute die Chance einer Heilung durch moderne kombinierte Chemotherapie. Um diese Chance wahrnehmen zu können, ist eine enge Zusammenarbeit mit einem erfahrenen Tumorzentrum unerläßlich.

Literatur

1. Anderson JL, Bieber CP, Fowles RE, Stinson EB (1978) Idiopathic cardiomyopathy, age, and suppressor cell dysfunction as risk determinants of lymphoma after cardiac transplantation. Lancet 2: 1174–1177
2. Anderson T, Bender RA, Fisher RI et al. (1977) Combination chemotherapy in Non-Hodgkin's Lymphoma: Results of long-term follow-up. Cancer Treat Rep 61: 1057–1066
3. Avdani SH, Dinshaw KA, Nair CN et al. (1980) Immune dysfunction in Non-Hodgkin's lymphoma. Cancer 45: 2843–2848
4. Banfe A, Bonadonna G, Riece SB et al. (1972) Malignant lymphomas of Waldeyer's ring – Natural history and survival after radiotherapy. Br Med J 2: 140–143
5. Bennett MH, Farrer-Brown G, Henry K et al. (1974) Classification of Non-Hodgkin's lymphomas. Lancet 2: 405–406
6. Best JJK, Blackledge G, Forbes WS et al. (1978) Computed tomography of abdomen in staging and clinical management of lymphoma. Br Med J 2: 1675–1677
7. Bitran JD, Kinzie J, Sweet DL, Variakojis D et al. (1977) Survival of patients with localized histiocytic lymphoma. Cancer 39: 342–346

8. Bitran JD, Golomb HM, Ultmann JE et al. (1978) Non-Hodgkin's lymphoma, poorly differentiated lymphocytic and mixed cell types: Results of sequential staging procedures, response to therapy, and survival of 100 patients. Cancer 42:88–95
9. Bonadonna G, DeLena M, Lattuada A et al. (1975) Combination chemotherapy and radiotherapy in Non-Hodgkin's lymphomata. Br J Cancer (suppl 2):481–488
10. Brill NE, Baehr G, Rosenthal N (1925) Generalized giant lymph follicle hyperplasia of lymph nodes and spleen. A hitherto undescribed type. JAMA 84:668–671
11. Brittinger G, Schmalhorst U, Bartels H et al. (1981) Principles and present status of a prospective multicenter study on the clinical relevance of the Kiel classification. Blut 43:155–166
12. Broder S, Edelson RL, Lutzner MA et al. (1976) The Sézary syndrome: A malignant proliferation of helper T cells. J Clin Invest 58:1297–1306
13. Brown TC, Peters MV, Bergsagel DE et al. (1975) A retrospective analysis of the clinical results in relation to the Rappaport histological classification. Br J Cancer 31 (suppl 2):174–186
14. Bunn PA, Schein PS, Banks PM et al. (1976) Central nervous system complications in patients with diffuse histiocytic and undifferentiated lymphoma: Leukemia revisited. Blood 47:3–10
15. Bunn PA, Lamberg SI (1979) Report of the committee on cutaneous T-cell lymphoma: Staging classification. Cancer Treat Rep 63:725–728
16. Burgener FA, Hamlin DJ (1981) Intrathoracic histiocytic lymphoma. AJR 136:499–504
17. Bush RS, Gospodarowicz M, Sturgeon J, Alison R (1977) Radiation therapy of localized Non-Hodgkin's lymphoma. Cancer Treat Rep 61:1129–1136
18. Cabanillas F, Bodey GP, Freireich EJ (1980) Management with chemotherapy only of stage I and II malignant lymphoma of aggressive histologic types. Cancer 46:2356–2359
19. Cabre-Fiol V, Vilardell F (1978) Progress in the cytologic diagnosis of gastric lymphoma. Cancer 41:1456–1461
20. Canellos GP, DeVita VT, Young RC et al. (1975) Therapy of advanced lymphocytic lymphoma; a preliminary report of a randomized trial between combination chemotherapy (CVP) and intensive radiotherapy. Br J Cancer 31 (suppl 2):474–480
21. Carabell SC, Chaffey JT, Rosenthal DS et al. (1979) Results of total body irradiation in the treatment of advanced Non-Hodgkin's lymphomas. Cancer 43:994–1000
22. Carbone PP, Kaplan HS, Musshoff K et al. (1971) Report of the committee on Hodgkin's disease staging. Cancer Res 31:1860–1861
23. Castellino RA, Goffinet DR, Blank N et al. (1974) The role of radiography in the staging of Non-Hodgkin's lymphoma with laparotomy correlation. Radiology 110:329–338
24. Chabner BA, Johnson RE, Young RC et al. (1976) Sequential nonsurgical and surgical staging of Non-Hodgkin's lymphoma. Ann Intern Med 85:149–155
25. Coller BS, Chabner BA, Gralnick HR (1979) Frequencies and patterns of bone marrow involvement in the Non-Hodgkin's lymphomas: Observation on the value of bilateral biopsies. Am J Hematol 3:105–119
26. Connors J, Wise L (1974) Management of gastric lymphomas. American J Surgery 127:102–107
27. Court-Brown WM, Doll R (1965) Mortality from cancer and other causes after radiotherapy for ankylosing spondylitis. Br Med J 2:1327–1332
28. DeVita VT, Canellos GP, Chabner B, Schein P, Hubbard SP, Young RC (1975) Advanced diffuse histiocytic lymphoma, a potentially curable disease. Results with combination chemotherapy. Lancet 1:248–250
29. DeVita VT, Hellman S (1982) Hodgkin's disease and the Non-Hodgkin's lymphomas. In: DeVita VT, Hellman S, Rosenberg SA (eds) Cancer – Principles and practice of oncology. Lippincott, Philadelphia
30. DeVita VT (1979) Human models of human disease: Breast cancer and the lymphomas. Intl J Rad Onc Biol Phys 5:1855–1867
31. Dick F, Bloomfield CD, Brunning CD (1974) Incidence, cytology, and histopathology of Non-Hodgkin's lymphomas in the bone marrow. Cancer 33:1382–1398
32. Dorfman RF (1974) Classification of Non-Hodgkin's lymphomas. Lancet 1:1295–1296
33. Dreschfeld J (1892) Clinical lecture on acute Hodgkin's (or pseudoleucocythemia). Br Med J 1:893–996

34. Epstein EH, Levine DL, Croft JD et al. (1972) Mycosis fungoides: Survival, prognostic features, response to therapy, and autopsy findings. Medicine (Baltimore) 51:61–72
35. Ewing J (1928) Neoplastic diseases (ed 3). Philadelphia, Saunders, p 414
36. Fisher RI, DeVita VT, Hubbard SM et al. (1980) ProMACE-MOPP combination chemotherapy: Treatment of diffuse lymphomas (Abstract) Proc Am Soc Clin Oncol 21:468
37. Fisher RI, Hubbard SM, DeVita VT, Berard CW et al. (1981) Factors predicting long-term survival in diffuse mixed, histiocytic, or undifferentiated lymphoma. Blood 58:45–51
38. Fisher RI, DeVita VT, Johnson BL et al. (1977) Prognostic factors for advanced diffuse histiocytic lymphoma following treatment with combination chemotherapy. Am J Med 63:177–182
39. Fox H (1926) Remarks on microscopical preparations made from some of the original tissue described by Thomas Hodgkin 1832. Ann Med History 8:370–374
40. Frizzera G, Hanto DW, Gajl-Peczalska KJ et al. (1981) Polymorphic diffuse B cell hyperplasia and lymphomas in renal transplant recipiants. Cancer Res 41:4262–4279
41. Fu SM, Winchester RJ, Feizi T, Walzer PD, Kunkel HJ (1974) Idiopathic specificity of surface immunoglobulin and the maturation of leukemic bone marrow derived lymphocytes. Proc Natl Acad Sci USA 71:4487–4490
42. Garvin AJ, Simon R, Young RC, DeVita VT, Berard CW (1980) The Rappaport classification of Non-Hodgkin's lymphomas: A closer look using other proposed classifications. Semin Oncology 7:234–243
43. Gatti RA, Good RA (1971) Occurrence of malignancy in immunodeficiency diseases. Cancer 28:89–98
44. Gerard-Marchant R, Hamlin I, Lennert K, Rilke F, Stansfeld AG, van Unnik JAM (1974) Classification of Non-Hodgkin's lymphomas. Lancet 2:406–408
45. Glatstein E, Fuks 7, Goffinet DR et al. (1976) Non-Hodgkin's lymphoma of stage III extent: Is total lymphoid irradiation appropriate treatment? Cancer 37:2806–2812
46. Golomb H (1958) „Hairy" cell leukemia: An unusual lymphoproliferative disease. Cancer 42:946–956
47. Greene MH (1981) Clinical and environmental predisposing factors. In: A multidisciplinary approach to Non-Hodgkin's lymphomas (NIH conference), Berard CW (moderator). Ann Intern Med 94:218–235
48. Greene MH, Miller RW (1978) Familiar Non-Hodgkin lymphoma: Histologic diversity and relation to other cancers. Am J Med Gen 1:437–443
49. Greene MH (1981) The epidemiology of Non-Hodgkin's lymphoma and Mycosis fungoides. In: Schottenfeld D, Fraumeni JF (eds) The epidemiology and prevention of cancer
50. Greene MH, Dalager NA, Lamberg SI et al. (1979) Mycosis fungoides: Epidemiological observations. Cancer Treat Rep 63:597–606
51. Grozea PN, Jones SE, McKelvey EM et al. (1979) Combination Chemotherapy for mycosis fungoides. A Southwest Oncology Group Study. Cancer Treat Rep 63:647–653
52. Gutterman JU, Blumenschein GR, Alexanian R et al. (1980) Leukocyte interferon-induced tumor regression in human metastatic breast cancer, multiple myeloma, and malignant lymphoma. Ann Intern Med 93:399–406
53. Hande KR, Fisher RI, DeVita VT et al. (1978) Diffuse histiocytic lymphoma involving the gastrointestinal tract. Cancer 41:1984–1989
54. Hanto DW, Sakamoto K, Purtilo DT et al. (1981) The Epstein-Barr virus in the pathogenesis of posttransplant lymphoproliferative disorders: Clinical, pathologic, and virologic correlation. Surgery 90:204–213
55. Hanto DW, Frizzera G, Gajl-Peczalska KJ et al. (1982) Epstein-Barr virus-induced B-cell lymphoma after renal transplantation. Acyclovir therapy and transition from polyclonal to monoclonal B-cell proliferation. New Engl J Medicine 306:913–918
56. Harsock RJ (1968) Postvaccinial lymphadenitis: Hyperplasia of lymphoid tissue that simulates malignant lymphoma. Cancer 21:632
57. Hattori T, Uchiyama T, Toibana T et al. (1981) Surface phenotype of Japanese T-cell leukemia cells characterized by monoclonal antibodies. Blood 58:645–647
58. Herman TS, Jones SE (1977) Systematic restaging in the management of Non-Hodgkin's lymphoma. Cancer Treat Rep 61:1009–1015

59. Hoppe RT, Cox RS, Fuks ZY et al. (1979) Electron beam therapy in the treatment of mycosis fungoides – the Stanford experience. Cancer Treat Rep 63:691–700
60. Huberman M, Bunn PA, Matthews MJ et al. (1979) Extracutaneous involvement in patients with cutaneous T-cell lymphomas (Mycosis fungoides and Sezary syndrome). Proc AACR and ASCO 20:410
61. Jaffe ES, Shevach EM, Frank MM et al. (1974) Nodular lymphoma: Evidence for origin from follicular B Lymphocytes. New Engl J Medicine 290:813–819
62. Jaffe ES, Braylan RC, Frank MM et al. (1976) Heterogeneity of immunologic markers and surface morphology in childhood lymphoblastic lymphoma. Blood 48:213–222
63. Johnson RE, DeVita VT, Kun LE et al. (1975) Patterns of involvement with malignant lymphoma and implications for treatment decision making. Brit J Cancer 31 (Suppl 12):237–241
64. Jones SE, Fuks Z, Kaplan HS et al. (1973) Non-Hodgkin's lymphomas. Results of radiotherapy. Cancer 32:682–691
65. Jones SE, Rosenberg SA, Kaplan HS et al. (1972) Non-Hodgkin's lymphomas. II. Single agent chemotherapy. Cancer 30:31
66. Jones SE, Rosenberg SA, Kaplan HS (1972) Non-Hodgkin's lymphoma. I. Bone marrow involvement. Cancer 29:954–960
67. Jones SE, Fuks Z, Bull M et al. (1973) Non-Hodgkin's lymphomas. IV. Clinicopathologic correlation in 405 cases. Cancer 31:806–823
68. Jones R, Hubbard SM, Osborne C et al. (1978) Histologic conversions in Non-Hodgkin's lymphoma: Evolution of nodular lymphomas to diffuse lymphomas. Clinic Research 26:437
69. Jones SE, Butler JJ, Byrne GE et al. (1977) Histopathologic review of lymphoma cases from the Southwest Oncology Group. Cancer 39:1071–1076
70. Jones SE (1973) Autoimmune disorders and malignant lymphoma. Cancer 31:1092–1098
71. Kaplan HS (1974) Leukemia and lymphoma in experimental and domestic animals. Sem Hematol 7:94–163
72. Kay HEM (1974) Classification of Non-Hodgkin's lymphomas. Lancet 2:586
73. Kennedy BJ, Bloomfield CD, Kiang DT et al. (1978) Combination vs. successive single agent chemotherapy in lymphocytic lymphoma. Cancer 41:23–28
74. Kinlen LJ, Schiel AGR, Peto J, Doll RA (1979) A collaborative study of cancer in patients who have received immunosuppressive therapy. Br Med J 2:1461–1466
75. Klein G (1979) Lymphoma development in mice and humans: Diversity of initiation as followed by convergent cytogenetic evolution. Proc Natl Acad Sci USA 76:2442–2446
76. Ko HS, Pruzanski W (1976) M components associated with lymphoma: A review of 62 cases. Amer J Med Sci 272:175–183
77. Koziner B, Little C, Passe S et al. (1982) Treatment of advanced diffuse histiocyclic lymphoma: An analysis of prognostic variables. Cancer 49:1571–1579
78. Laurence J, Coleman M, Allen SL et al. (1982) Combination chemotherapy of advanced diffuse histiocytic lymphoma with a six-drug COP-BLAM regimen. Ann Intern Med 97:190–195
79. Leech JH, Glick AD, Waldron JA et al. (1975) Malignant lymphomas of follicular center cell origin in man. I. Immunologic studies. J Natl Cancer Inst 54:11–22
80. Lennert K (1977) Klassifikation der Non-Hodgkin Lymphome im Kindesalter. Klin Paediat 189:7–13
81. Lester JN, Fuller LM, Conrad FG et al. (1982) The roles of staging laparotomy, chemotherapy, and radiotherapy in the management of localized diffuse large cell lymphoma: A study of 75 patients. Cancer 49:1746–1753
82. Lister TA, Cullen MH, Beard MEJ et al. (1978) Comparison of combined and single agent chemotherapy in Non-Hodgkin's Lymphoma of favourable histological type. British Medical J 1:533–537
83. Luddy RE, Sutherland JC, Levy BE, Schwartz AD (1982) Cat-scratch disease simulating malignant lymphoma. Cancer 50:584–586
84. Lukes RJ, Collins RD (1977) Lukes-Collins classification and its significance. Cancer Treat Rep 61:971–979
85. Lukes RJ, Collins RD (1974) Immunologic characterization of human malignant lymphomas. Cancer 34:1488–1503

86. Mann RB, Jaffe ES, Berard CW (1979) Malignant lymphomas – A conceptual understanding of morphologic diversity. Am J Pathol 94:103–192
87. Minna JD, Roenigk HH jr, Glatstein E: Report of the committee on therapy for mycosis fungoides and Sézary syndrome. Cancer Treat Rep 63:729–736
88. McKelvey EM, Gottlieb JA, Wilson HE et al. (1976) Hydroxyldaunomycin (Adriamycin) combination chemotherapy in malignant lymphoma. Cancer 38:1484–1493
89. McKenna RW, Bloomfield CD, Brunning RD (1975) Nodular lymphoma: Bone marrow and blood manifestations. Cancer 36:428–440
90. Miller TP, Jones SE (1979) Chemotherapy of localized histiocytic lymphoma. Lancet 1:358–360
91. Miller JB, Variakojis D, Bitran JD et al. (1981) Diffuse histiocytic lymphoma with sclerosis: A clinicopathologic entity frequently causing superior vena cava obstruction. Cancer 47:748–756
92. Miller R, Maloney DJ, Warnke R, Levy R (1982) Treatment of B-cell lymphoma with monoclonal anti-idiotype antibody. New Engl J Medicine 306:517–522
93. Moore DF, Migliore FH, Shullenberger CC et al. (1970) Monoclonal macroglobulinemia in malignant lymphoma. Ann Intern Med 72:43
94. Moran EM, Ultmann JE, Ferguson DJ et al. (1975) Staging laparotomy in Non-Hodgkin's lymphoma. Br J Cancer 31 (Suppl 2):228–236
95. Murphy SB (1980) Classification, staging and end results of treatment of childhood Non-Hodgkin's lymphomas: Dissimilarities from lymphomas in adults. Sem Oncology 7:332–339
96. Nathwani BN, Dixon DO, Jones SE et al. (1982) The clinical significance of the morphological subdivision of diffuse histiocytic lymphoma: A study of 162 patients treated by the Southwest Oncology Group. Blood 60:1068–1074
97. Nathwani BN, Kim H, Rappaport H (1976) Malignant lymphoma, lymphoblastic. Cancer 38:964–983
98. Nissen NJ, Pajak T, Glidewell O et al. (1977) Overview of four clinical studies of chemotherapy for stage III and IV Non-Hodgkin's lymphomas by the Cancer and Leukemia Group B. Cancer Treat Rep 61:1097–1107
99. Patterson SD, Larson EB, Corey L (1980) Atypical generalized zoster with lymphadenitis mimicking lymphoma. New Engl J Medicine 302:848
100. Portlock CS (1980) Management of the indolent Non-Hodgkin's Lymphomas. Sem Oncology 7:292–301
101. Portlock CS, Rosenberg SA (1977) Chemotherapy of the Non-Hodgkin's Lymphomas: The Stanford experience. Cancer Treat Rep 61:1049–1055
102. Portlock CS, Rosenberg SA (1979) No initial therapy for stage III and IV Non-Hodgkin's lymphomas of favorable histologic types. Ann Intern Med 90:10–13
103. Rappaport H (1966) Tumors of the hematopoietic system. In: Atlas of tumor pathology Sec. 3, Fascicle 8. Washington, D.C., Armed Forces Institute of Pathology, p 97–161
104. Rappaport H, Winter WJ, Hicks EB (1956) Follicular lymphoma. A re-evaluation of its position in the scheme of malignant lymphoma based on a survey of 253 cases. Cancer 9:792–821
105. Raso V, Ritz J, Basala M, Schlossman S (1982) Monoclonal antibody-ricin A chain conjugate selectively cytotoxic for cells bearing the common acute lymphoblastic leukemia antigen. Cancer Res 42:457–464
106. Reimer RR, Chabner BA, Young RC et al. (1977) Lymphoma presenting in bone. Results of histopathology, staging, and therapy. Ann Intern Med 87:50–55
107. Rosenberg SA, Diamond HD, Jaslowitz B et al. (1961) Lymphosarcoma: A review of 1269 cases. Medicine 40:31
108. Rosenberg SA, Kaplan HS (1968) The results of radical radiotherapy in Hodgkin's disease and other lymphomas. In: Sarafonitis CJD (ed): Proceedings of the international conference on leukemia-lymphoma. Philadelphia, Lee and Febiger, pp 403–408
109. Rosenberg SA et al. (1982) National Cancer Institute sponsored study of classifications of Non-Hodgkin's lymphomas. Summary and description of a working formulation for clinical usage. Cancer 49:2112–2135
110. Rowley JD, Fukuhara S (1980) Chromosome studies in Non-Hodgkin's lymphomas. Sem Oncology 7:255–266

111. Sage HH (1958) Palpable cervical lymph nodes. JAMA 168:496–498
112. Saltzstein SL, Eckerman LD (1959) Lymphadenopathy induced by anticonvulsant drugs and mimicking clinically and pathologically malignant lymphomas. Cancer 12:164
113. Salvador AH, Harrison EJ, Kyle RA (1971) Lymphadenopathy due to infectious mononucleosis: Its confusion with malignant lymphoma. Cancer 27:1029
114. Schaner EJ, Head GL, Doppman JL et al. (1977) Computer tomography in the diagnosis, staging, and management of abdominal lymphoma. J Computer-Assisted Tomography 1:176–180
115. Schein PS, DeVita VT, Hubbard S et al. (1976) Bleomycin, Adriamycin, Cyclophosphamide, Vincristine, and Prednisone (BACOP) combination chemotherapy in the treatment of advanced diffuse histiocytic lymphoma. Ann Intern Med 85:417–422
116. Schmalhorst U, Bartels H, Boll I et al. (1981) Clinical and prognostic heterogeneity of Non-Hodgkin Lymphomas of high grade malignancy. Blut 43:201–211
117. Sen L, Borella L (1975) Clinical importance of lymphoblasts with T markers in childhood acute leukemia. New Engl J Medicine 292:828–832
118. Skarin AT, Rosenthal DS, Maloney WC, Frei E (1977) Combination Chemotherapy of advanced Non-Hodgkin lymphoma with Bleomycin, Adriamycin, Cyclophosphamide, Vincristine, and Prednisone (BACOP). Blood 49:759–770
119. Skarin AT, Canellos G, Rosenthal D et al. (1980) Therapy of diffuse histiocytic and undifferentiated lymphoma with high dose Methotrexate and citrovorum factor rescue (MTX/CF), Bleomycin (B), Adriamycin (A), Cyclophosphamide (C), Oncovin (O), and Decadron (D)(M-BACOD)(Abstract) Proc ASCO 21:463
120. Stukonis MK (1978) Cancer incidence cumulative rates. Lyon, France: IARC World Health Organisation (IARC internal technical report 78:002)
121. Sweet DL, Golomb HM, Ultmann JE et al. (1980) Cyclophosphamide, Vincristine, Methotrexate with Leukovorin rescue, and Cytarabin (COMLA) combination sequential chemotherapy for diffuse histiocytic lymphoma. Ann Intern Med 92:785–790
122. Sweet DL, Collins RD, Stein RS, Ultmann JE (1982) Prognostic significance of the Lukes and Collins classification in patients treated with COMLA. Cancer Treat Rep 66:1107–1111
123. Sweet DL, Kinzie J, Gaeke ME et al. (1981) Survival of patients with localized diffuse histiocytic lymphoma. Blood 58:1218–1223
124. Symmers D (1927) Follicular lymphadenopathy with splenomegaly. Arch Pathol Lab Med 3:816–820
125. Ultmann JE (1982) Cure of histiocytic lymphoma. Ann Intern Med 97:274–275
126. Vonderheid EC, Van Scott EJ, Johnson WC et al. (1977) Topical chemotherapy and immunotherapy of mycosis fungoides: Intermediate-term results. Arch Dermatol 113:454–462
127. Weinstein HJ, Link MP (1979) Non-Hodgkin's lymphoma in childhood. Clin Hematology 8:699–713
128. Weinstein HJ, Vance ZB, Jaffe N et al. (1979) Improved prognosis for patients with mediastinal lymphoblastic lymphoma. Blood 53:687–693
129. Wilks S (1865) Cases of enlargement of the lymphatic glands and spleen (or, Hodgkin's disease), with remarks, G. Guy's Hospital Rep (Series 3) 11:56–67
130. Wong KK, Sweet DL, Variakojis D (1982) The treatment of lymphoblastic lymphoma with antithymocyte globulin. Cancer 50:57–61
131. Young RC, Howser DM, Anderson T et al. (1979) Central nervous system complications of Non-Hodgkin's lymphoma. The potential role for prophylactic therapy. Amer J Med 66:435–443

Hämatopoetische Regeneration nach allogener Knochenmarktransplantation: Der Einfluß von Graft-versus-Host und Host-versus-Graft Reaktionen

H. von Melchner[1] und K. Höffken

I. Einleitung

Der Einsatz der Knochenmarktransplantation in der Therapie von Leukämien, aplastischen Anämien und Antikörpermangelsyndromen stellt eine der bedeutenden Entwicklungen der modernen Medizin dar. Bei steigenden Erfolgschancen werden die Indikationen für diese Therapie immer weiter gefaßt. Dies ist hauptsächlich auf ein besseres Verständnis der hämatologischen, transplantationsbiologischen und immunologischen Grundfragen der allogenen Knochenmarktransplantation zurückzuführen, welches durch die Entwicklung neuer Technologien wie z.B. klonale Züchtung hämatopoetischer Vorläuferzellen in vitro, verfeinerte Zellseparationsmethoden unter Einsatz des fluoreszenzaktivierten Zellsorters und monoklonale Antikörper ermöglicht wurde.

Der Erfolg einer Knochenmarktransplantation ist auf die Tatsache zurückzuführen, daß multipotente, hämatopoetische Stammzellen in aktiver Proliferation in der Lage sind, die Hämatopoese eines anämischen Rezipienten vollständig zu rekonstituieren (Micklem und Loutit, 1966; van Bekkum und de Vries, 1967; Metcalf und Moore, 1971). Weiterhin ist bekannt, daß das Gelingen einer Knochenmarktransplantation von dem Verwandtschaftsgrad zwischen Spender und Empfänger abhängt. So ist z.B. eine syngene Knochenmarktransplantation, bei der die Histokompatibilitätsantigene des Spenders mit denen des Empfängers völlig übereinstimmen, nahezu immer erfolgreich, während eine allogene Knochenmarktransplantation mit Komplikationen einhergeht, deren Intensität direkt von der Anzahl der zwischen Spender und Empfänger bestehenden Unterschiede in den Histokompatibilitätsantigenen abhängt. Es sind diese Komplikationen und deren Einfluß auf die Regeneration des Spenderknochenmarks in den hämatopoetischen Geweben des Empfängers, auf die hier näher eingegangen werden soll. Hierbei handelt es sich entweder um lymphozytenbedingte Reaktionen des Spenderknochenmarks gegen die Gewebe des Empfängers

---

1 Die in dieser Übersicht vom Autor zitierten experimentellen Arbeiten wurden vom Carden Fellowship Fund of the Anti-Cancer Council of Victoria, Australien; The National Health and Medical Research Council, Canberra; The National Cancer Institute, Bethesda, USA; der Deutschen Krebshilfe e.V., Bonn; und vom Ministerium für Wissenschaft und Forschung des Landes Nordrhein-Westfalen, Düsseldorf unterstützt

(graft-versus-host reaction; GvHR) oder umgekehrt, um lymphozytenbedingte Reaktionen der Empfängergewebe gegen das transplantierte Knochenmark (host-versus-graft reaction; HvGR). Im Gegensatz zu der üblichen Organtransplantation tritt bei der allogenen Knochenmarktransplantation die GvHR weitaus häufiger als die HvGR auf.

II. Die hämatopoetische Regeneration

Die spezifischen Zellpopulationen, aus denen die reifen Blutzellen entstehen, können in drei, einander überschneidende Kompartimente untergeteilt werden. Das erste Kompartiment besteht aus den hämatopoetischen Stammzellen, die bisher nur beim Nager identifiziert und enumeriert werden können. Da die Stammzellen der Maus und Ratte in der Milz letal bestrahlter Empfängertiere Kolonien bilden, wurden diese – colony forming units-spleen – (CFU-S) benannt (Till und McCulloch, 1961). Hämatopoetische Stammzellen (CFU-S) besitzen per definitionem die Fähigkeit zur Selbsterneuerung und die Kapazität zur multipotenten Differenzierung, d.h., aus den CFU-S können Zellen entstehen, die erythrozytäre, myeloide, megakariozytäre oder lymphoide Charakteristika aufweisen (Till und McCulloch, 1961; Wu et al., 1967; Trentin et al., 1971; Metcalf und Moore, 1971; Abramson et al., 1977; Lala und Johnson, 1978). Das zweite Kompartiment besteht aus den determinierten hämatopoetischen Vorläuferzellen (colony forming cells, CFC), die eine limitierte Differenzierungsfähigkeit aufweisen und sich nicht selbst erneuern können (Metcalf, 1977; Lajtha und Schofield, 1971; Metcalf und Moore, 1971; Warner und Metcalf, 1980). Die CFC sind in vitro unter bestimmten Bedingungen züchtbar und können somit bei allen Spezies nachgewiesen werden (Metcalf, 1977). Das dritte Kompartiment besteht aus reifen, funktionellen Blutzellen, die sich weder selbst reproduzieren noch weiter differenzieren. Eine Ausnahme hiervon ist bei den reifen Lymphozyten gegeben, die die Kapazität zur klonalen Expansion nach Antigenstimulation besitzen.

Der ständige Ersatz von kurzlebigen Blutzellen während des gesamten Lebens setzt eine kontinuierliche Proliferation von hämatopoetischen Präkursoren voraus. Dieser Prozeß der Bluterneuerung wird von feinen Regulationsmechanismen gesteuert, die für ein ausgewogenes Gleichgewicht zwischen Selbstreproduktion und Differenzierung sorgen (von Melchner, 1983a). Ist dieses Gleichgewicht zwischen Selbstreproduktion und Differenzierung nicht gewährleistet und überwiegt eine der beiden Stammzelleigenschaften durch z.B. alleinige Stimulation der Stammzelldifferenzierung, so kommt es zunächst zu einer erhöhten Produktion von kurzlebigen, reifen Blutzellen bei gleichzeitiger Depletion des Stammzellkompartimentes, was dann im weiteren Verlauf unweigerlich zu einer aplastischen Anämie führt. Im Gegensatz dazu führt eine alleinige Stimulation der Stammzellselbstreplikation zu einer schnellen Expansion des Stammzellkompartimentes und zu einem kontinuierlichen Verlust von funktionstüchtigen reifen Blutzellen. Demnach ist eine mit dem Leben vereinbare Homöostase nur dann gewährleistet, wenn die Stimulation von Selbstreplikation und Differenzierung in der gleichen Richtung stattfindet, d.h., wenn die Stammzellen in gleichem Maße neue Stammzellen und differenzierte Zellen produzieren.

Neben dieser ständigen, physiologischen Regeneration von Blutzellen gibt es jedoch adaptative Veränderungen der Blutbildung, die entweder eine erhöhte Blutbildung nach Kompartimentendepletion oder eine verringerte Blutbildung nach Kompartimentenexpansion zur Folge haben. Es ist die erhöhte Produktion von Blutzellen nach Kompartimentendepletion, die hier als „Regeneration“ angesprochen wird und für die Rekonstitution der Hämatopoese nach Knochenmarktransplantation verantwortlich ist.

III. Die Graft-versus-Host Reaktion

1. Definition und zelluläre Basis

Der Terminus GvHR beschreibt das pathophysiologische Geschehen, das nach einer allogenen Knochenmarktransplantation zur Zerstörung der Empfängergewebe durch aktivierte Spenderlymphozyten führt.

Schon recht frühe tierexperimentelle Untersuchungen haben gezeigt, daß das Hinzufügen von Lymphozyten zu hämatopoetischen Zellen bei der Transplantation in letal bestrahlte, allogene Empfängertiere zu einer verkürzten Überlebenszeit der Empfängertiere führte, wobei die Überlebenszeit mit der Anzahl der transplantierten Lymphozyten in einem indirekt proportionalen Verhältnis stand (Vos et al., 1959; Micklem und Loutit, 1966; van Bekkum und de Vries, 1967). Dies waren die ersten Hinweise auf die Entwicklung einer GvHR. Erst später konnte mit Hilfe monoklonaler Antikörper der Nachweis erbracht werden, daß zumindest bei der Maus die GvHR durch reife T-Lymphozyten verursacht wird und deren selektive Elimination aus dem Transplantat zu einer völligen Unterbindung der GvHR führt (Sprent, 1978a, b; Sprent et al., 1975; Korngold und Sprent, 1978, 1980, 1982; Vallera et al., 1982). Funktionell ist jedoch noch zu klären, ob die GvHR verursachenden T-Lymphozyten der Klasse der Helfer- oder Suppressor-T-Zellen angehören (Rolink et al., 1982; van Elven et al., 1981). Es ist anzunehmen, daß auch beim Menschen die T-Lymphozyten eine wesentliche Rolle bei der Entwicklung der GvHR nach allogener Knochenmarktransplantation spielen, obwohl es bisher noch nicht gelungen ist, die GvHR induzierende T-Zellsubpopulation aus den jeweiligen Transplantaten zu entfernen (Hansen et al., 1981).

Es gibt derzeit zwei in vitro Korrelate der GvHR: die gemischte Lymphozytenkultur (mixed lymphocyte culture; MLC) (Bain et al., 1964; Rodney et al., 1974) und ein zelluläres Zytotoxizitätsassay (cell mediated Lymphocytotoxicity assay; CML) (Cerottini et al., 1971; Cerottini und Brunner, 1974). Während die MLC den afferenten Arm der Immunerkennung und Antigenverarbeitung der GvHR widerspiegelt, reflektiert das CML den Effektorarm der GvHR. In diesen Modellen konnte gezeigt werden, daß:

a) ausgereifte Thy 1 positive Zellen (T-Lymphozyten) sowohl im afferenten als auch im efferenten Arm der GvHR ursächlich beteiligt sind (Rodney et al., 1974; Lonai et al., 1971),

b) die GvHR nicht komplementabhängig ist, und die allogene Zytotoxizität ausschließlich von B-Zell-depletierten T-Zellpopulationen verursacht wird (Golstein et al., 1972; Golstein und Blomgren, 1973),

c) zytotoxische T-Lymphozyten Antigendeterminanten des Haupthistokompatibilitätskomplexes (MHC) wie auch nicht-MHC Antigene erkennen (Rodney et al., 1974; Hamilton et al., 1981; Hamilton und Parkman, 1982),

d) der afferente Arm der GvHR streng spezifisch ist, während der efferente Arm eine spezifische und eine unspezifische Komponente aufweist. Beide sind T-Zellen-abhängig, wobei die unspezifische Komponente eine durch T-Zellenfaktoren (Lymphokine) vermittelte Amplifikationsreaktion darstellt (Pick und Türk, 1972; Grebe und Streilein, 1976; Watson und Mochizuki, 1980).

2. Der Einfluß der GvHR auf die hämatopoetische Regeneration

Rappaport et al. (1979) haben erst kürzlich die histopathologischen Veränderungen, die während der GvHR im Mausmodell auftreten, wie folgt beschrieben:

- zwischen dem 1. und 4. Tag nach Transplantation finden sich keine wesentlichen Veränderungen in den hämatopoetischen Geweben des Empfängertieres;
- am 7. Tag nach Transplantation ist das Knochenmark mit myeloiden und erythroiden Zellen repopuliert, während sich in der Milz große, lymphoblastoide Zellen ansammeln;
- am 11. Tag nach Transplantation lassen sich neben einer granulozytären Hyperplasie sowohl im Knochenmark als auch in der Milz fokale Nekrosen nachweisen;
- am 15. Tag nach Transplantation ist sowohl im Knochenmark als auch in der Milz die einst aktive Hämatopoese durch ausgedehnte Nekrosen ersetzt.

Funktionelle Untersuchungen der Hämatopoese nach Knochenmarktransplantation haben gezeigt, daß allogene Lymphozyten, die zusammen mit empfängersyngenem Knochenmark transplantiert wurden, zu einer signifikanten Inhibition der Stammzellproliferation (CFU-S) führten (Davis und Cole, 1967; Blomgren und Andersson, 1972, 1974; Boggs et al., 1973; Sensenbrenner und Santos, 1970; Gregory et al., 1972; Davis et al., 1970). Unter ähnlichen experimentellen Bedingungen kam es ferner zu einer Suppression der Hämoglobin- und DNS-Synthese (Davis et al., 1968), die mit einer aktiven Spenderlymphozytenproliferation korrelierte (Strong et al., 1975).

Im Gegensatz dazu stellte sich bei anderen Untersuchungen heraus, daß Lymphozyten die Stammzellproliferation nach allogener Knochenmarktransplantation zu stimulieren vermögen, allerdings nur, wenn diese syngen zum Empfänger gewählt (Goodman und Grubbs, 1970; Goodman und Shinpock, 1972; Goodman, 1971; Bennett, 1972) oder vor Transplantation gegen Empfängerantigene sensibilisiert wurden (Burek et al., 1977; Hamano und Nagai, 1978).

Diese widersprüchlichen Ergebnisse lassen auf eine mangelhafte Modellierung der GvHR schließen, wobei bemerkt werden muß, daß die Aussagekraft von in vivo Modellen über die Mechanismen eines bestimmten pathophysiologischen Sachverhaltes durch die multiplen und unkontrollierbaren Variablen eingeschränkt wird. Aus diesem Grund ist versucht worden, ein definiertes In-vitro-Modell der GvHR zu entwickeln, das sowohl die hämatopoetische Regeneration nach Transplantation als auch den Einfluß der GvHR auf diese Regeneration erfassen sollte. Die Grundlagen für ein solches In-vitro-GvHR-Modell sind mit der Entwicklung eines Milzorgankultursystems erarbeitet worden, das die Regeneration von allogenen wie auch syngenen hämatopoetischen Vorläuferzellen (CFC) ermöglicht (von Melchner et al., 1980; von Melchner und Lieschke, 1981; von Melchner und Bartlett, 1981). Zur Etablierung solcher Kulturen wurden letal bestrahlten Mäusen zunächst verschiedene Kombinationen von Knochenmarkzellen und peripheren Lymphozyten transplantiert. Nach 24 Stunden wurden deren Milzen entnommen und mit Hilfe einer Gewebeschneidemaschine in 0,2 mm dicke, transversale Scheiben geschnitten, die dann auf Millipore Filterpapierstreifen ausgebreitet wurden, die auf einen mit Kulturmedium vollgesogenen Gelatineschwamm (Gelfoam®, Upjohn) gelegt waren. Somit befanden sich die Milzscheiben während der gesamten Kulturperiode an der Luft-Medium Grenzfläche, wo eine bessere Begasung der Fragmente gewährleistet ist. Die sich in den Milzscheiben entwickelnden hämatopoetischen Präkursoren wurden nach regelmäßigen Intervallen in herkömmlichen klonalen Assays bestimmt. Mit diesem System gelang es, eindeutig zu beweisen, daß T-Lymphozyten, die entweder allogen zum Spender oder zum Empfänger gewählt wurden, zu einer signifikanten Inhibition der hämatopoetischen Regeneration führten (von Melchner und Bartlett, 1983a). Eine ähnliche Inhibition der Vorläuferzellregeneration in Organkulturen konnte mit zellfreien Überständen aus allogen aktivierten T-Lymphozytenkulturen erreicht werden (von Melchner und Bartlett, 1983a). Von großem Interesse war die Beobachtung, daß empfängerallogene doch spendersyngene T-Lymphozyten in der Lage waren, in vitro die hämatopoetische Regeneration zu verhindern. Dieser Sachverhalt war überraschend, da üblicherweise Lymphozyten nicht mit syngenen Antigendeterminanten reagieren. Es konnte sich demnach theoretisch nur um eine unspezifische Hemmung der Hämatopoese handeln, die entweder durch inhibitorische Faktoren oder durch eine Zerstörung des wachstumsfördernden Mikromilieus zustande kam (von Melchner und Bartlett, 1983a). Praktisch ließ sich jedoch nach Weiterentwicklung des Milzorgankultursystems zeigen, daß T-Lymphozyten in der Tat die Möglichkeit besitzen, syngene Antigendeterminanten während der GvHR zu erkennen. Zusammen mit einer erhöhten lymphozytären Produktion eines Differenzierungsfaktors für determinierte Vorläuferzellen, führt eine Autosensibilisierung der T-Lymphozyten zu der Inhibition der hämatopoetischen Regeneration und zwar durch:

a) eine Depletion des Vorläuferzellenkompartimentes bei erhöhter Stimulation der Differenzierung (siehe Abschnitt II) und

b) eine direkte, spezifische, T-lymphozytenbedingte Hemmung der Vorläuferzellproliferation (von Melchner und Höffken)[1].

Weitere Untersuchungen werden zeigen müssen, wie unter kontrollierbaren Bedingungen die GvHR in vitro gesteuert werden kann. Eine solche Steuerung erscheint attraktiv und wünschenswert, da bekannt ist, daß die GvHR nicht nur Empfängergewebe zerstört, sondern auch residuelle Leukämiezellen eliminiert (Bortin et al., 1979; Bortin et al., 1975; Osborne und Katz, 1977).

IV. Die Host-versus-Graft Reaktion

1. Definition und zelluläre Basis

Bei konventionellen allogenen Organtransplantationen kommt es üblicherweise zu einer von Empfängerlymphozyten gesteuerten Abstoßungsreaktion, die mit der Zerstörung des transplantierten Gewebes endet (Bach und Gose, 1981; Loveland und McKenzie, 1982). Im Gegensatz zu den immunkompetenten Empfängern von Organ- oder Gewebetransplantaten handelt es sich bei der Knochenmarktransplantation um mehr oder weniger immuninkompetente Empfänger, deren Immunantwort entweder ganz aufgehoben oder geschwächt ist. So hatten erste Versuche gezeigt, daß die Abstoßung von transplantiertem allogenen Knochenmark zu der dem Empfänger applizierten Bestrahlungsdosis im indirekt proportionalen Verhältnis stand (Trentin, 1959; Doria 1962a, b) und eine letale Bestrahlung die Entwicklung einer HvGR unterbindet (Trentin, 1959; Doria, 1962a, b). Weitere Untersuchungen haben gezeigt, daß die letale Bestrahlung allein nicht ausreicht, um das Auftreten der HvGR völlig zu verhindern (Cudkowicz und Bennett, 1971a, b; Lotzova, 1977). Als Grundlage einer solchen HvGR ließ sich ein radioresistenter, zellulärer Mechanismus nachweisen (Cudkowicz und Bennett, 1971a, b). Die dafür verantwortlichen Empfängerzellen wurden zunächst für nicht lymphoide, thymusunabhängige Makrophagen und/

---

1 T-Lymphocyte mediated graft-anti-graft reactivity during graft-versus-host reaction in vitro (manuscript submitted for publication).

oder NK-(natural killer) Zellen gehalten (Bennett, 1973; Lotzova et al., 1976; Kiessling et al., 1977). Neuere Ergebnisse erbrachten jedoch den Beweis dafür, daß T-Lymphozyten nicht nur während der GvHR sondern auch während der HvGR eine wesentliche Rolle spielen. Es konnte nämlich gezeigt werden, daß:

a) T-Lymphozytenpopulationen eine letale Bestrahlung überleben können und ihre Immunkompetenz erhalten bleibt (Kadish und Basch, 1975, 1976; Gorczynski und McRae, 1977; Boersma et al., 1981; von Melchner und Bartlett, 1983b);

b) eine Sensibilisierung von Rezipienten mit allogenen Donorantigenen sowohl vor (Storb et al., 1970, 1971, 1980) als auch nach letaler Bestrahlung zu einer signifikanten Zunahme der Abstoßungshäufigkeit führt (von Melchner, 1983 b; von Melchner und Bartlett, 1983 b);

c) die Behandlung von Rezipienten mit monoklonalen, empfängerspezifischen Anti-T-Zellantikörpern die Entwicklung einer HvGR abschwächt (von Melchner und Bartlett, 1983 b).

2. Der Einfluß der HvGR auf die hämatopoetische Regeneration

Ähnlich wie bei der GvHR (siehe Abschnitt III 2), ließ sich zeigen, daß während des Verlaufs einer Abstoßungsreaktion sowohl das Wachstum von transplantierten allogenen Stammzellen (CFU-S) als auch die Hämoglobin- und DNS-Synthese gehemmt werden (Cudkowicz und Bennett, 1971 a, b; Lotzova, 1977). Neuere Untersuchungen in vitro konnten mit Hilfe des weiter oben geschilderten Milzorgankultursystems nachweisen, daß während einer HvGR zunächst eine selektive Inhibition der Stammzelldifferenzierung zu beobachten ist, die während der ersten 3 Tage nach Transplantation zu einer Akkumulation von Stammzellen in der Empfängermilz führt. Im weiteren Verlauf kommt es zu einer Wachstumshemmung der determinierten Vorläuferzellen und schließlich zu funktionellen Schäden innerhalb des wachstumsfördernden Mikromilieus. Letztere führen unter anderem zu einer spezifischen Elimination der transplantierten Spenderzellen (von Melchner, 1983 b).

V. Schlußfolgerungen

In der vorliegenden Übersicht ist versucht worden, einige der wesentlichen Aspekte der als Hauptkomplikationen der allogenen Knochenmarktransplantation auftretenden GvHR und HvGR zu schildern und deren Einfluß auf die hämatopoetische Regeneration nach Knochenmarktransplantation zu diskutieren. Zusammenfassend ist danach festzuhalten, daß der Erfolg oder Mißerfolg einer allogenen Knochenmarktransplantation von dem Verhältnis zwischen der im Transplantat vorhandenen Lymphozytenzahl und der im Empfänger überlebenden Lymphozytenzahl abhängt. Ein Überwiegen von Transplantatlymphozyten führt zur GvHR bei gleichzeitiger Verringerung bzw. Aufhebung der HvGR, während umgekehrt ein Überwiegen an Empfängerlymphozyten die Entwicklung einer HvGR favorisiert. Folglich ist es wünschenswert, ein Gleichgewicht zwischen Empfänger- und Spenderlymphozyten herzustellen, so daß die Auswirkungen beider Reaktionen auf den Empfängerorganismus vermindert werden. Deshalb erscheint die selektive Elimination von Spender- und Empfänger-T-Lymphozyten mit monoklonalen Antikörpern z.Z. eine vorstellbare Therapiemethode.

Wünschenswert wäre, eine optimale Steuerung der GvHR zu erreichen, um damit die für den Empfänger nachteiligen Auswirkungen der GvHR zu beheben und gleichzeitig die für den Empfänger vorteilhaften, antileukämischen Effekte der GvHR zu amplifizieren. Das hier unter anderem beschriebene Milzorgankultursystem bietet eine Möglichkeit, diese Problematik weiter zu untersuchen.

Literatur

Abramson S, Miller RG, Phillips RA (1977) J Exp Med 145:1567
Bach FH, Gose JE (1981) Transpl Proc 12:1063
Bain GO, Vas M, Löwenstein L (1964) Blood 23:108
Bekkum DW van, de Vries MJ (1967) Radiation chimaeras. Logos Press, Academic Press, London, New York
Bennett M (1972) Cell Immunol 3:531
Bennett M (1973) J Immunol 110:510
Blomgren H, Andersson B (1972) Cell Immunol 3:318
Blomgren H, Andersson B (1974) Cell Immunol 9:76
Boersma W, Betel J, Daculsi R, van der Westen G (1981) Cell Tissue Kinet 14:179
Boggs SS, Boggs DR, Neil GL, Sartiano G (1973) J Lab Clin Med 82:727
Bortin MM, Truitt RL, Rimm AA, Bach FH (1979) Nature 281:490
Bortin MM, Rose WC, Truitt RL, Rimm AA, Saltzstein FC, Rodey GE (1975) J Natl Cancer Inst 55:1227
Burek V, Plavljanic D, Slamberger S, Vitale B (1977) Exp Hematol 5:456
Cerottini JC, Brunner KT (1974) Adv Immunol 18:67
Cerottini JC, Nordin AA, Brunner KT (1971) J Exp Med 134:553
Cudkowicz G, Bennett M (1971a) J Exp Med 134:83
Cudkowicz G, Bennett M (1971b) J Exp Med 134:1513
Davis WE jr, Cole LJ (1967) Transplantation 5:60
Davis WE jr, Cole LJ, Schaffer WT (1970) Transplantation 9:529
Davis WE jr, Schofield R, Cole LJ (1968) J Cell Physiol 71:185
Doria G (1962a) J Immunol 89:453
Doria G (1962b) J Immunol 89:459
Elven EH van, Rolink AG, van der Veen F, Gleichmann E (1981) J Exp Med 153:1474
Golstein P, Blomgren H (1973) Cell Immunol 9:127
Golstein P, Wigzell H, Blomgren H, Svedmyr EAJ (1972) J Exp Med 135:890
Goodman JW (1971) Transpl Proc 3:430
Goodman JW, Grubbs CG (1970) The relationship of the thymus to erythropoiesis. In: Stohlman F jr (ed) Hemopoietic Cellular Proliferation. Grune & Stratton, New York, p 26
Goodman JW, Shinpock SG (1972) Transplantation 13:203
Grebe SC, Streilein JW (1976) Adv Immunol 22:119

Gorczynski RM, McRae S (1977) Immunology 33:697
Gregory CJ, McCulloch EA, Till JE (1972) Transplantation 13:138
Hamano T, Nagai K (1978) Transplantation 25:23
Hamilton BL, Parkman R (1982) J Immunol 128:376
Hamilton BL, Bevan MJ, Parkman R (1981) J Immunol 126:621
Hansen JA, Martin J, Kamoun M, Torok-Storb B, Newman N, Nowinski RC, Thomas ED (1981) Transpl Proc 13:1133
Kadish JL, Basch RS (1975) J Immunol 114:452
Kadish JL, Basch RS (1976) J Exp Med 143:1082
Kiessling R, Hochman PS, Haller O, Shearer GM, Wigzell H, Cudkowicz G (1977) Europ J Immunol 7:655
Korngold R, Sprent J (1978) J Exp Med 148:1687
Korngold R, Sprent J (1980) J Exp Med 151:1114
Korngold R, Sprent J (1982) J Exp Med 155:872
Lajtha LG, Schofield R (1971) Regulation of stem cell renewal: possible significance in aging. In: Strehler BL (ed) Advances in Gerontological Research, vol 3. Academic Press, New York, p 131
Lala PK, Johnson GR (1978) J Exp Med 148:1468
Lonai P, Clark WR, Feldmann M (1971) Nature 229:566
Lotzova E (1977) Exp Hematol 5:215
Lotzova E, Gallagher MT, Trentin JJ (1976) Transpl Proc 8:477
Loveland BE, McKenzie IFC (1982) Transplantation 33:217
Melchner H von (1982) Blut (in press)
Melchner H von, Bartlett PF (1981) Exp Hematol 9:978
Melchner H von (1983) Exp Hematol (in press)
Melchner H von, Bartlett PF (1983) Blood (in press)
Melchner H von, Bartlett PF (1983a) Immunol Rev (in press)
Melchner H von, Lieschke GJ (1981) Blood 57:906
Melchner H von, Metcalf D, Mandel TE (1980) Blood 56:917
Metcalf D (1977) Hemopoietic colonies. In: RRCR. Springer, Berlin Heidelberg New York
Metcalf D, Moore MAS (1971) Hemopoietic cells. North-Holland Publishing Company, Amsterdam London
Micklem HS, Loutit JF (1966) Tissue grafting and radiation. Academic Press, New York London
Osborne DP jr, Katz DH (1977) J Immunol 118:1441
Pick E, Türk JL (1972) Clin Exp Med 10:1
Rappaport H, Klalil A, Halle-Pannenko O, Pritchard L, Dartchev D, Mathé G (1979) Amer J Pathol 96:121
Rolink AG, Radaszkiewicz T, Pals ST, van der Meer WGJ, Gleichmann E (1982) J Exp Med 155:1501
Rodney GE, Bortin MM, Bach FH, Rimm AA (1974) Transplantation 17:84
Sensenbrenner LL, Santos GW (1970) Fed Proc 29:785
Sprent J (1978a) J Exp Med 147:1838
Sprent J (1978b) J Exp Med 148:478
Sprent J, von Boehmer H, Nabholz M (1975) J Exp Med 142:321
Storb R, Epstein RB, Rudolph RH, Thomas ED (1970) J Immunol 105:627
Storb R, Rudolph GH, Graham TC, Thomas ED (1971) J Immunol 107:409
Storb R et al. (1980) Ann Int Med 92:30
Strong DM, Sharkins S, Hartzmann RJ, Scher J, Sell KW (1975) Transpl Abstr 4th Int Congr Transplant Soc, p 278
Till JE, McCulloch EA (1961) Radiat Res 14:213
Trentin JJ (1959) J Natl Cancer Inst 22:219
Trentin JJ (1971) Am J Pathol 65:621
Vallera DA, Sonderling CCB, Kersey JH (1982) J Immunol 128:871
Vos O, de Vries MJ, Collenteur JC, van Bekkum DW (1959) J Natl Cancer Inst 23:53
Warner NL, Metcalf D (1981) Leukemia. In: UICC Technical Reports Series, Band 61, Genf
Watson J, Mockizuki D (1980) Immunol Rev 51:257
Wu AM, Till JE, Siminovitch L, McCulloch EA (1967) J Cell Physiol 69:177

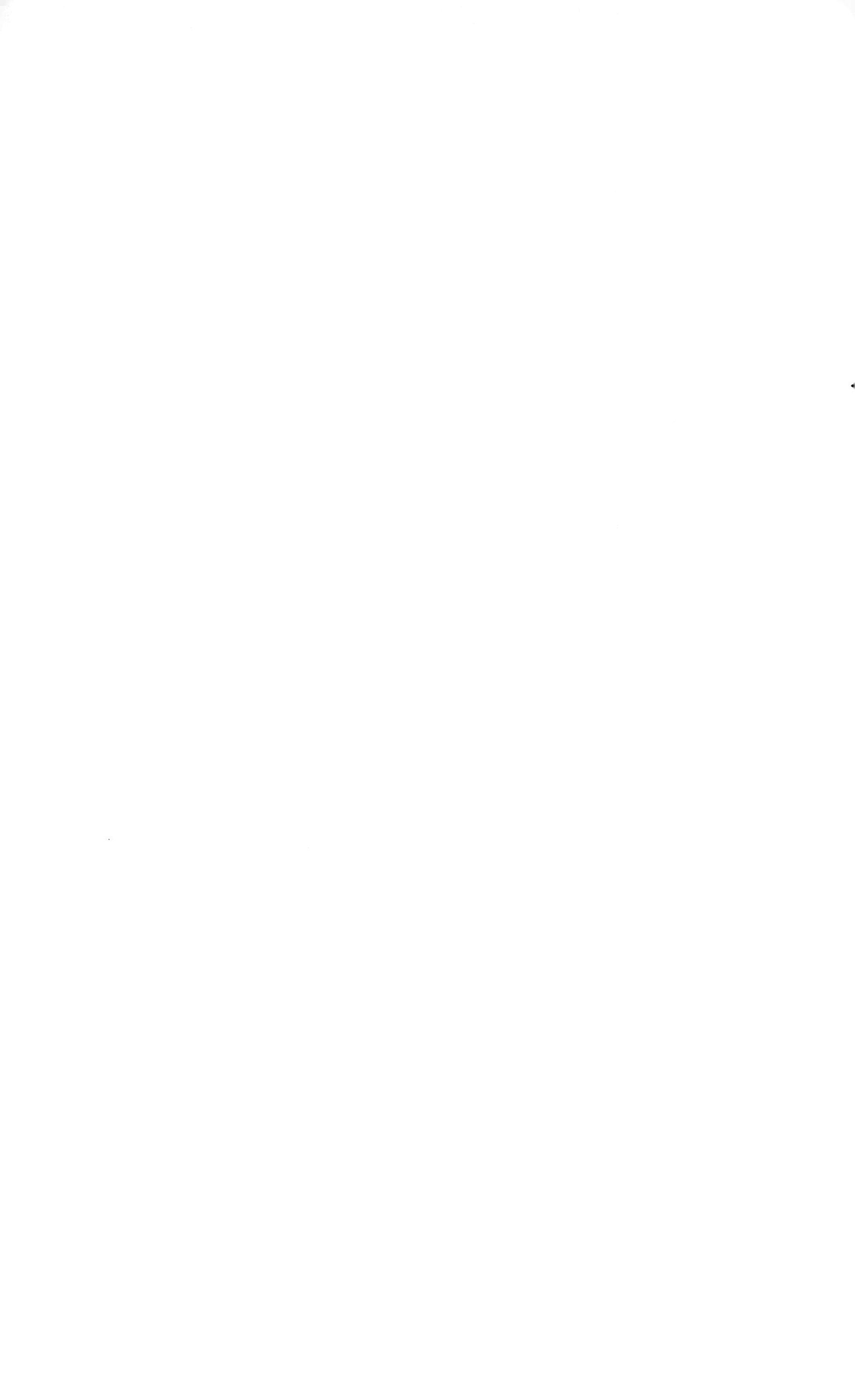

Kleinzelliges Bronchialkarzinom – Möglichkeiten und Ergebnisse der Behandlung im Tumorrezidiv [1]

N. Niederle, W. Krischke und S. Seeber

Zusammenfassung

53 Patienten mit einem rezidivierenden kleinzelligen Bronchialkarzinom nach chemo- und strahlentherapeutisch induzierter Voll- oder Teilremission wurden mit den Substanzen CCNU/Etoposid/Methotrexat (CEM) oder Vindesin/Cisplatin (VDS/DDP) behandelt. Beide Kombinationen führten zu Ansprechraten um 50%, wobei in der VDS/DDP-Gruppe in der Regel eine längere und intensivere Vorbehandlung als bei den Erkrankten mit CEM-Applikation durchgeführt worden war. Zu den insgesamt niedrigen Remissionsraten (um 20%) und relativ kurzen medianen Überlebenszeiten (3–4 Monate) dürfte, neben der intensiven zytostatischen Vorbehandlung, entscheidend die intrathorakale Bestrahlung beigetragen haben, da in diesen Regionen eine erneute Tumorrückbildung durch die alleinige Chemotherapie nur in Ausnahmefällen zu erzielen war.

Einleitung

Kleinzellige Bronchialkarzinome stellen 10–25% der malignen epithelialen Tumoren der Lunge dar [35]. Die zunächst rein morphologische Differenzierung in kleinzellige und nichtkleinzellige (Plattenepithel-, Adeno- und großzellige) Bronchialkarzinome konnte mittels elektronenmikroskopischer, zytogenetischer, zellkinetischer und klinischer Untersuchungen bestätigt werden [3, 17, 24, 30, 50]. So weisen kleinzellige Bronchialkarzinome in der Regel eine höhere Proliferationsrate und frühzeitigere Disseminationstendenz auf [28, 31, 32, 49]. Besonders diese beiden Eigenschaften bedingen bei Nichtbehandlung eine ungünstige Krankheitsprognose mit einer mittleren Überlebenszeit nach Diagnosestellung von nur knapp 3 Monaten und einer 1-Jahres-Überlebensrate von rund 4% [20].

Die frühzeitige Metastasierung erklärt ferner die mit 5–8 Monaten nur kurze mittlere Überlebenszeit nach kurativ geplanter Resektion oder Bestrahlung (Übersicht bei [36]). Als Alternative zu diesen zwar gut, aber nur lokal wirkenden Behandlungsmaßnahmen bot sich beim zytostatikasensi-

1 Mit Unterstützung des BMFT, Bonn

blen kleinzelligen Bronchialkarzinom die systemische Chemotherapie an. So konnte in den vergangenen 10 Jahren die Krankheitsprognose durch die zytostatische Kombinations-Chemotherapie mit oder ohne konsolidierende Bestrahlung entscheidend verbessert werden [7, 26, 45]. Die prognostisch wichtigen kompletten Remissionsraten betragen 40–80%. Allerdings ist der Anteil an Langzeitüberlebenden und damit potentiell Geheilten noch immer sehr gering, da die überwiegende Anzahl der Erkrankten nach 10–20 Monaten ein Tumorrezidiv erleidet [1, 2, 13, 37, 52].

Die therapeutische Beeinflußbarkeit dieser Rezidive ist bisher ungenügend. Nur in Einzelfällen kann nach einem klinisch manifesten Rückfall noch ein längerfristiges Überleben erreicht werden [38, 48]. Die Entwicklung alternativer, nicht-kreuzresistenter Zytostatikakombinationen für diese Patienten ist zu einer wichtigen Aufgabe geworden. Geprüft werden am Westdeutschen Tumorzentrum unter anderem die Kombinationen CCNU/Etoposid/Methotrexat (CEM) und Vindesin/Cisplatin (VDS/DDP).

Patienten und Methoden

Zwischen 1978 und 1981 wurden an unserer Klinik alle Patienten mit einem kleinzelligen Bronchialkarzinom, sofern keine kardialen Störungen nachweisbar waren, nach dem Therapieprotokoll „ACO II" (Adriamycin, Cyclophosphamid und Vincristin mit konsolidierender Bestrahlung des Thorax und prophylaktischer Schädelbestrahlung – Tabelle 1) behandelt [37]. Bei zunächst 100 evaluablen Patienten betrug die mediane Überlebenszeit 14,9 Monate. Sie war im Stadium „limited disease" (LD) mit 15,8 Monaten signifikant länger ($p < 0,005$) als im Stadium „extensive disease" (ED) mit 9,3 Monaten (Abb. 1). Die Rezidive im Stadium LD traten überwiegend (70%) intrathorakal, und zwar vorzugsweise (74%) im Bestrahlungsfeld, also in der Regel am Ort des Primärtumors und damit der größten Tumormasse, auf. Im Stadium ED überwogen extrathorakale Rückfälle.

Tabelle 1. Zytostatikakombinationen zur Primär- und/oder Rezidivtherapie des kleinzelligen Bronchialkarzinoms (Wiederholung nach jeweils 3 (–4) Wochen)

1. ACO II			
Adriamycin	60 mg/m²	i.v.	Tag 1
Cyclophosphamid	750 mg/m²	1-Std-Infusion	Tag 1+2
Vincristin	1,5 mg/m²	i.v.	Tag 1, 8, 15
2. CEM			
Etoposid	100 mg/m²	1-Std-Infusion	Tag 1, 2, 3
Methotrexat	40 mg/m²	i.v.	Tag 1
CCNU	100 mg/m²	p.o.	Tag 2 (nur in jedem 2. Zyklus)
3. VDS/DDP			
Vindesin	3 – 4 mg/m²	i.v.	Tag 1
Cisplatin	60 – 100 mg/m²	6-Std-Infusion	Tag 2

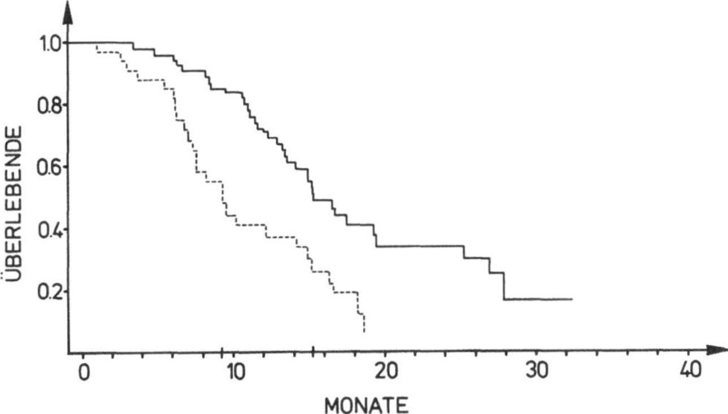

Abb. 1. Aktuarielle Überlebenszeiten von Patienten mit kleinzelligem Bronchialkarzinom nach Induktionsbehandlung mit dem „ACO II"-Schema [37]. (——) „limited disease", (- - - -) „extensive disease"

Bei Verdacht auf ein Tumorrezidiv erfolgte eine erneute Stadieneinteilung. Sie umfaßte neben der ausführlichen klinischen Untersuchung und der Bestimmung zahlreicher Laborparameter (Blutbild, Differentialblutbild, exkretorische und parenchymatöse Leberenzyme, Nierenwerte, Harnsäure, Elektrolyte im Serum, carcinoembryonales Antigen, Angiotensinconverting-Enzym, Parathormon, Kalzitonin, alpha-Fetoprotein, beta-HCG) regelmäßig eine Röntgen-Thoraxuntersuchung in zwei Ebenen, eine Bekkenkammbiopsie sowie Szintigramme des Gehirns, der Leber und des Skelettsystems. Sonographie und/oder Computertomographie kamen zunächst nur bei klinischem Hinweis, später zunehmend routinemäßig zur Anwendung. Zumindest bei röntgenologisch unauffälligem Lungenbefund erfolgte eine Kontrollbronchoskopie mit dem flexiblen Bronchoskop [33].

Bei allen Patienten mußte ein meßbarer Tumorparameter vorhanden sein. Als weitere Ausschlußkriterien galten: systemische Therapiemaßnahmen in den letzten 3 Wochen, nicht-tumorös bedingte Organschädigungen sowie ein deutlich reduzierter Allgemeinzustand. Allgemeinzustand, Tumorausbreitung und Therapieansprechen wurden nach herkömmlichen Kriterien bewertet [20, 21, 29].

In beiden Protokollen erfolgte die Chemotherapie im Abstand von 3–4 Wochen (Tabelle 1). Die Zytostatikadosierung wurde jeweils dem Allgemeinzustand der Patienten adaptiert, wobei jedoch eine Dosiserhöhung um 10–25% beim zweiten und/oder den folgenden Chemotherapiekursen angestrebt wurde. Zur Prävention einer platinbedingten Nierenschädigung wurden im Anschluß an die VDS-Gabe 3–4 Liter physiologischer Kochsalzlösung oder 5%iger Laevulose infundiert – an Tag 2 von der sechsstündigen Platingabe (in 1000 ml 0,9%iger NaCl) unterbrochen. Lag die Urinausscheidung während der ersten drei Stunden der Platininfusion unter 100–150 ml/Stunde wurden zusätzlich zu der regelmäßigen Mannitapplikation (250 ml einer 20%igen Lösung) noch 20–40 mg Furosemid injiziert.

Ergebnisse

CEM. 21 Patienten mit einem Tumorrezidiv nach kompletter (11) oder partieller (10) Remission wurden mit der Kombination aus CCNU, Etoposid und Methotrexat behandelt. Seit der Primärtherapie – zu diesem Zeitpunkt wiesen 16 Patienten das Krankheitsstadium LD, 5 das Stadium ED auf – waren 4–18 (Median: 9) Monate vergangen. Alle Patienten waren zumindest 4mal nach dem ACO-Protokoll behandelt worden. Eine konsolidierende Bestrahlung von Mediastinum und primärem Tumorkernschatten mit 30–47 Gray (Gy) war bei 13 Patienten durchgeführt worden.

Das Alter der Erkrankten bei Diagnosestellung betrug 30–66 (Median: 51) Jahre, der Karnofsky-Status lag zwischen 40 und 80% (Median: 60). 12 Patienten mußten in das Krankheitsstadium ED eingestuft werden. Das Tumorrezidiv hatte vorzugsweise in der Lunge (16), aber auch im Skelettsystem (6), der Leber (5), dem Gehirn (2) und peripheren Lymphknoten stattgefunden. Im Mittel wurden vier (1–10) Chemotherapiekurse appliziert. Acht Erkrankte wurden darüber hinaus thorakal und/oder supraclaviculär bestrahlt.

11 der 21 Patienten (52%) sprachen auf die Behandlung an. Dabei wiesen 6 (29%) von ihnen eine Voll- oder Teilremission auf (Tabelle 2), deren Dauer 12–46 Wochen betrug. Die 5 Patienten mit einer Abnahme der Meßparameter um weniger als 50% („minor response" = MR) wiesen eine Ansprechdauer zwischen 6 und 17 Wochen auf. Bei 6 Patienten mit eindeutiger Tumorprogression vor Therapiebeginn konnte ein 10–18 Wochen anhaltender Krankheitsstillstand erzielt werden. Vier Patienten sprachen auf die Behandlung nicht an, 2 von ihnen starben innerhalb von 4 Wochen. Zwei wurden nach 8–12 Wochen mit der Zytostatikakombination VDS/DDP weiterbehandelt.

Bei insgesamt guter Verträglichkeit der Behandlung waren vorzugsweise hämatologische und seltener gastrointestinale Nebenwirkungen zu beobachten. Alle Patienten wiesen eine progrediente Anämie sowie passagere Leuko- und Thrombozytopenie auf. Der überwiegende Teil der Erkrankten klagte über nur geringe Übelkeit und kurzzeitiges Erbrechen, vorzugsweise 4–6 Stunden nach der Einnahme von CCNU. Bei allen Patienten entwickelte sich eine Alopezie.

VDS/DDP. Mit der Kombination Vindesin/Cisplatin wurden 32 Patienten, 20 nach kompletter und 12 nach partieller Remission, behandelt. Seit der Primärtherapie waren 5–29 (Median: 12) Monate vergangen. 28 Patienten waren mit Adriamycin, Cyclophosphamid und Vincristin, 30 mit Etoposid, 23 mit CCNU und Methotrexat sowie 3 mit Ifosfamid bereits behandelt worden. 25 Erkrankte waren zusätzlich intrathorakal mit Dosen bis 66 Gy bestrahlt worden.

Das Therapieansprechen konnte bei allen 32 Patienten bestimmt werden. Das Alter lag zwischen 40 und 77 Jahren (Median: 56), der Karnofsky-Status zwischen 40 und 90% (Median: 60). 20 Patienten wiesen das schon

Tabelle 2. Kleinzelliges Bronchialkarzinom im Rezidiv – Ansprechraten nach der Gabe von CCNU/Etoposid/Methotrexat

Ansprechen	(n)	(%)
CR	1	5
PR	5	24
MR	5	24
NC	6	29
PD	4	18

(CR = Vollremission, PR = Teilremission, MR = „minor response", NC = status idem, PD = Krankheitsprogreß)

Tabelle 3. Kleinzelliges Bronchialkarzinom im Rezidiv – Ansprechraten nach Vindesin/Cisplatin (Abkürzungen siehe Tabelle 2)

Ansprechen	(n)	(%)
CR	2	6
PR	4	13
MR	10	31
NC	10	31
PD	6	19

über den initialen Hemithorax fortgeschrittene Krankheitsstadium ED, 12 das Stadium LD auf. Die erneute Tumormanifestation war vorzugsweise in der Lunge, aber auch in der Leber, peripheren Lymphknoten und dem Skelettsystem aufgetreten. 29 Patienten erhielten 2–5 (Median: 2) Chemotherapiekurse, 3 wurden nur einmal behandelt. Bei 2 Patienten erfolgte zusätzlich eine konsolidierende lokale Bestrahlung.

Bei einer Gesamtansprechrate von 50% konnte eine Remission (CR + PR) bei 6 Patienten erzielt werden (Tabelle 3). Die Dauer der kompletten Remissionen betrug 32 und 14+ Wochen, der Teilremissionen 22, 14, 14 und 14 Wochen. Die mittlere Überlebenszeit der 10 Patienten mit MR währte 15 Wochen (12–30). 10 Patienten mit Tumorprogreß vor Therapiebeginn wiesen einen vorübergehenden Wachstumsstillstand auf. Die mittlere Überlebenszeit betrug 12 Wochen. Bei 6 Patienten konnte der Krankheitsverlauf nicht positiv beeinflußt werden. Vier starben innerhalb von 3–5 Wochen, 2 wurden alternativen Chemotherapiegaben unterzogen.

Übelkeit und Erbrechen waren die gravierendsten Therapienebenwirkungen. Sie traten, wenn auch in unterschiedlichem Maße, bei fast allen Patienten auf und hielten in der Regel 2–10 Tage an. Durch die Gabe von Antiemetika mit unterschiedlichen Angriffspunkten konnte häufig eine vorübergehende Besserung, aber nur selten die vollständige Beschwerdefreiheit erreicht werden. Die Knochenmarktoxizität äußerte sich in passageren

Leuko- und/oder Thrombozytopenien. Sie waren jedoch nicht so ausgeprägt, daß Blutungen oder Septikämien manifest wurden. Eine ausgeprägte Neuro- oder Nephrotoxizität war bisher nicht zu beobachten gewesen. Wegen der Nebenwirkungen mußte die Behandlung bei insgesamt 7 Patienten verschoben oder ganz abgebrochen werden.

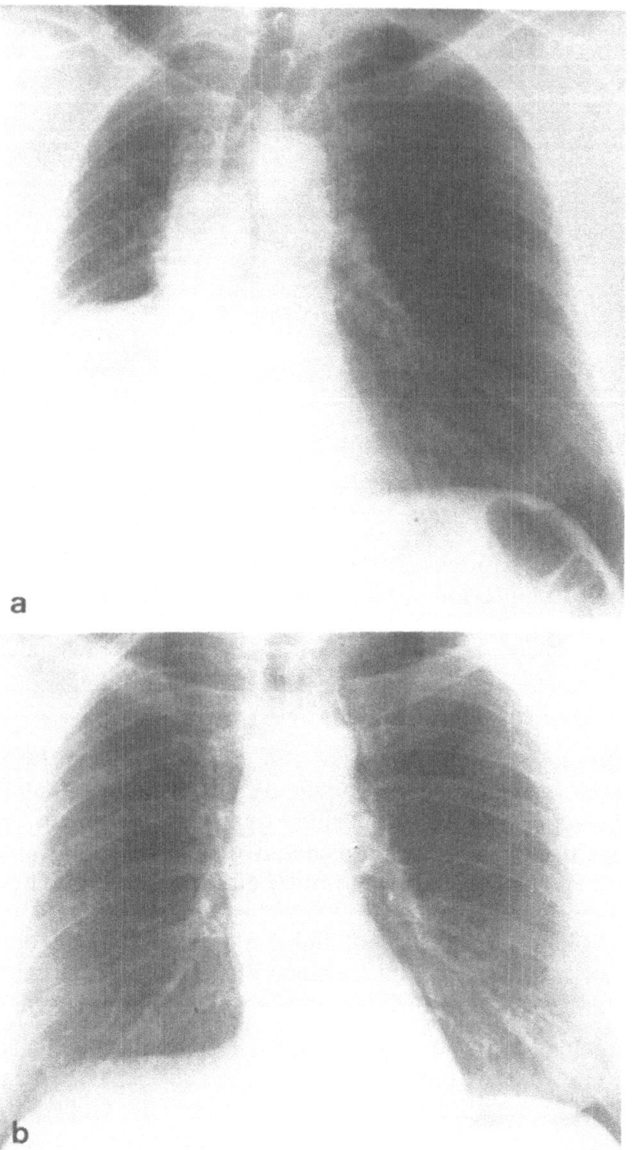

Abb. 2a, b. Lokalrezidiv eines kleinzelligen Bronchialkarzinoms (a) – Remission nach einmaliger Gabe von Vindesin/Cisplatin (b)

Diskussion

Beim kleinzelligen Bronchialkarzinom bedeuten sowohl die primären als auch die sekundären oder erworbenen Resistenzen, also die Rezidive nach Remission, in der Regel ein schnelles Krankheitsfortschreiten und einen baldigen Tod. Die zellulären Ursachen für eine Resistenzentwicklung können vielfältiger Natur sein (Tabelle 4). Zwei- oder gar dreimalige Remissionen können nur dann erreicht werden, wenn gegen die primär verwendeten Zytostatika keine Kreuzresistenz besteht.

Zu ihrer Erfassung sollen prätherapeutische Sensibilitätsteste beitragen. Neben biochemischen Verfahren zur Bestimmung von Nukleinsäurevorläufereinbauraten sowie der Heterotransplantation menschlicher Tumorzellen in immuninkompetente „nackte Mäuse“ als in vivo-Modell gewinnen die zellbiologischen Testverfahren, sogenannte Tumorstammzellassays [14], zunehmend an Bedeutung. Da aber diese prätherapeutischen Sensibilitätsbestimmungen häufig nicht spezifisch genug sind oder aber in einem zu geringen Prozentsatz oder erst zu spät relevante Ergebnisse für die klinische Behandlung liefern [27], kommt bei der Therapieentscheidung zunächst weiterhin einer „rationalen Empirie“ die größte Bedeutung zu.

Behandlungsversuche mit einzelnen Zytostatika führten bisher zu wenig befriedigenden Ergebnissen. Die günstigsten Remissionsraten – jeweils 15–20% – konnten, auch nach Adriamycin-Vorbehandlung, mit den Substanzen Cisplatin, Vindesin und Etoposid erzielt werden [4, 5, 8, 9, 10, 15, 34, 39, 43, 51], obwohl sich Etoposid bei Experimentaltumoren partiell kreuzresistent mit Adriamycin verhält [47]. Bessere Resultate lassen sich, wie auch hier gezeigt, mit Etoposid-haltigen Kombinationen erreichen [10,

Tabelle 4. Mechanismen zellulärer Resistenz (nach [46])

1. Verminderte zelluläre Inkorporation
2. Verminderte intrazelluläre Aktivierung
3. Verminderte intrazelluläre Retention
   a) erhöhte enzymatische Degradation
   b) Deletion spezifischer Bindungsproteine
   c) energieabhängiger Efflux (“outward pump”)
4. Erhöhte intrazelluläre Konzentration der “target”-Enzyme
5. Veränderung der Tertiärstruktur von “target”-Enzymen
6. Adoption alternativer metabolischer Reaktionswege
7. “repair” geschädigter DNA
8. Veränderung der Verteilung von Rezeptorproteinen an Zelloberfläche, Zytoplasma oder Zellkern
9. Immunmechanismen
   a) Veränderung der Tumorzell-Antigenität
   b) immunologische Inaktivierung antigener zytostatischer Substanzen
10. Zellkinetische Veränderungen
   a) Verkürzung der Zytostatika-sensiblen Zyklusphasen
   b) Verminderung des proliferierenden “pools”

23, 44]. Darüber hinaus erwies es sich als günstig, daß die von uns eingesetzte CEM-Kombination die häufig zusätzlich notwendigen strahlentherapeutischen Maßnahmen problemlos möglich machte.

Für die Erprobung der Zytostatika VDS/DDP sprachen, neben der relativ günstigen Monoaktivität beider Substanzen, das gute Ansprechen nichtkleinzelliger Bronchialkarzinome auf eine Kombination von VDS und DDP [12]. Darüber hinaus konnte inzwischen gezeigt werden, daß die Aktivität von Vindesin bei Cisplatin-resistenten Zellinien erhöht sein kann [47] und daß Vindesin sich nicht in allen Dosisbereichen mit Vincristin kreuzresistent verhält [18]. Die Übertragbarkeit solcher experimenteller Daten auf die Klinik erscheint allerdings problematisch.

Beide von uns angewendeten Zytostatikakombinationen führten bei Patienten mit rezidivierenden kleinzelligen Bronchialkarzinomen zu Ansprechraten um 50%. Allerdings war in der VDS/DDP-Gruppe eine in der Regel längere und intensivere Vorbehandlung erfolgt als bei den Patienten mit CEM-Applikation. Sehr häufig konnte mit beiden Kombinationen eine zumindest temporäre Rückbildung auch ausgedehnter hepatischer, ossärer und lymphatischer Metastasen erzielt werden. Dagegen waren, wie auch von anderen Autoren beobachtet [25, 40], im vorbestrahlten Thoraxbereich, der häufigsten Rezidivlokalisation, Regressionen durch die alleinige Chemotherapie nur in Einzelfällen zu erzielen (Abb. 2). Diese Tatsache dürfte, in Verbindung mit der intensiven zytostatischen Vorbehandlung, zu den insgesamt nicht befriedigenden und die Resultate der Monotherapie nicht signifikant verbessernden Ergebnisse beigetragen haben [6, 10, 38, 42].

Es bleibt somit weiterhin ungewiß, ob im Therapiekonzept des kleinzelligen Bronchialkarzinoms der konsolidierenden intrathorakalen Bestrahlung nach Chemotherapie noch ein fester Platz zugerechnet werden darf, zumal durch die zusätzlichen radiotherapeutischen Maßnahmen bisher in der Regel keine signifikanten Verlängerungen der mittleren Überlebenszeiten und Erhöhungen der Langzeitüberlebensraten erzielt werden konnten [11, 16, 19, 22, 41]. Zur Beantwortung dieser Frage wird am hiesigen Zentrum die Notwendigkeit der konsolidierenden Bestrahlung von Mediastinum, befallenem Hilus und ehemaligem Tumorkernschatten nach chemotherapeutisch induzierter kompletter Remission in einer prospektiv randomisierten Studie überprüft. Ein Ergebnis dieser Untersuchung könnte sein, daß die intrathorakale Bestrahlung nur noch bei den Patienten zur Anwendung kommt, bei denen nach Chemotherapie keine eindeutige und auch bronchoskopisch nachweisbare Vollremission zu erzielen war. Dann ließen sich unter Umständen die Chancen einer nochmaligen Remissionsinduktion im fast regelmäßig auftretenden Tumorrezidiv verbessern.

Danksagung

Für die liebevolle Betreuung der Patienten sei den Schwestern und Pflegern der Station I 1 besonderer Dank gesagt. Frau G. Cönenberg danken wir für die sorgfältige Mitarbeit bei der Erstellung des Manuskripts.

Literatur

1. Aisner J, Whitacre M, Van Echo DA, Wiernik PH (1982) Combination chemotherapy for small cell carcinoma of the lung: continuous versus alternating non-cross-resistant combinations. Cancer Treat Rep 66:221–230
2. Aroney RS, Bell DR, Chan WK, Dalley DN, Levi JA (1982) Alternating non-cross-resistant combination chemotherapy for small cell anaplastic carcinoma of the lung. Cancer 49:2449–2454
3. Azzopardi JG (1959) Oat-cell carcinoma of the bronchus. J Path Bact 78:513–519
4. Bhuchar VK, Lanzotti VJ (1982) High-dose cisplatin for lung cancer. Cancer Treat Rep 65:375–376
5. Cavalli F, Goldhirsch A, Siegenthaler P, Kaplan S, Beer M (1980) Phase-II study with cis-dichlorodiammineplatinum (II) in small cell anaplastic bronchogenic carcinoma. Europ J Cancer 16:617–621
6. Chiuten DF, Booser DJ, Murphy W, Spitzer G, Umsawasdi T, Bodey GP, Valdivieso M (1982) Response of refractory small cell bronchogenic carcinoma to Vindesine and cis-Platinum. III. World Conference on Lung Cancer, Tokyo 1982, Abstr. 216, p 159
7. Cohen MH, Ihde DC, Bunn PA jr, Fossieck BE jr, Matthews MJ, Shackney SE, Johnston-Early A, Makuch R, Minne JD (1979) Cyclic alternating combination chemotherapy for small cell bronchogenic carcinoma. Cancer Treat Rep 63:163–170
8. Creech RH, Stanley K, Vogl SE, Ettinger DS, Bonomi PD, Salazar O (1982) Phase II study of cisplatin, maytansine, and chlorozotocin in small cell lung carcinoma (EST 2578). Cancer Treat Rep 66:1417–1419
9. DeJager R, Longeval E, Klastersky J (1980) High-dose cisplatin with fluid and mannitol-induced diuresis in advanced lung cancer: a phase II clinical trial of the EORTC Lung Cancer Working Party (Belgium). Cancer Treat Rep 64:1341–1346
10. Evans WK, Osoba D, Feld R, Shepherd FA (1982) VP-16 alone and in combination with Cisplatin (P) for relapse in small cell lung cancer (SCLC). III. World Conference on Lung Cancer, Tokyo 1982, Abstr 218, p 160
11. Fox RM, Woods RL, Brodie GN, Tattersall MHN (1980) A randomized study: small cell anaplastic lung cancer treated by combination chemotherapy and adjuvant radiotherapy. Int J Radiat Oncol Biol Phys 6:1083–1085
12. Gralla RJ, Casper ES, Kelsen DP, Braun DW, Dukeman ME, Martini N, Young CW, Golbey RB (1981) Cisplatin and vindesine combination chemotherapy for advanced carcinoma of the lung: a randomized trial investigating two dosage schedules. Ann Int Med 95:414–420
13. Greco FA, Richardson RL, Snell JD, Stroup SL, Oldham RK (1979) Small cell lung cancer. Complete remission and improved survival. Am J Med 66:625–630
14. Hamburger AW, Salmon SE (1977) Primary bioassay for human tumor stem cells. Science 197:461–463
15. Harper PG, Dally MB, Geddes DM, Spiro SG, Smyth JF, Souhami RL (1982) Epipodophyllotoxin (VP 16-213) in small cell carcinoma of the bronchus resistant to initial combination chemotherapy. Cancer Chemother Pharmacol 7:179–180
16. Harper PG, Souhami RL, Spiro SG, Geddes DM, Guimaraes M, Fearon F, Smyth JF (1982) Tumor Size, response rate, and prognosis in small cell carcinoma of the bronchus treated by combination chemotherapy. Cancer Treat Rep 66:463–470
17. Hattori S, Matsuda M, Tateishi R, Nishihara H, Horai T (1972) Oat-cell carcinoma of the lung. Clinical and morphological studies in relation to its histogenesis. Cancer 30:1014–1024
18. Hill BT, Whelan RDH (1982) Establishment of vincristine-resistant and vindesine-resistant lines of murine lymphoblasts in vitro and characterisation of their patterns of cross-resistance and drug sensitivities. Cancer Chemother Pharmacol 8:163–169
19. Holoye PY, Libnoch JA, Byhardt RW, Cox JD (1982) Integration of chemotherapy and radiation therapy for small cell carcinoma of the lung. Int J Radiat Oncol Biol Phys 8:1593–1596
20. Hyde L, Yee J, Wilson R, Patno ME (1965) Cell type and the natural history of lung cancer. JAMA 193:140–142

21. Karnofsky DA, Abelmann WH, Craver LF, Burchenal JH (1948) The use of the nitrogen mustards in the palliative treatment of carcinoma. With particular reference to bronchogenic carcinoma. Cancer 1:634–656
22. Kies MS, Mira J, Chen T, Livingston RB (1982) Value of chest radiation (RT) in limited small cell lung cancer after chemotherapy (CT)-induced complete disease remission. Proc Am Soc Clin Oncol 1:141
23. Kramer B, Weiner R, Ross W, Scher N (1980) Small cell carcinoma of the lung: Salvage of cytoxan/adriamycin failures with VP 16-213, methotrexate, and CCNU (VMC). Proc Am Ass Cancer Res & Am Soc Clin Oncol 20:161
24. Kreyberg L, Liebow AA, Uehlinger EA (1967) Histological typing of lung tumours. World Health Organization, Geneva
25. Levitt M, Meikle A, Murray N, Weinerman B (1978) Oat cell carcinoma of the lung: CNS metastases in spite of prophylactic brain irradiation. Cancer Treat Rep 62:131–133
26. Livingston RB, Moore TN, Heilbrun L, Bottomley R, Lehane D, Rivkin SE, Thigpen T (1978) Small-cell carcinoma of the lung: combined chemotherapy and radiation. A Southwest Oncology Group Study. Ann Int Med 88:194–199
27. Mattern J, Wayss K, Volm M (1982) Klinische Bedeutung sogenannter Onkobiogramme für die Chemotherapie von Tumoren. Dtsch Med Wschr 107:1683–1688
28. Matthews MJ, Kanhouwa S, Pickren J, Robinetto D (1973) Frequency of residual and metastatic tumor in patients undergoing curative surgical resection for lung cancer. Cancer Chemother Rep 4(3):63–67
29. Miller AB, Hoogstraten B, Staquet M, Winkler A (1981) Reporting results of cancer treatment. Cancer 47:207–214
30. Mountain CF (1978) Clinical biology of small cell carcinoma: relationship to surgical therapy. Semin Oncol 5:272–279
31. Müller KM (1978) Morphologie und Epidemiologie des Bronchialkarzinoms. Verh Dtsch Krebsgesellschaft 1:353–378
32. Muggia FM, Krezoski SK, Hansen HH (1974) Cell kinetic studies in patients with small cell carcinoma of the lung. Cancer 34:1683–1690
33. Nakhosteen JA, Niederle N (1983) Small cell lung cancer: Serial bronchofiberscopy and photographic documentation: the bridge sign. Chest, im Druck
34. Natale RB, Gralla RJ, Wittes RE (1981) Phase II trial of vindesine in patients with small cell lung carcinoma. Cancer Treat Rep 65:129–131
35. Niederle N, Schmidt CG, Seeber S (1980) Nichtoperative Therapie des Bronchialkarzinoms. Int Welt 3:359–368
36. Niederle N, Seeber S (1982) Zytostatische Behandlung der inoperablen und Nachbehandlung der operablen Bronchialkarzinome. Prax Pneumol 36:305–311
37. Niederle N, Krischke W, Schulz U, Schmidt CG, Seeber S (1982) Untersuchungen zur kurzzeitigen Induktions- und zyklischen Erhaltungstherapie beim inoperablen kleinzelligen Bronchialkarzinom. Klin Wschr 60:829–838
38. Niederle N, Krischke W, Bremer K, Schmidt CG, Seeber S (1982) Small-cell bronchogenic carcinoma – primary and relapse therapy with etoposide (VP-16), methotrexate and CCNU. Cancer Treat Rev (Suppl A) 9:101–105
39. Østerlind K, Dombernowsky P, Sørensen PG, Hansen HH (1981) Vindesine in the treatment of small cell anaplastic bronchogenic carcinoma. Cancer Treat Rep 65:245–248
40. Perez CA, Krauss S, Bartolucci AA, Durant JR, Lowenbraun S, Salter MM, Storaasli J, Kellermeyer R, Comas F, and the Southeastern Cancer Study Group (1981) Thoracic and elective brain irradiation with concomitant or delayed multiagent chemotherapy in the treatment of localized small cell carcinoma of the lung: a randomized prospective study by the Southeastern Cancer Study Group. Cancer 47:2407–2413
41. Peschel RE, Kapp DS, Carter D, Knowlton A (1981) Long term survivors with small cell carcinoma of the lung. Int J Radiat Oncol Biol Phys 7:1545–1548
42. Poplin EA, Aisner J, Van Echo DA, Whitacre M, Wiernik PH (1982) CCNU, vincristine, methotrexate, and procarbazine treatment of relapsed small cell lung carcinoma. Cancer Treat Rep 66:1557–1559
43. Rosenfelt FP, Sikic BI, Daniels JR, Rosenbloom BE (1980) Phase II evaluation of cis-diammine-dichloroplatinum (DDP) in small cell carcinoma of lung (SCC). Proc Am Ass Cancer Res & Am Soc Clin Oncol 20:449

44. Schilcher RB, Niederle N, Mouratidou D, Seeber S, Schmidt CG (1979) Ifosfamide and VP 16-213 combination chemotherapy in inoperable bronchogenic carcinoma. Medical Oncology. Abstracts of the 5th Annual Meeting of the Medical Oncology Society, Nice, 1.–3. Dec. 1979. Springer International, Berlin Heidelberg New York, p 43
45. Seeber S, Niederle N, Schilcher RB, Schmidt CG (1980) Adriamycin, Cyclophosphamid und Vincristin („ACO") beim kleinzelligen Bronchialkarzinom. Verlaufsanalyse und Langzeitergebnisse. Onkologie 3:5–11
46. Seeber S (1980) Sensitivität und Resistenz bei der Tumortherapie. Verh Dtsch Ges Inn Med 86:367–377
47. Seeber S, Osieka R, Schmidt CG, Achterrath W, Crooke ST (1982) In vivo resistance towards anthracyclines, etoposide and cisplatin. Cancer Res 42:4719–4725
48. Thatcher N, Hunter RD, Jegarajah S, Barber PV, Carroll KB, Wilkinson PM, Crowther D (1982) 11-week course of sequential methotrexate, thoracic irradiation, and moderate-dose cyclophosphamide for „limited"-stage small-cell bronchogenic carcinoma. Lancet 1:1040–1043
49. Weiss W, Boucot KR, Cooper DA (1970) The histopathology of bronchogenic carcinoma and its relation to growth rate, metastasis, and prognosis. Cancer 26:965–970
50. Whang-Peng J, Kao-Shan CS, Lee EC (1982) Specific chromosome defect associated with human small-cell lung cancer: Deletion 3p (14–23). Science, 215:181–182
51. Witte RS, Chang AYC, Tormey DC, Earhart RH, Broden EC, Ramirez G, Hogan GRT, Bryan GT (1982) Vindesine sulfate (VND): a phase II trial in small cell bronchogenic carcinoma (SCCL). Proc Am Soc Clin Oncol 1:143
52. Young JA, Dillman RO, Seagren SL, Taetle R, Rentschler RE, Lea JW jr, Lehar TJ, Green MR, Stanton W, Mendelsohn J, Royston I (1982) Non-cross-resistant chemotherapy and consolidation radiotherapy for small cell carcinoma of the lung. Cancer Treat Rep 66:1399–1401

Behandlungsergebnisse der akuten myeloischen Leukämie beim Erwachsenen

M. R. Nowrousian, G. Kubaschinski, D. K. Hossfeld und U. W. Schaefer

Zusammenfassung – Fünfundsechzig unvorbehandelte Patienten (34 Frauen, 31 Männer) mit akuter myeloischer Leukämie wurden zur Remissionsinduktion mit einer Kombination aus Cytarabin (100 mg/m²/Tag kontinuierlich i.v. Tage 1–7) und Daunorubicin (45 mg/m²/Tag i.v. Tage 1–3) behandelt. Das Alter der Patienten lag zwischen 15 und 71 (Median 43) Jahren. Bei 36 Patienten (=55%) wurde eine Vollremission erreicht. Im Mittel wurden 1,5 Therapiezyklen und 41 Tage benötigt, um die Vollremission zu erreichen. Geschlecht und Leukämietyp schienen die Remissionsrate nicht zu beeinflussen. Das Alter (> 50 Jahre) war ebenfalls ohne signifikanten Einfluß auf die Remissionsrate, prädisponierte jedoch zu letalen Komplikationen. Zur Remissionserhaltung wurde während des ersten Jahres alle 4 Wochen und während des zweiten Jahres alle 6 Wochen Cytarabin (200 mg/m²/Tag i.v. in 2 Dosen Tage 1–5) alternierend in Kombination mit einer der folgenden Substanzen: 6-Thioguanin (200 mg/m²/Tag p.o. in 2 Dosen Tage 1–5), Cyclophosphamid (800 mg/m² i.v. Tag 1), CCNU (100 mg p.o. Tag 1) oder Daunorubicin (45 mg/m²/Tag i.v. Tage 1–2) gegeben. Die mediane Remissionsdauer und Überlebensdauer betrugen 11 bzw. 18 Monate. Vierundvierzig Prozent der Patienten war nach einem Jahr, 28% nach zwei Jahren und 14% nach 5 Jahren noch in Vollremission.

Bis vor 20 Jahren galt die akute myeloische Leukämie als eine unheilbare Erkrankung mit einer medianen Überlebenszeit von wenigen Monaten. Die meisten Patienten starben innerhalb des ersten Jahres nach Manifestation der Erkrankung [1, 2]. Der Durchbruch in der Behandlung der akuten myeloischen Leukämie gelang mit der Einführung von Cytarabin und später auch Daunorubicin, die bei der alleinigen Anwendung in 20–30% bzw. 30–50% der Fälle zu einer Vollremission führten [3, 4, 5]. Bei Untersuchungen über die optimale Dosierung und Darreichungsform dieser Medikamente wurde festgestellt, daß die kontinuierliche Infusion von 200 mg/m² Cytarabin täglich über 5–7 Tage und die Gabe von 60 mg/m² Daunorubicin täglich an drei aufeinander folgenden Tagen zu höheren Remissionsraten führten als andere Modalitäten der Applikation dieser Medikamente [4, 5]. Die naheliegende Konsequenz aus diesen Untersuchungen war, beide Substanzen unter Berücksichtigung ihrer Toxizität in einer möglichst optimalen Dosierung und Darreichungsform zu kombinieren [6]. Im Folgenden berichten wir über die Behandlungsergebnisse von Patienten, die wir in Anlehnung an dieses Therapiekonzept behandelt haben.

Wie bei der akuten lymphatischen Leukämie wird auch bei der akuten myeloischen Leukämie die Zahl der verbliebenen leukämischen Zellen nach Erreichen der Vollremission auf ca. 10^8-10^9 geschätzt [7]. Diese Zellen dürften für die häufigen Rezidive der Erkrankung verantwortlich sein [8]. Für diese Annahme sprechen das relativ rasche Auftreten von Rezidiven bei nicht weiter behandelten Patienten und der Nachweis von den gleichen zytogenetischen Abnormalitäten vor der Remissionsinduktion und im Rezidiv [9]. Diese Überlegungen waren der Anlaß für die Entwicklung von therapeutischen Maßnahmen, die während der Remission weitere Reduzierungen der leukämischen Zellmasse und letzten Endes ihre Eliminierung anstrebten. Im Folgenden werden wir auch über die Ergebnisse einer zyklischen Erhaltungstherapie berichten, die wir während der Remissionsphase bei unseren Patienten durchgeführt haben. Bei dieser Behandlung wurden alternierend verschiedene Zytostatika zusammen mit Cytarabin gegeben, um eine mögliche Resistenzentwicklung der leukämischen Zellen zu verhindern.

Patienten und Behandlung

Patienten – Vom Juli 1974 bis Dezember 1979 wurden insgesamt 65 unvorbehandelte Patienten mit akuter myeloischer Leukämie behandelt. Das Alter der 34 Frauen und 31 Männer lag zwischen 15 und 71 Jahren mit einem Median von 43 Jahren. Von den verschiedenen Subtypen der Leukämie, nach morphologischen und zytochemischen Kriterien klassifiziert, hatten 49 Patienten eine myeloische, 3 eine promyelozytäre und 13 eine myelomonozytäre oder monozytäre Form. Im Interesse von sichereren Untersuchungsergebnissen wurden bei dieser Studie die Patienten mit einer akuten undifferenzierten Leukämie nicht berücksichtigt, weil ein Teil dieser Leukämien sich bei einer weiterführenden Diagnostik, wie z.B. serologische Oberflächentypisierung der Zellen, möglicherweise als lymphatische Form der Leukämie herausgestellt hätte.

Behandlung – Die Induktionstherapie entsprach weitgehend dem Protokoll 7421 der „Acute Leukemia-Group B" (ALGB) [13]. Daunorubicin wurde in einer Dosierung von 45 mg/m²/Tag i.v. an den Tagen 1–3 und Cytarabin in einer Dosierung von 100 mg/m²/Tag als Dauerinfusion an den Tagen 1–7 gegeben. Am 14. Behandlungstag wurde das Knochenmark kontrolliert. Bei mehr als 5% Blasten wurde die Therapie mit Daunorubicin und Cytarabin in der gleichen Dosierung und Darreichungsform, allerdings nur an den Tagen 1–2, bzw. 1–5 wiederholt. Bei einer weitgehenden Hypoplasie oder einer Aplasie des Knochenmarkes oder einer Unklarheit über den Charakter der vorhandenen Blasten wurde abgewartet und kurzfristig eine erneute Kontrolle des Knochenmarkes durchgeführt. Mit Ausnahme von wenigen Patienten wurde die Therapie auf andere Medikamente umgesetzt, wenn nach zwei Zyklen der Kombination aus Cytarabin und Daunorubicin keine Vollremission erreicht wurde. Zur Remissionserhaltung wurde Cytarabin in einer Dosierung von 200 mg/m²/Tag in 2 Dosen i.v. an den Tagen 1–5 alternierend in Kombination mit einer der folgenden Substanzen: 6-Thioguanin (200 mg/m²/Tag p.o. in 2 Dosen Tage 1–5), Cyclophos phamid (800 mg/m² i.v. Tag 1), CCNU (100 mg p.o. Tag 1) oder Daunorubicin (45 mg/m²/Tag i.v. Tage 1–2) verabfolgt. Diese Kombinationen wurden während des ersten Jahres alle 4 Wochen und während des zweiten Jahres alle 6 Wochen gegeben, wenn Granulozyten- und Thrombozytenzahlen im peripheren Blut über 1,5 bzw. 100×10^9/l lagen. Bei niedrigeren Werten wurden die Intervalle zwischen den Chemotherapiezyklen auf 35 Tage verlängert oder eventuell die Medikamentendosen reduziert. Ab dem dritten Jahr wurde keine Therapie mehr durchgeführt.

Remissionskriterien – Vor jedem Chemotherapiekurs wurde das Knochenmark überprüft. Eine Vollremission wurde angenommen, wenn bei einer normalen Zellularität weniger als 5% Blasten vorhanden waren und im peripheren Blut die Granulozyten- und Thrombozytenzahl mehr als 1,5 bzw. 100×10^9/l betrug. Der Hämoglobinwert blieb wegen der Einwirkung von Cytarabin auf die Erythropoese unberücksichtigt.

Supportive Therapie – Vor Beginn der Induktionsbehandlung erhielten die Patienten 300–600 mg Allopurinol p.o. täglich und während der Behandlung Suspensionen von Amphotericin-B oder Nystatin. Fieberhafte Infekte wurden mit Breitbandantibiotika behandelt; Granulozytentransfusionen wurden nicht durchgeführt. Erythrozyten- und Thrombozytensubstitutionen wurden bei Hämoglobinwerten unter 70 g/l bzw. Thrombozytenzahlen unter 20×10^9/l oder Blutungen vorgenommen.

Statistische Methoden – Die mittlere Remissions- und Überlebensdauer wurde nach der „Life table“-Methode [10] errechnet. Der χ^2-Test wurde benutzt, um die Signifikanz verschiedener prognostischer Parameter zu überprüfen.

Ergebnisse

Sechsunddreißig von 65 Patienten (=55,3%) erreichten die Vollremission. Von den anderen 29 Patienten starben 15 innerhalb der ersten 30 Tage nach Behandlungsbeginn in Folge von Komplikationen wie Infekte oder Blutungen. Als Todesursache waren die Infektionen weitaus häufiger als die Blutungen (Tabelle 1). Bei 12 von den 15 früh verstorbenen Patienten lag eine Knochenmarkaplasie ohne nachweisbare leukämische Blasten vor. Bei diesen Patienten bleibt es offen, ob sie eine Vollremission erreicht hätten oder nicht. Bei den anderen 3 Patienten wurden bei der Obduktion im Knochenmark oder in anderen Organen leukämische Restinfiltrationen ge-

Tabelle 1. Analyse des Therapieversagens bei Patienten mit akuter myeloischer Leukämie

	Patientenzahl	%
Resistente Leukämien	17	58,6
Frühtodesfälle durch:		
Infektion	8	27,6
Blutung	3	10,3
Infektion + Blutung	1	3,5
Total	29	100,0

Tabelle 2. Behandlungsergebnisse bei Patienten mit akuter myeloischer Leukämie

	Patientenzahl	%
Total	65	
Früh verstorben [1]	12	(18,4)
Auswertbar	53	(81,6)
Vollremission erreicht	36	(67,9)
Therapieresistent [2]	17	(32,1)

[1] Innerhalb der ersten 30 Tage nach Behandlungsbeginn.
[2] Jegliche Form der Leukämieresistenz einschl. Obduktionsbefund bei Frühtodesfällen.

funden, so daß diese Patienten zu den 14 hinzugerechnet werden können, die definitiv als Therapieversager nach zwei Zyklen der Induktionstherapie nicht in eine Vollremission kamen. Wenn die früh verstorbenen Patienten mit dem ungewissen Ausgang der Induktionstherapie bei der Auswertung unberücksichtigt blieben, würde die Remissionsrate 67,9% (36/53) betragen (Tabelle 2). Die Remissionsraten betrugen bei Männern und Frauen 48,3% (15/31) bzw. 61,7% (21/34) und bei Patienten unter und über 50 Jahren 60% (27/45) bzw. 45% (9/20). Diese Differenzen waren statistisch nicht signifikant ($p > 0{,}05$). Der Leukämietyp zeigte ebenfalls keinen wesentlichen Einfluß auf die Remissionsrate. Die prätherapeutische Zahl von Leukozyten im peripheren Blut schien bei der myeloischen Form der Leukämie von einer signifikanten prognostischen Bedeutung zu sein. Patienten mit Leukozytenzahlen über $20 \times 10^9/l$ hatten eine Remissionsrate von 35% (7/20) gegenüber 66,7% (18/27) bei Patienten mit geringeren Leukozytenzahlen ($p < 0{,}025$). Das Alter der Patienten schien zwar in bezug auf das Ansprechen auf die Therapie ohne Einfluß zu sein; mit zunehmendem Alter, vor allem über 50 Jahre, stieg die Komplikationsrate jedoch signifikant von 9% (4/45) auf 40% (8/20) an. Die Dauer der Vollremission lag zu dem Zeitpunkt der Auswertung (April 1982) zwischen 1 und 97 Monaten. Die mittlere Remissionsdauer betrug 11 Monate (Abb. 1). Der Anteil der noch in

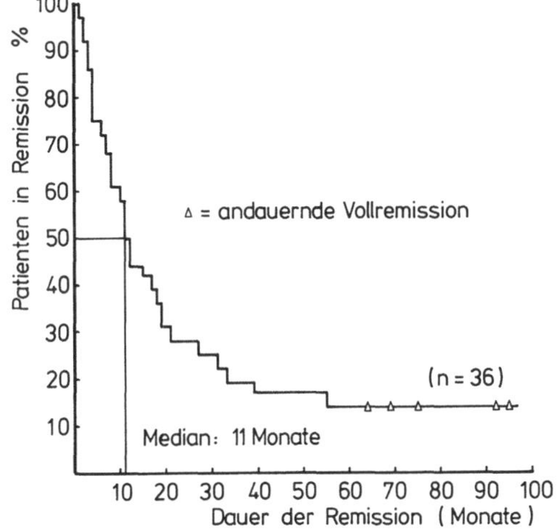

Abb. 1. Dauer der Vollremissionen bei 36 Patienten mit akuter myeloischer Leukämie

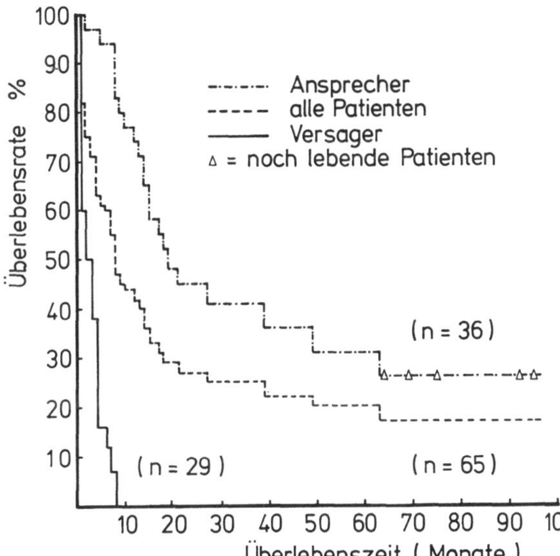

Abb. 2. Überlebenszeiten der Patienten mit akuter myeloischer Leukämie

Vollremission verbliebenen Patienten war nach 1 Jahr 44%, nach 2 Jahren 28% und nach 5 Jahren 14%. Die mittlere Überlebenszeit betrug für alle Patienten 31 Wochen, für Therapieansprecher 74 und für Therapieversager einschließlich früh verstorbene Patienten 8 Wochen (Abb. 2).

Diskussion

Für die Behandlung der akuten myeloischen Leukämie mit der Kombination von Cytarabin und Daunorubicin werden Remissionsraten von

50–70% berichtet [6, 11, 12, 13]. Die von uns ermittelte Remissionsrate liegt in diesem Bereich und stimmt vor allem mit der von Studien überein, bei denen die beiden Medikamente in einer vergleichbaren Dosierung und Darreichungsform gegeben wurden [13]. Die beiden letzten Faktoren sind beim Vergleich von Therapieergebnissen deshalb von Bedeutung, weil sie die Remissionsraten und vielleicht auch die Remissionsdauer mitbeeinflussen [14]. Die bei unseren Patienten erreichte Remissionsrate liegt höher als die, die in anderen Studien durch die alleinige Gabe von Cytarabin (20–30%) [3, 4], Daunorubicin (30–50%) [5] oder der Kombination von Cytarabin mit Cyclophosphamid, Vincristin und Prednison (COAP) oder der Kombination von 6-Mercaptopurin, Vincristin, Methotrexat und Prednison (POMP) erzielt worden sind (35–50%) [15, 16, 19]. Sie ist vergleichbar mit der von Studien, bei denen Kombinationen von Cytarabin mit 6-Thioguanin oder mit Daunorubicin, Vincristin und Prednison gegeben wurden (50–70%) [17, 18, 19]. Von der Kombination von Cytarabin mit Daunorubicin und 6-Thioguanin wurden in zwei multizentrischen Studien Remissionsraten von 35–50% und in drei monozentrischen Studien Remissionsraten von 70–85% berichtet [20, 21, 22, 23, 24]. Hier bleibt die Frage offen, ob mit dieser Dreierkombination höhere Remissionsraten erreicht werden können als mit der Kombination von Cytarabin und Daunorubicin.

Bei der Beurteilung der Effektivität einer Induktionstherapie müssen nicht nur die Remissionsrate, sondern auch die Remissionsdauer und letzten Endes die Überlebenschancen der Patienten nach erreichter Vollremission berücksichtigt werden. Die beiden letzten Parameter scheinen nicht nur eine Funktion der remissionserhaltenden Therapie, sondern auch eine Funktion der remissionsinduzierenden Therapie zu sein [14]. Bei unseren Patienten betrug die mittlere Remissionsdauer 11 Monate. Dieses Ergebnis zusammen mit der Remissionsrate von 55% bestätigen unsere früheren Beobachtungen bei einer kleineren Zahl von Patienten und einer kürzeren Beobachtungsdauer [25]. In einer Studie mit dem gleichen Therapiekonzept wurden eine Remissionsrate von 55% und eine mittlere Remissionsdauer von 10 Monaten ermittelt [13]. Über die Wertigkeit der remissionserhaltenden Chemotherapie kann anhand der Ergebnisse von bisherigen Studien keine sichere Aussage gemacht werden. Bei den bisher in der Literatur berichteten Formen der Erhaltungstherapie lagen die mittleren Remissionsdauern zwischen 6–17 Monaten; der Anteil der nach 1 Jahr in Vollremission gebliebenen Patienten betrug 40–50% [8, 13, 16, 17, 22, 26, 27, 28, 29]. In zwei randomisierten Studien wurden einmal nur eine geringe Verlängerung der mittleren Remissionsdauer von 6,7 auf 10 Monate und einmal kein Unterschied zwischen den Patienten ohne und mit Erhaltungstherapie gefunden [19, 30]. Andererseits reichten die mittleren Remissionsdauern in Studien ohne Erhaltungstherapie von 2–10 Monaten; der Anteil der sich nach 1 Jahr noch in Remission befindenden Patienten betrug 10–50%. Wenn man diese Ergebnisse vergleicht, besteht der Eindruck, daß die remissionserhaltende Chemotherapie doch zu einer Verlängerung der Remissionsdauer beiträgt. Die Frage, ob sie auch die Überlebenschancen der Patienten verbessert, kann noch nicht beantwortet werden.

Die von uns angewandte, alternierende zyklische Erhaltungstherapie konnte nur bei einem Teil der Patienten planmäßig durchgeführt werden, da sie häufig durch prolongierte Myelosuppressionen zu Verlängerung der Intervalle oder Dosisreduktionen führte. Bei einem Teil der Patienten haben wir systematische Untersuchungen der granulopoetisch determinierten Vorläuferzellen (CFU-C) im Knochenmark durchgeführt und festgestellt, daß die Zahl dieser Zellen vor der Induktionstherapie signifikant erniedrigt war, sich nach dem Erreichen der Vollremission normalisierte und mit der Dauer der Remission und der Erhaltungstherapie kontinuierlich und signifikant abnahm [34]. Diese Untersuchungen wurden durchgeführt, um Informationen über die Brauchbarkeit des Remissionsknochenmarkes für die autologe Knochenmarktransplantation zu gewinnen [33, 34]. Die Abnahme der CFU-C-Zahl mag z.T. oder in erster Linie Ausdruck der sich anbahnenden Rezidive sein; ein zusätzlicher Effekt der zytotoxischen Chemotherapie wäre jedoch auch denkbar.

Die Frage, wie sich diese medikamentenbedingte Suppression der normalen Hämatopoese auf das Verhalten der leukämischen Zellen auswirkt, bleibt offen. Wie es auch sei, die Effektivität der remissionserhaltenden Chemotherapie scheint wie die der Induktionstherapie von der Medikamentenkombination, ihrer Dosierung und Darreichungsform abzuhängen. In einer jüngst veröffentlichten Studie wurde z.B. festgestellt, daß der gleiche Therapieplan, der von uns angewendet wurde, zu einer deutlich längeren mittleren Remissionsdauer führt, wenn das Cytarabin nicht als i.v. Bolusinjektion, sondern s.c. verabfolgt wird [13]. In der gleichen Studie wurde auch gefunden, daß die Überlebenschancen der Patienten mit der Verlängerung der Erhaltungstherapie deutlich anstieg. Von größeren Überlebenschancen der Patienten wird auch in Studien berichtet, bei denen intensivere Chemotherapien in der frühen Remissionsphase oder zu einem späteren Zeitpunkt während der Remission durchgeführt wurden [35, 36]. Diese Ergebnisse müssen in randomisierten Studien und bei einer größeren Zahl von Patienten geprüft werden; sie lassen jedoch weitere Fortschritte der zytostatischen Chemotherapie der akuten myeloischen Leukämie durch Optimierung der Medikamentenkombinationen, ihrer Dosierung und Applikationsform sowie -dauer möglich erscheinen.

Literatur

1. Scott RB (1957) Leukemia. Lancet 1:1053
2. Tivey H (1955) The natural history of untreated acute leukemia. Ann NY Acad Sci 60:322
3. Bodey GP, Coltman CA, Freireich EJ et al. (1974) Chemotherapy of acute leukemia. A comparison of Cytarabine alone and in combination with Vincristine, Prednisolone and Cyclophosphamide. Arch Intern Med 133:260
4. South West Oncology Group (1974) Cytarabine for acute leukemia in adults. Effect of schedule on therapeutic response. Arch Intern Med 133:251
5. Wiernik PH, Schimpff SC, Schiffer CA et al. (1976) A randomised comparison of Daunorubicin alone with a combination of Daunorubicin, Cytosine Arabinoside, Thioguanine and Pyrimethamine for the treatment of acute nonlymphocytic leukemia. Cancer Treat Rep 60:41

6. Yates JW, Wallace HJ jr, Ellison RR et al. (1973) Cytosine Arabinoside (NSC-63878) and Daunorubicin (NSC-83142) therapy in acute nonlymphocytic leukemia. Cancer Chemother Rep 57:485
7. Frei E, III, Freireich EJ (1965) Progress and perspectives in the chemotherapy of acute leukemia. Adv Chemother 2:269
8. Powles RL, Selby PJ, Palu G et al. (1979) The nature of remission in acute myeloblastic leukemia. Lancet 2:674
9. Gunz FW, Bach BI, Crossen PE et al. (1973) Relevance of cytogenetic status in acute leukemia in adults. J Natl Cancer Inst 50:55
10. Cutler SJ, Ederer F (1958) Maximum utilisation of the Life-table method in analysing survival. J Chron Dis 8:699
11. Cassileth PA, Katz ME (1977) Chemotherapy for adult acute nonlymphocytic leukemia with Daunorubicin and Cytosine Arabinoside. Cancer Treat Rep 61:1441
12. Preisler HD, Rustum Y, Henderson ES et al. (1979) Treatment of acute nonlymphocytic leukemia: Use of anthracycline-cytosine arabinoside induction therapy and comparison of 2 maintenance regimens. Blood 53:455
13. Rai KR, Holland JF, Glidewell OJ et al. (1981) Treatment of acute myelocytic leukemia: A study by Cancer and Leukemia Group B. Blood 58:1203
14. Lister TA, Rohatiner AZS (1982) The treatment of acute myelogenous leukemia in adults. Seminars in Hematology 19:172
15. Whitecar JP jr, Bodey GP, Freireich EJ et al. (1972) Cyclophosphamide (NSC-26271), Vincristine (NSC-67574), Cytosine Arabinoside (NSC-63878) and Prednison (NSC-10023) (COAP) combination chemotherapy for acute leukemia in adults. Cancer Chemother Rep 56:543
16. Bodey GP, Coltmann CA, Hewlett JS et al. (1976) Progression in the treatment of adults with acute leukemia: Review of regimens containing Cytarabine studied by the South West Oncology Group. Arch Intern Med 136:1383
17. Clarkson BD (1972) Acute myelocytic leukemia in adults. Cancer 30:1572
18. Gee TS, Yu K-P, Clarkson BD (1969) Treatment of adult acute leukemia with Arabinosylcytosine and Thioguanine. Cancer 23:1019
19. Bodey GP, Rodriguez V (1978) Approaches to the treatment of acute leukemia and lymphoma in adults. Seminars in Hematology 15:221
20. Wiernik PH, Glidewell OJ, Hoglard HC et al. (1979) A Cancer and Leukemia Group B study: A comparative trial of Daunorubicin, Cytosine Arabinoside and Thioguanine and a combination of the three agents for the treatment of acute myelocytic leukemia. Med Pediat Oncol 6:261
21. The Finnish Leukemia Group (1979) The effect of Thioguanine on a combination of Daunorubicin, Cytosine Arabinoside and Prednisone in the treatment of acute leukemia in adults. Scand J Hematol 23:124
22. Gale RB, Kenneth AF, Cline MJ et al. (1981) Intensive chemotherapy for acute myelogenous leukemia. Ann Intern Med 94:753
23. Büchner TH, Hiddemann W, Urbanitz D et al. (1982) The Münster Study of Intensified Induction and Consolidation without Maintenance Chemotherapy for AML-Results in 93 Patients – Cellular Determinations of Response and Remission Duration. Blut 45:219
24. Rees JKH, Sandler RM, Challener J et al. (1977) Treatment of Acute myeloid leukemia with a triple cytotoxic regimen: DAT. Br J Cancer 36:770
25. Hossfeld DK, Faltemeier MT, Schmidt CG (1979) Behandlungsergebnisse bei der akuten nicht-lymphatischen Leukämie des Erwachsenen. Dt Med Wschr 104:1595
26. Embury SH, Ellias L, Heller PH et al. (1977) Remission maintenance chemotherapy in acute myelogenous leukemia. West J Med 126:267
27. Lewis JP, Pajak T, Linman JW et al. (1981) Maintenance management of acute nonlymphocytic leukemia. Cancer Clin Trials 4:115
28. Omura GA, Vogler WR, Lynn MJ (1977) A controlled clinical trial of chemotherapy vs BCG vs no further therapy in remission maintenance of acute myelogenous leukemia. Proc Am Assoc Cancer Res and ASCO 22:272
29. Peterson BA, Bloomfield CD (1981) Long term disease-free survival in acute nonlymphocytic leukemia. Blood 57:1144

30. Gale PP (1979) Advances in the treatment of acute myelogenous leukemia. N Engl J Med 300:1189
31. Vaughan WP, Karp JE, Burke PJ (1980) Long chemotherapy-free remission after single-cycle timed-sequential chemotherapy for acute myelocytic leukemia. Cancer 45:859
32. Mayer RJ, Weinstein HJ, Corall FS (1982) The role of intensive post induction chemotherapy in the management of patients with acute myelogenous leukemia. Cancer Treat Rep 66:1455
33. Schaefer UW, Nowrousian MR, Öhl S et al. (1978) Cryopreservation of bone marrow. In: Rainer H et al. (eds) Cell-separation and cryobiology. Schattauer, Stuttgart New York, pp 243–254
34. Schaefer UW, Nowrousian MR, Öhl S et al. (1980) Autologous bone marrow transplantation. The influence of prolonged cytotoxic chemotherapy. In: Thierfelder et al. (eds) Immunobiology of bone marrow transplantation. Springer, Berlin Heidelberg New York, pp 275–283
35. Bodey GP, Freireich EJ, Kenneth B et al. (1981) Prolonged remission in adults with acute leukemia following late intensification chemotherapy and immunotherapy. Cancer 47:1937
36. Bell R, Rohatiner AZS, Slevin ML et al. (1982) Short-term treatment for acute myelogenous leukemia. Brit Med J 284:1221

Charakterisierung von pulmonalen Makrophagen (PM) in einem in vivo System. Zytopoetische Aktivität und regulatorische Mechanismen

S. Öhl und B. Streppel

Zusammenfassung

Pulmonale Makrophagen (PM) entstehen hauptsächlich aus Blutmonozyten, die zu den Alveolen migrieren. Nur ein geringer Teil der PM stammt aus proliferierenden interstitiellen Vorläuferzellen. Um einige Aspekte dieses Systems zu untersuchen, wurden Explantate von menschlichem Lungengewebe in Diffusionskammern (DC) über einen Zeitraum von 6–8 Wochen in vivo kultiviert. Bei letal bestrahlten Wirtstieren war das Wachstum aus PM geringer als bei unbehandelten Mäusen, die offensichtlich essentielle Faktoren zur Makrophagenstimulation freisetzen. Die Proliferation eines Teils der PM wurde durch DNS-Markierung demonstriert. Konditioniertes Medium, welches mittels dieser Zellen gewonnen wurde, stimulierte in einem DC-System die Leukopoese. Unsere Ergebnisse zeigen, daß es möglich ist, große Mengen von funktionsfähigem PM aus solidem Lungengewebe zu gewinnen. PM und andere mononukleäre Phagozyten produzieren wichtige Wachstumsregulatoren für verschiedene Zellklassen.

Einleitung

Pulmonale Makrophagen (PM) stammen wie andere mononukleäre Phagozyten von Vorläuferzellen aus dem Knochenmark ab [7]. Unter normalen Umständen genügt der Fluß von peripheren Monozyten zum Lungengewebe und schließlich die Differenzierung zu Makrophagen im Alveolarraum zur Bedarfsdeckung. Nur wenige PM sind auf teilungsfähige Vorläuferzellen des Interstitiums zurückzuführen [4]. Diese entstammen vermutlich einer fortlaufenden Akkumulation von CFU-C (colony forming units) aus dem Knochenmark im Interstitium und stellen eine funktionelle Reserve bei erhöhtem Bedarf dar [1]. Es konnte gezeigt werden, daß Patienten, die an einer akuten Leukämie erkrankt waren, über längere Zeit eine noch normale Produktion von PM zeigten, obwohl zirkulierende Monozyten nicht mehr feststellbar waren, so daß diesem Pool unter bestimmten Umständen eine besondere Bedeutung zukommt [11].

Ungefähr 6% aller Zellen der normalen alveolären Struktur sind PM [2] und gehen enge anatomische Verbindungen mit alveolären Fibroblasten ein.

Mononukleäre Phagozyten sind dafür bekannt, daß sie die Replikation von verschiedenen Zelltypen beeinflussen können. In bezug auf die Knochenmarkshämatopoese konnte gezeigt werden, daß sie CSF (colony stimulating factor(s)) produzieren, der die Vorläuferzellen des Granulozyten-Monozyten-Systems stimuliert [10]. Bei der Immunantwort können Phagozyten ebenfalls Interleukin-1 freisetzen, ein Wachstumsfaktor, der eine wichtige Rolle bei der Replikation von T-Zellen spielt [8, 9].

In diesem Bericht beschreiben wir ein neuartiges Modell-System, um in vivo in einem xenogenen Milieu funktionsfähige PM zu kultivieren. Mit dem Diffusionskammersystem (DC) war es uns möglich, unter Ausschluß von neu hinzukommenden peripheren Blutmonozyten, PM über viele Wochen zu untersuchen und unter variablen Kulturbedingungen anzureichern.

Das DC-System wurde bisher schon benutzt, um den Effekt von humoralen, stimulierenden Substanzen auf die Granulopoese des Menschen und der Maus zu untersuchen [3, 16] und diente uns zusätzlich als Assay, um die Rolle von PM als Produzent von diffusiblen Stimulatoren näher zu charakterisieren.

Material und Methoden

Lungengewebe von 14 Patienten mit Tumoren des Respirationstraktes wurde während eines operativen Eingriffs gewonnen und steril aufbereitet. Nach mechanischer Zerkleinerung und Waschen in M199 wurden die verbliebenen Erythrozyten und Gewebstrümmer mit einem Lymphoprep®-Gradienten abgetrennt. Aus dem Zellkonzentrat wurde eine originäre Zellsuspension (OCS) mit einer Konzentration von jeweils 3000–5000 Zellen/µl hergestellt.

Hundert µl der OCS wurden in Millipore-Diffusionskammern (DC) gefüllt, und jeweils 2 DC-Kulturen in weiblichen NMRI-Mäuse subperitoneal implantiert [3]. Eine Gruppe von Wirtstieren erhielt wenige Stunden zuvor eine Ganzkörperbestrahlung von 6,5 Gy. Die NMRI-Mäuse wurden dabei in speziellen Plexiglas-Boxen gehalten, um eine uniforme Dosis über einem bestimmten Feld zu erzielen. Die Mortalität bei den bestrahlten Tieren lag bei ~20% über einen Beobachtungszeitraum von 14 Tagen.

In wöchentlichen Abständen wurden DC aus den Mäusen entnommen, reimplantiert oder 60 min in einer 0,5% Pronase®-Lösung geschüttelt (Abb. 1). Aus der Einzelzellsuspension wurde die Gesamtzellzahl bestimmt und Ausstriche nach May-Grünwald-Giemsa und α-Naphtyl-Azetat-Esterase (ANAE) gefärbt. In 2–3wöchigen Abständen wurde der Inhalt aller DC steril entnommen, quantifiziert und mit bakteriologischen Standardmethoden auf mögliche Infekte hin untersucht.

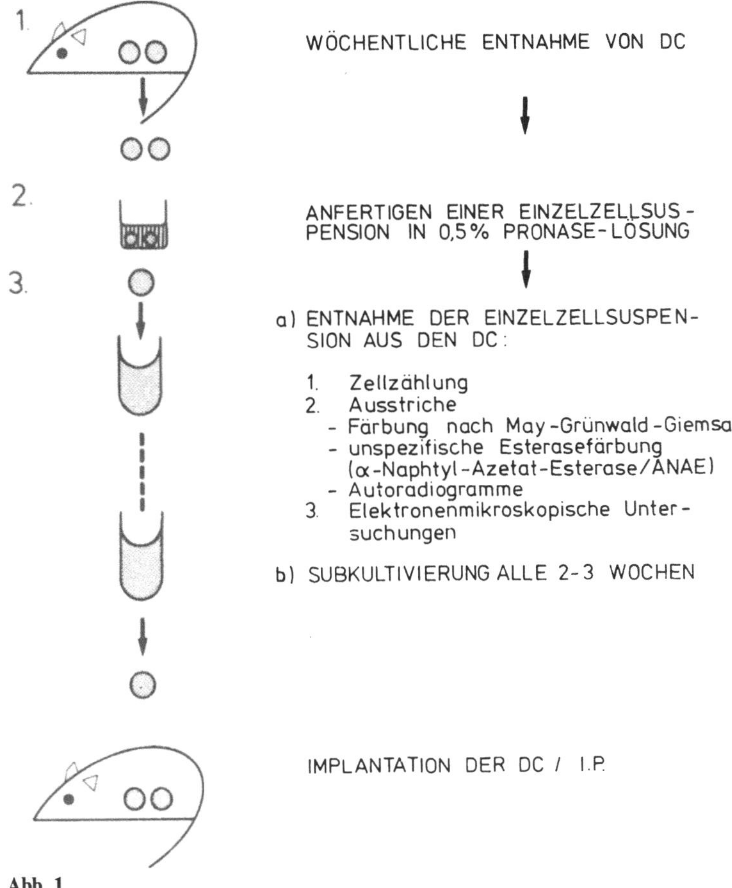

Abb. 1

Aus dem DC-Inhalt wurde eine Subkultur angelegt, d.h. neue DC wurden mit Einzelzellsuspension gefüllt oder in vitro kultiviert, um aus dem zellfreien Überstand konditioniertes Medium zu gewinnen.

Bei einigen ausgesuchten Experimenten haben wir unsere eigene Modifikation des Plasma Clot Diffusionskammersystems (PCDC) benutzt [15], um das PM-Wachstum besser zu charakterisieren. Jede PCDC wurde mit 5×10^4 kernhaltigen Zellen aus einer OCS bzw. aus DC Langzeitkulturen gefüllt und in NMRI-Mäuse implantiert. Nach 14 Tagen wurden pro Testpunkt 4–6 PCDC entnommen und entsprechend präpariert. Nach Fixation in 5% Glutaraldehyd (pH 7,2) wurden die Kulturen in Aqua dest. gewaschen und naß in 0,5% Benzidin in Methanol für 1 min gefärbt, bevor 0,75% H_2O_2 in Äthanol hinzugefügt wurde. Die Gegenfärbung erfolgte mit Harris-Hematoxilin. Die getrockneten Präparate wurden mit Xylol durchsichtig gemacht und eingebettet. Diese Technik erlaubt die mikroskopische Untersuchung des Koloniewachstums. Die Bestimmung der Koloniezahl und die morphologische Identifikation erfolgte bei einer Vergrößerung von $\times 100$ bzw. $\times 1000$. Aggregate von mehr als 25 Zellen wurden als Kolonie gezählt.

Die Markierung der jeweiligen Zellsuspensionen der Lunge (OCS) bzw. von PM aus DC mit Isotopen, erfolgte im Gegensatz zur obigen Technik in vitro. Bei einer Konzentration von $1{,}6 \times 10^6$ Zellen/ml wurde ^{3}H-Thymidin (spez. Aktivität 1,9 Ci/mM, Konzentration 5 µCi/ml) für 1 h bei 20 °C hinzugesetzt. Nach der Inkubation wurden die Zellen 2× mit M199+10% FCS gewaschen und Ausstriche für Autoradiogramme mit Kodak NTB2 Emulsion angefertigt. Der Markierungsindex wurde in Prozent markierte Zellen auf 500 ausgezählte Zellen bestimmt. Es wurde dabei zwischen Makrophagen und anderen Zellen (Endothelien, Epithelien und Zellen des Interstitiums) unterschieden.

In vitro wurden Zellen des Ausgangsmaterials (OCS) oder Zellen aus DC in serumfreiem α-Medium bei einer Konzentration von $1{,}5 \times 10^6$ Zellen/ml bei 37 °C und einer CO_2-Konzentration von 7,5% kultiviert. Um sicher zu gehen, daß PM am ehesten für die Produktion von Wachstumsfaktoren im Überstand in Frage kommen, wurden zwei Vorgehen benutzt. Entweder wurden die übrigen Zellen durch Plastikadhärenz von den Makrophagen getrennt, d.h. die adhärente Population bestand zu über 90% aus Makrophagen, oder es wurden ohne zusätzliche Behandlung ältere DC-PM Kulturen benutzt, die sich ohnehin größtenteils aus PM zusammensetzten. Die zellfreien Überstände aus den in vitro Kulturen wurden filtriert (Millipore) und täglich in einem Volumen von 0,1 ml i.p. C57Bl Mäusen injiziert. Die Replikation autologer Knochenmarkszellen in DC wurde in Relation zu möglichen stimulierenden Faktoren im konditionierten Medium gesetzt.

Ergebnisse

Alle DC-Implantate aus menschlichem Lungengewebe, die kein infiziertes Material enthielten, proliferierten über mehrere Wochen. In Abb. 2 wird das Verhalten der Gesamtzellzahl/DC von 9 Kulturen über einen Beobachtungszeitraum von bis zu 2 Monaten demonstriert. Pro Kultur wurde die Gesamtzellzahl/DC einmal pro Woche bestimmt und als Mittelwert von 4-8DC/Versuchstag dargestellt. Bei allen Kulturen kam es nach einem initialen, starken Abfall zu einer teilweise mehrwöchigen Plateauphase oder zu einem leichten Anstieg der Anzahl der mononukleären Zellen.

Differentiale von 3 repräsentativen Experimenten sind in Abb. 3 zu sehen. Eine nicht unerhebliche Anzahl von zunächst implantierten Zellen stirbt ab, während nach ~1 Woche eindeutig Zellen in Proliferation nachzuweisen sind. Die Analyse der ANAE gefärbten Ausstriche zeigte über den gesamten Versuchszeitraum einen stetigen Anstieg von Esterase-positiven (ANAE), mononukleären Zellen in bezug auf die Gesamtzellzahl/DC. Wie in Abb. 3 gezeigt, ergab sich ein mittlerer Anteil von ~53% ANAE-po-

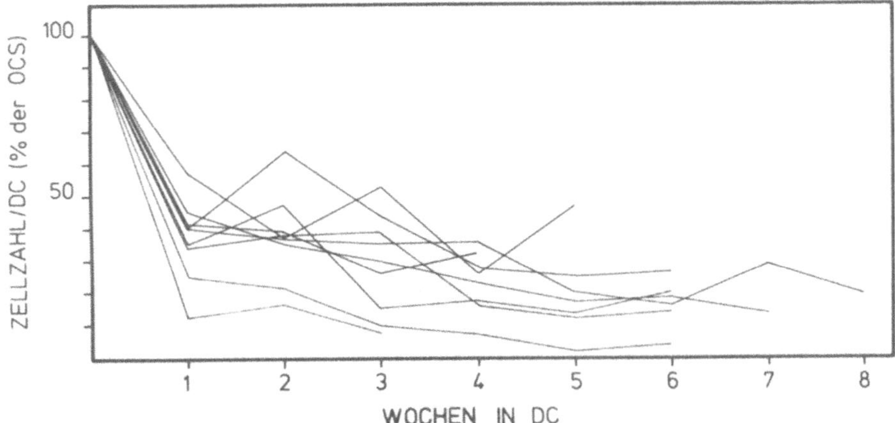

Abb. 2. Zellsuspensionen von Lungengewebe aus Resektaten von 9 Patienten im Verlauf einer Kulturperiode von bis zu 8 Wochen. Wöchentlich wurden 4–6 DC entnommen, um das PM-Wachstum zu beurteilen

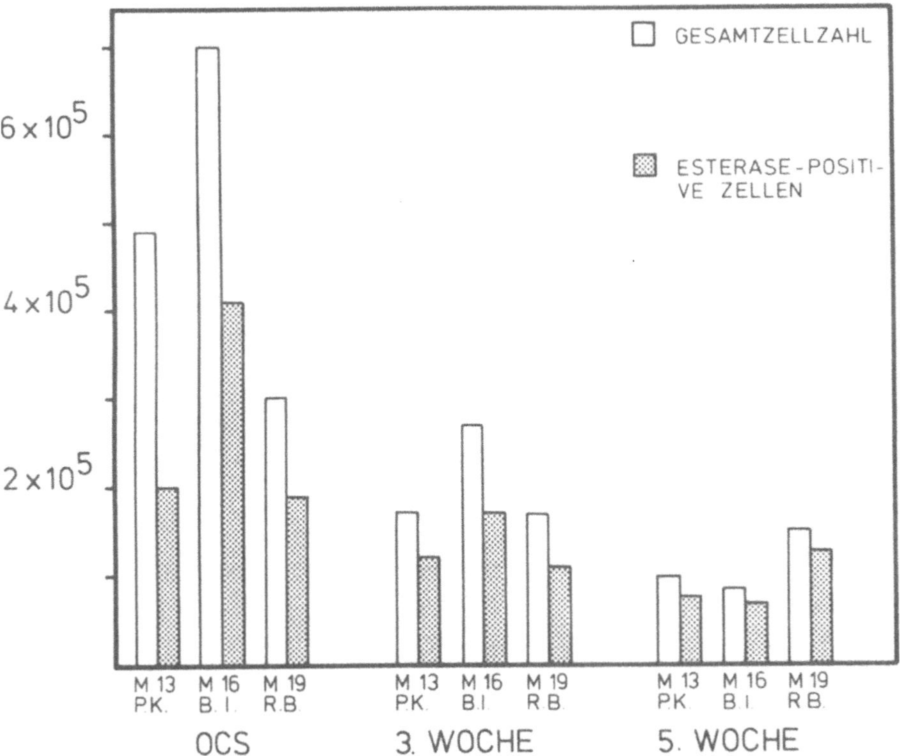

Abb. 3. Anteil Esterase-positiver Zellen (ANAE) in der Ausgangssuspension (OCS) und nach 3 bzw. 5 Wochen bei den Experimenten M_{13}, M_{16} und M_{19}. Gewertet wurde eine diffuse zytoplasmatische Reaktion. Ordinate: Zellzahl/DC

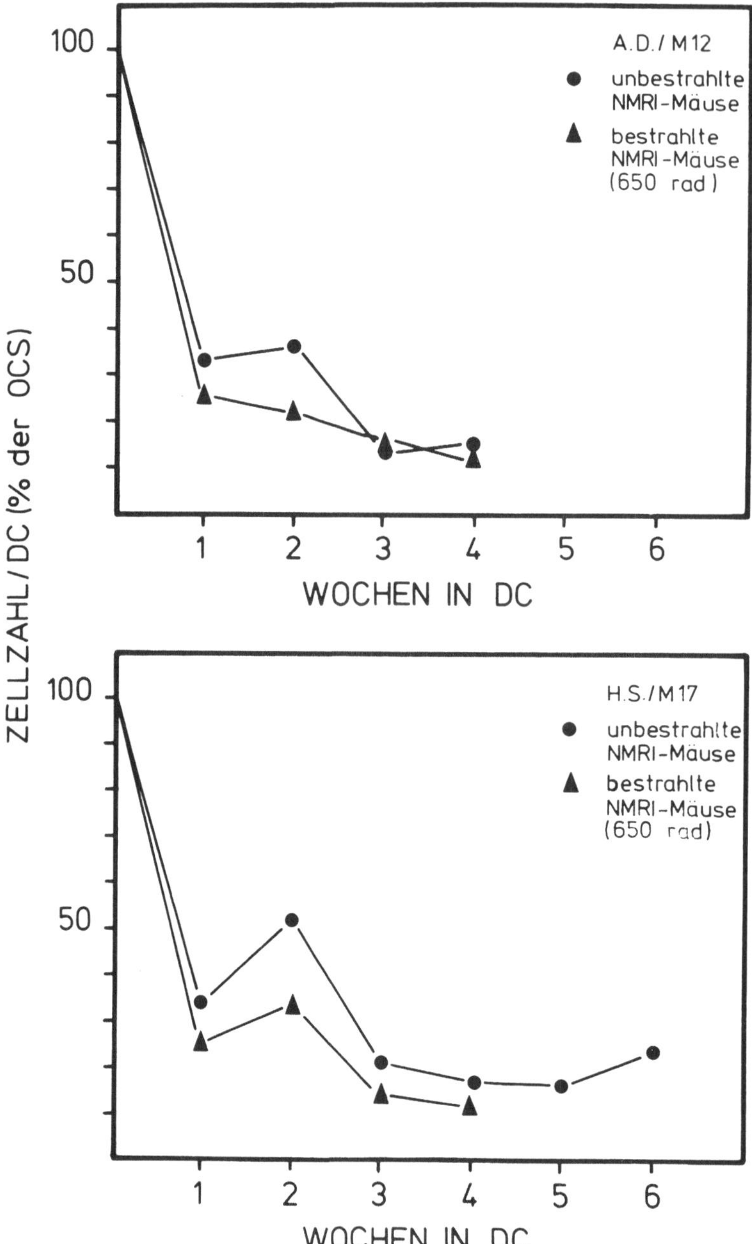

Abb. 4. Vergleich von DC-Kulturen ausgehend von identischem Material (A.D., H.S.) in bestrahlten und unbestrahlten Wirtstieren. Die einzelnen Punkte stellen Mittelwerte von 4–6 DC dar. Gezeigt wird der prozentuale Anstieg von mononukleären Zellen in einem entsprechenden Zeitraum bei Benutzung von unbehandelten Wirtstieren über bestrahlte Kontrollen

sitiven Zellen in der OCS, ein Anteil von ~67% nach einer Kulturdauer von 3 Wochen und von 80% nach 5 Wochen.

Bei Kulturen aus Wirtstieren, die nicht mit 6,5 Gy vorbehandelt worden waren, erhielt man bereits bei der ersten Quantifizierung von DC eine höhere Gesamtzellzahl im Vergleich zu den bestrahlten Wirtstieren (Abb. 4). Dieser Unterschied war 3–5 Wochen nachzuweisen. In Experiment A.D. (Abb. 4) war die Produktion von mononukleären Zellen bei Woche 1 und 2 signifikant unterschiedlich ($p < 0{,}01$; $p < 0{,}001$). Keine deutlichen Unterschiede waren bei Wachstum anderer Zellklassen, wie Epithelien und Endothelien, zwischen Kulturen in neutropenischen und unbehandelten Wirtstieren feststellbar. Obwohl alle Kulturen nach 4–5 Wochen zu über 60% aus PM zusammengesetzt waren, muß der Beweis noch geführt werden, daß unbestrahlte Wirtstiere einen Faktor freisetzen, der für das PM-Wachstum essentiell ist.

Tabelle 1. Inkorporation von ^{3}H-TdR und Koloniebildung durch PM. DC Kulturen wurden in vitro für 1 h mit dem Isotop inkubiert bzw. Zellen an verschiedenen Tagen in Plasma Clot Diffusionskammern (PCDC) subkultiviert. Es wurden jeweils 50 000 Zellen/PCDC initial implantiert. ND = nicht durchgeführt.

Experiment	Markierungsindex (%)			[Koloniebildungsrate (%)]		
Tag	0	7	14	21	28	35
M18	< 1,0	6,0	ND	9,5	3,0	< 1,0
M19	< 1,0 [0,01]	7,5 [0,01]	14,0 [0,08]	11,0 [0,07]	2,5 [ND]	% 1,0 [ND]
M20	ND [ND]	13,0 [0,02]	20,5 [0,07]	9,5 [0,06]	4,0 [0,01]	1,5 [ND]

Die in vitro Inkubation von PM mit ^{3}H-TdR zeigte eine eindeutige Zunahme der Inkorporation an den Tagen 7–21 in 3 ausgewählten Experimenten (Tabelle 1). Eine nennenswerte Koloniebildung durch Implantation von Einzelzellen in PCDC erfolgte allerdings nicht. Insbesondere konnte anhand morphologischer Kriterien alleine schwerlich auf die Vorläuferzelle geschlossen werden.

Konditioniertes Medium aus diesen PM-Kulturen enthielt stimulatorische Aktivität gegenüber Knochenmarkskulturen von Mäusen in vivo. Eine Abschätzung der Quantität des von PM abstammenden Faktors wurde so durchgeführt, daß zellfreie Überstände von OCS-Zellsuspensionen mit Kulturen vom 21. Tag in DC verglichen wurden (Abb. 5). Als Kontrollwert wurde die Beeinflussung von autologen Knochenmarkszellen an aufeinanderfolgenden Tagen durch serumfreies Medium angesehen. In allen geprüften Fällen erreichte die i.p. Verabfolgung von konditioniertem Medium aus PM-Zellsuspensionen bzw. Kulturen eine annähernd ausgeprägte Stimulation, wie sie bei gleicher Versuchsanordnung nur durch subletale Bestrahlung des Wirtstieres erzielt werden kann.

Eine Abhängigkeit von der Konzentration an PM konnte in Einzelfällen ebenfalls demonstriert werden. Die gesteigerte „growth promoting activity“

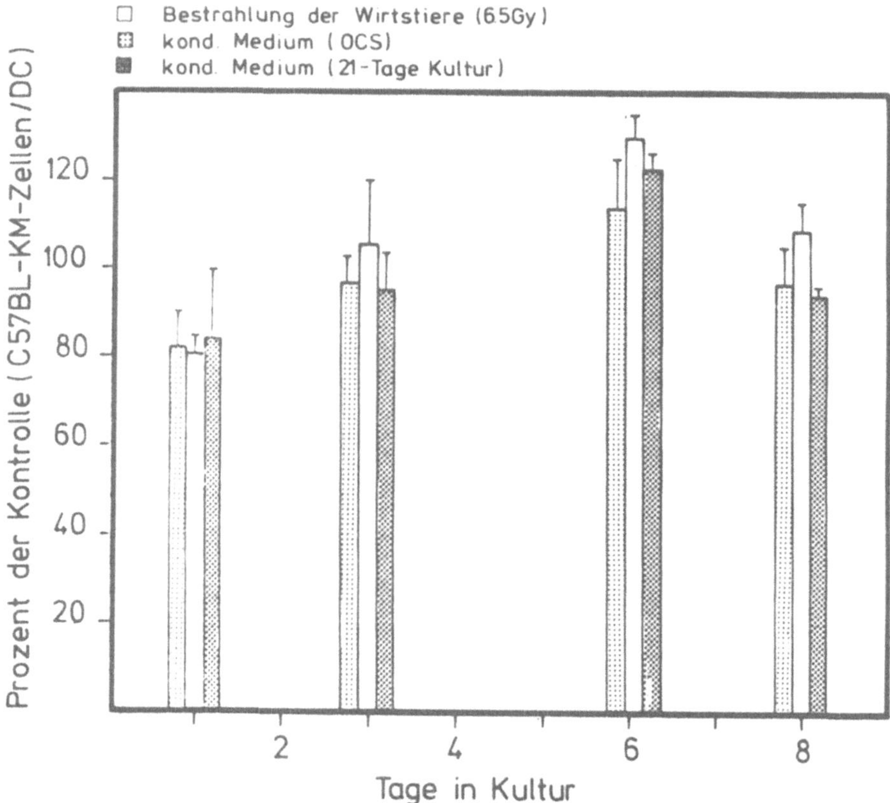

Abb. 5. Quantifizierung der Wachstumsfaktoren aus PM-Kulturen. Konditioniertes Medium wurde täglich i.p. in einem Volumen von 0,1 ml Mäusen injiziert, denen autologes Knochenmark in DC implantiert wurde (5×10^5 Zellen/DC). Als Kontrolle dienten Gruppen, die mit serumfreiem Medium (α-Medium) behandelt worden waren. Zum Vergleich die maximale Stimulation bei mit 6,5 Gy vorbehandelten C57 Bl Wirtstieren

ist am gezeigten Beispiel am Tag 6 zu erkennen, wenn konditioniertes Medium von älteren Kulturen Verwendung fand, die auch ohne zusätzliche Separationsmethoden einen höheren Anteil von PM/DC haben (Abb. 5).

Diskussion

Die Herkunft der PM vom Blutmonozyten kann als gesichert angesehen werden [7]. Zusätzlich zu dieser regulären Quelle gibt es offensichtlich einen noch kaum untersuchten Pool, nämlich das interstitielle Kompartment der Lunge [4, 19].

Es konnte bisher gezeigt werden, daß ein geringerer Anteil von PM nicht direkt vom Blutmonozyten abstammt, sondern aus einem proliferativen Pool zu den Alveolen migriert [1], d.h. bei erhöhtem Bedarf bewegen sich zunächst monozytoide Zellen in Richtung Alveolen, um dort zu Makrophagen zu differenzieren, erst dann kommt das interstitielle System, besonders unter Streßbedingungen, zur Geltung [20].

Die Rolle der interstitiellen Produktion gewinnt an Bedeutung, wenn die Produktion von Monozyten beeinträchtigt ist, wie es bei iatrogener myeloider Depletion oder Leukämie geschehen kann.

Die von uns beschriebenen Experimente zeigen, daß unter den genannten experimentellen Bedingungen, d.h. ohne äußeren Zufluß von monozytoiden Zellen, über einen längeren Zeitraum die Produktion von PM in DC ohne weiteres möglich ist. Es handelt sich am ehesten um eine akzelerierte Stimulation von Präkursoren aus dem Interstitium. Die nachgewiesene mitotische Aktivität mit ansteigenden Markierungsindices spricht dafür, daß es sich um teilungsfähige Zellen handeln muß.

Das bevorzugte Wachstum von PM in unbestrahlten Wirtstieren bedeutet nicht, daß diese spezifische Stimulatoren freisetzen, sondern mehr inflammatorische und immunregulatorische Signale, wie der Fc-Anteil von IgG, C3b und diverse andere Partikel vom nicht bestrahlten Tier freigesetzt und von den DC-PM erkannt werden können [9, 14, 18]. PM sind die erste Station in der zellulären Abwehr der Lunge. Die Gewebsmakrophagen reagieren auf einen bakteriellen Stimulus und setzen CSF (colony stimulating factor) frei, welcher wiederum die Granulopoese des Knochenmarks stimulieren kann. Eine auffällige Leukozytose gehört deshalb zu bakteriellen pulmonalen Infekten und ist Ausdruck einer Autoregulation, da die regulierte und die sezernierende Zelle von gemeinsamen Vorläufern abstammen [10, 11].

Unsere präliminären Daten zeigen, daß zellfreies konditioniertes Medium, das mit Hilfe von PM-Kulturen in vitro gewonnen werden konnte, die Replikation von Mäuseknochenmark in vivo positiv beeinflußt. Es handelt sich dabei nach den bereits vorliegenden Untersuchungen am ehesten um CSF. Diese zeigten im Maussystem, aber auch bei freien Alveolarmakrophagen [5, 6, 10] die Sekretion von CSF und zusätzlich die Freisetzung von Interleukin-1 und von Prostaglandinen [12, 13, 17].

Zusammenfassend konnte bisher gezeigt werden, daß in Abhängigkeit von der Vorbehandlung des Wirtstieres PM des Menschen in DC proliferieren und differenzieren. PM können mit dieser Methode in beliebiger Menge auf unkomplizierte Weise aus Lungenresektaten isoliert werden und zeigen, im beschriebenen System, neben Phagozytose regulatorische Einflüsse auf die Leukopoese.

Literatur

1. Adamson IYR, Bowden DH (1980) Role of monocytes and interstitial cells in generation of alveolar macrophages. II. Kinetic studies after carbon loading. Lab Invest 42:518–524
2. Barry DE, Grapo JD, Gehr P, Bachhofen M, Weibel ER (1979) Population characteristics of the cells in normal lung. Am Rev Respir Dis 119 (Pt. 2):287
3. Benestad HB (1970) Formation of granulocytes and macrophages in diffusion chamber cultures of mouse blood leucocytes. Scand J Haemat 7:279–288

4. Bowden DH, Adamson IYR (1980) Role of monocytes and interstitial cells in the generation of alveolar macrophages. I. Kinetic studies of normal mice. Lab Invest 42:507–511
5. Burgess AW, Metcalf D (1980) The nature and action of granulocyte-macrophage colony stimulating factors. Blood 56:947–952
6. Eaves AC, Bruce WR (1974) In vitro production of colony stimulating activity. I. Exposure of mouse peritoneal cells to endotoxin. Cell Tissue Kinet 7:19–30
7. Furth R van (1980) Cells of the mononuclear phagocyte system. Nomenclature in terms of sites and conditions. In: Furth van, Mononuclear phagocytes. Functional aspects, part I. Nijhoff, The Hague, pp 1–30
8. Gery I, Waksman BH (1972) Potentiation of the T-lymphocyte response to mitogens. II. The cellular source of potentiating mediator(s). J Exp Med 136:143–155
9. Gery I, Handschumacher RE (1974) Potentiation of the T-lymphocyte response to mitogens. III. Properties of the mediator(s) from adherent cells. Cell Immunol 11:162–169
10. Golde DW, Finley TN, Cline MJ (1972) Production of colony stimulating factor by human macrophages. Lancet II:1397–1399
11. Golde DW, Finley TN, Cline MJ (1974) The pulmonary macrophage in acute leukemia. N Engl J Med 290:875–878
12. Green GM, Kass EH (1964) The role of the alveolar macrophage in the clearance of bacteria from the lung. J Exp Med 119:167–176
13. Hunninghake GW, Broska P, Haber R, Klogh BA, Line BR, Crystal RG (1981) Correlation of lung T-cell and macrophage function with the disease activity in pulmonary sarcoid. Clin Res 49:550A
14. Reynolds H, Atkinson J, Newball H, Frank M (1975) Receptors for immunoglobulin and complement on human alveolar macrophages. J Immunol 114:1813–1819
15. Steinberg HN, Handler ES, Handler EE (1976) Assessment of erythrocytic and granulocytic colony formation in an in vivo plasma clot diffusion chamber culture system. Blood 47:1041–1051
16. Symann M, Quesenberry P, Fontebuoni A, Howard D, Ryan M, Stohlman F jr (1976) Fetal Hemopoiesis in diffusion chamber cultures. III. The effect of neutropenia. Blood 48:283–291
17. Ulrich F (1977) Studies of lymphocyte activating factor from alveolar macrophages. J Reticuloendothel Soc 21:33–51
18. Unanue ER, Kiely JM, Calderon J (1976) The modulation of lymphocyte functions by molecules secreted by macrophages. II. Conditions leading to increased secretion. J Exp Med 144:155–166
19. Volkmann A (1976) Disparity in origin of mononuclear phagocyte populations. J Reticuloendothel Soc 19:249–268
20. Volkmann A (1976) Monocyte kinetics and their changes in infection; in Nelson, Immunobiology of the macrophage. Academic Press, New York, pp 291–322

Vergleich einer Bleomycin-Dauerinfusion mit der täglichen Stoßinjektion bei einem heterotransplantierten menschlichen Hodenkarzinom

R. Osieka [1]

1. Einleitung

Bleomycin ist ein Fermentationsprodukt aus *Streptomyces verticillus,* dessen Zubereitung für die klinische Anwendung aus einem Gemisch verschiedener Bleomycine mit den Glykopeptidgruppen A (A_{1-6} und A_2') sowie B (B_{1-6}) besteht. Dosisangaben beziehen sich auf den Hinweis der Hersteller, daß in einer Ampulle lyophilisiertes (kupferfreies) Bleomycinsulfat entsprechend einer standardisierten Aktivität von 15 mg Bleomycin enthalten sind [10].

1.2. Molekulare Pharmakologie

Suzuki et al. [26] diskutierten als erste eine DNS-Fragmentierung als Wirkungsmechanismus von Bleomycin. Diese Reaktion findet auch an isolierter DNS in Gegenwart von Fe(II) und O_2 statt, wobei weder die exakte Natur des angreifenden Bleomycinkomplexes noch die initialen Reaktionsprodukte genau bekannt sind. Es werden jedoch DNS-Basen aus ihrer glykosidischen Bindung gelöst, und das Phosphat-Zuckerrückgrat an der Desoxyribose C_3–C_4-Bindung gespalten [6].

Bleomycin spaltet bevorzugt AT- und GC-reiche DNS, wobei die Nukleotidsequenz (Pyr-G-C-) bevorzugt angegriffen wird [18, 31]. Neben dem Angriff auf nukleare DNS läßt sich auch eine Umwandlung mitochondrialer DNS von der zirkulären in die lineare Form durch Bleomycin nachweisen [19].

Iqbal et al. [14] zeigten mit Hilfe der hochsensitiven alkalischen Filterelutionsanalyse, daß nach Abschluß einer in vitro Exposition mit Bleomycin L 1210 Zellen die initialen DNS-Schäden rasch reparieren können, ferner wird die Reparatur von radiogenen DNS-Strangbrüchen durch Bleomycin nicht gehemmt. Ausprägung und Reparatur von Bleomycin-induzierten DNS-Strangbrüchen in Fibroblasten von gesunden Spendern und von Xeroderma pigmentosum-Patienten unterscheiden sich nicht. Die Re-

---

1 Unterstützt durch Mittel des SFB 102 der Deutschen Forschungsgemeinschaft.

duktion der klonogenen Kapazität von L 1210 Zellen korreliert eindeutig mit dem Grad der DNS-Fragmentierung [15].

Als Ursache einer Resistenz gegenüber Bleomycin und auch als Grundlage der selektiven Organtoxizität wird die Inaktivierung des Bleomycins durch Hydrolasen angesehen [1, 34], während andere Untersucher [25] noch weitere Resistenzfaktoren postulieren.

1.3. Zellbiologie

Die Zellabtötung durch Bleomycin wird durch extrinsische Faktoren wie Sauerstoffpartialdruck und pH-Wert [15] und durch intrinsische Faktoren wie die Position der Zellen im mitotischen Zyklus modifiziert. Zellen in Mitose sind gegenüber Bleomycin maximal empfindlich, und die DNS in solchen Zellen wird durch Bleomycin maximal fragmentiert [7]. Zellen in Plateau-Phase sind nach Barranco et al. [4] 500fach empfindlicher als entsprechende Zellen in exponentieller Wachstumsphase. Die Dosiswirkungskurve für die Abtötung asynchroner Zellen hat eine deutliche Schulter, die auf die Fähigkeit zur Akkumulation subletaler Schäden hinweist. Der Kurvenverlauf ist biphasisch, so daß die Gegenwart unterschiedlich empfindlicher Zellpopulationen angenommen wird [11]. Bleomycin hemmt die Progression der Zellen durch den mitotischen Zyklus bevorzugt an der S/G_2-Grenze [3] mit der Konsequenz einer mäßiggradigen Teilungssynchronie auch unter in vivo Bedingungen.

Neben der Fähigkeit zur Akkumulation subletaler Schäden findet sich in zahlreichen Tumorzellen die Kapazität zur Erholung von potentiell letalen Schäden, die sich nur unter spezifischen Postinkubationsbedingungen nach einer Bleomycinexposition demonstrieren läßt [5, 29].

1.4. Präklinisches in vivo-Wirkungsspektrum

In verschiedenen Transplantationstumormodellen (Tabelle 1) wurde eine deutliche Abhängigkeit der Wirkung vom Applikationszeitplan aufgezeigt, wobei in der Regel die tägliche Applikation über 9 Tage zu einer größeren Verlängerung der Überlebenszeit führt als die einmalige Stoßinjektion [12].

Die Überlebenszeit tumortragender Tiere als pharmakologische Bezugsgröße drückt sowohl antiproliferative als auch toxische Effekte in pauschaler Weise aus. Jørgensen [13] postulierte einen signifikant verbesserten therapeutischen Index für die hochfraktionierte jeweils über 2 Tage laufende Behandlung mit Bleomycin gegenüber Einzelinjektionen mit der gleichen Gesamtdosis. Sikic et al. [24] verglichen verschiedene Applikationszeitpläne bei gleicher Gesamtdosis von Bleomycin bezüglich pulmonaler Toxizität und der Wachstumshemmung beim ‚Lewis Lung'-Karzinom der Maus und stellten einen signifikant verbesserten therapeutischen Index für die kontinuierliche subkutane Dauerinfusion durch osmotische Minipumpen fest.

Tabelle 1. Abhängigkeit der Wirkung von Bleomycin vom Applikationszeitplan ('schedule dependency')[a]

Tumorsystem	Applikationszeitplan	Optimale Dosis[b]	ILS[c]
L 1210 – Leukämie	Tag 1	63	22
	Tage 1 – 9	16	25
P388 – Leukämie	Tag 1	32	36
	Tage 1 – 9	12	56
'Lewis-Lung' Karzinom	Tag 1	36	24
	Tage 1 – 9	7	60
Ridgeway Osteosarkom	Tag 2	60	43
	Tage 2 – 11	5,3	67
Walker 256 Carcinosarkom der Ratte	Tag 1	3	156
	Tage 1 – 9	0,8	600

[a] in mg/kg pro Injektion
[b] Prozentuale Zunahme der Überlebenszeit
[c] Adaptiert nach [12]

1.5. Applikationszeitplan von Bleomycin

Da nach zellbiologischen Untersuchungen die Zellabtötung durch Bleomycin von der Expositionsdauer abhängt [11], setzten Samuels et al. [22] die kontinuierliche intravenöse Bleomycin-Infusion bei Patienten mit Hoden-Karzinomen im Stadium III in Kombination mit Vinblastin ein und fanden unter Berücksichtigung der Tumormasse eine Verbesserung der Ansprechrate bei gleicher hämatologischer und pulmonaler Toxizität gegenüber der bisherigen intermittierenden Gabe von Bleomycin. Krakoff [16] bestätigte die Wirksamkeit der kontinuierlichen Applikation von Bleomycin auch bei Patienten, die auf eine intermittierende Stoßbehandlung mit Bleomycin nicht angesprochen hatten. Diese präklinischen und klinischen Befunde werden als Hinweis auf die Überlegenheit der kontinuierlichen Infusion gegenüber der intermittierenden Stoßinjektion gewertet, obwohl eine randomisierte Studie, die beide Applikationsformen vergleicht, bisher nicht vorgelegt wurde. Allerdings erscheint mittlerweile aus ethischen Gründen eine randomisierte klinische Studie mit Bleomycin als Monotherapie zum Vergleich beider Applikationszeitpläne nicht mehr vertretbar, da bei den nichtseminomatösen Hodentumoren erst durch die Einführung der Kombinations-Chemotherapie langfristige Heilungen in einem hohen Prozentsatz auch in fortgeschrittenen Stadien erreicht werden können.

Die Einführung des Heterotransplantatmodells mit der kongenital thymusaplastischen (nu/nu) Maus als Wirtstier gestattet nun einen experimentell einwandfreien Vergleich beider Therapieformen, wobei der Bezug zur individuellen Sensibilität des Tumors vom Donorpatienten im Gegensatz zu unspezifischen konventionellen Maustumormodellen durchaus gewahrt bleibt.

2. Material und Methoden

2.1. Tumorherkunft

Die Tumorlinie ‚Ma' wurde aus einer neurochirurgisch entfernten ZNS-Metastase eines 23jährigen Mannes mit einem embryonalen Hodenkarzinom mit chorialen Anteilen als Heterotransplantatlinie etabliert.

2.2. Tumorwirtstiere und -inokulation

Es wurden männliche kongenital thymusaplastische (nu/nu) Mäuse (NIH-Swiss, Auszucht) im Alter von 3–6 Wochen zur Heterotransplantation eingesetzt. Die Tiere wurden in ‚laminar air flow' Schränken in autoklavierten Käfigeinheiten gehalten. Es wurden hitzesterilisiertes Wasser (mit Kaliumsorbat versetzt und auf pH 2–3 angesäuert) sowie die proteinreiche Diät Altromin Nr. 1440 ad libitum angeboten.

Die Tumorinokulation erfolgte durch subkutane Implantation eines 1–2 mm im Durchmesser großen Tumorfragments auf die Flanke mit Hilfe eines Trokars.

2.3. Behandlung und Tumormessung

Bleomycin (Bleomycinum®, Fa. Mack, Illertissen) wurde in physiol. NaCl aufgelöst und bei der täglichen Stoßapplikation in einem Volumen von 0,01 ml/g Körpergewicht jeder Maus appliziert. Die nach 7 Tagen erreichten Gesamtdosen betrugen 10,5–42 mg/kg Körpergewicht.

Eine kontinuierliche intraperitoneale Infusion von Bleomycin wurde durch Implantation von osmotischen Minipumpen (Alzet® Nr. 2001, Fa. Alza Corp., 3170 Potter Drive, Palo Alto, California 94304) ermöglicht.

Die jeweilige Gesamtmenge Bleomycin wurde in 0,17 ml physiol. NaCl aufgelöst, in die Pumpe eingebracht und diese unter leichter Äthernarkose intraperitoneal implantiert. Die Zuordnung tumortragender Tiere zu den Behandlungsgruppen erfolgte durch Randomisation. Vom 1. Behandlungstag an wurde in Abständen von 2–3 Tagen die Länge (L) und die Breite (B) aller Tumoren gemessen und in absolute Tumorvolumina (V) mittels der Formel $V = L \times B^2 \times 0{,}5$ umgerechnet. Graphisch dargestellt wurde das Verhalten der relativen Tumorvolumina im semilogarithmischen Maßstab, wobei das Tumorvolumen bei Behandlungsbeginn gleich 1 gesetzt wurde.

Statistisch verglichen wurden die relativen Tumorvolumina am Tag 15 nach Therapie sowie die Fläche unter den Verlaufskurven der relativen Tumordurchmesser bis zum Tag 15 (17). Die Auswertung erfolgte auf einer IBM 4331 Rechenanlage mit dem SAS Programm (GLM).

2.4. Tumormarker

Es wurden die Histologie der ZNS-Metastase und der Heterotransplantate verglichen. In beiden Fällen lag das Bild eines embryonalen Hodenkarzinoms mit chorialen Anteilen bei reichlicher Nekrosebildung vor.

Die Bestimmung der Beta-HCG Werte erfolgte mit dem Radioimmunoassay der Fa. Serono Diagnostica (Freiburg i. Br.). Bei 19 mit der Tumorlinie ‚Ma' inokulierten (nu/nu) Mäusen wurde an den Tagen 9, 14, 18, 23, 28, 32, 36 nach Implantation die Tumorgröße gemessen und der korrespondierende Beta-HCG Wert durch Blutentnahme aus der Schwanzvene bestimmt. Die jeweils gewonnene Serummenge wurde ausgewogen und mit 0,5 ml Pufferlösung vorverdünnt. Die Korrelationsanalyse wurde mit dem SAS Programm (Corr Procedure) auf dem obengenannten IBM Rechner durchgeführt.

3. Ergebnisse

3.1. Zur Validation des Heterotransplantatmodells

Abb. 1 zeigt die Histologie der ZNS-Metastase beim Donorpatienten im Vergleich zum Heterotransplantat. Es findet sich ein embryonales Hoden-

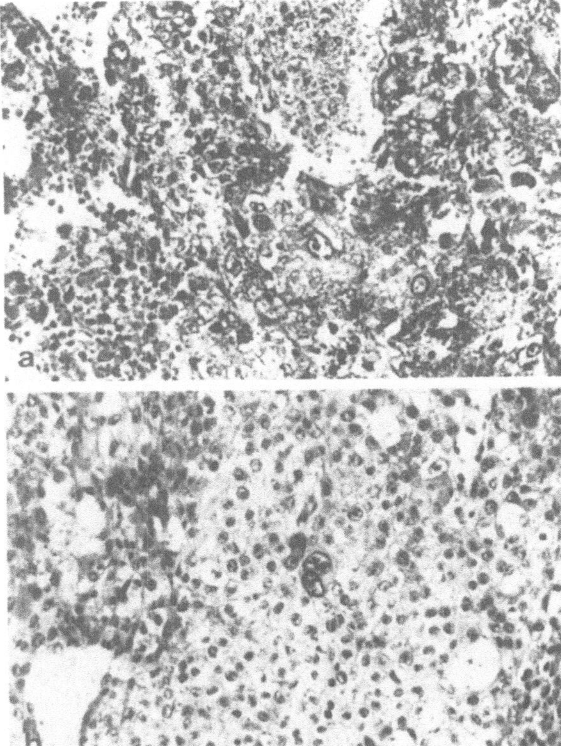

Abb. 1 a, b. (a) Zerebrale Metastase eines embryonalen Hodenkarzinoms mit chorialen Anteilen. Vorwiegend nekrotisches Tumorgewebe mit nur spärlichen vitalen Bezirken. Morphologisches Korrelat der Beta-HCg Bildung sind syncytiale Riesenzellen. (b) Tumor nach der 6. Passage als Heterotransplantat ‚Ma' auf der (nu/nu) Maus. Weiterhin nekrotische Areale und typische Strukturen eines embryonalen Hodenkarzinoms mit chorialen Anteilen. Gute Übereinstimmung mit dem Operationsmaterial vom Donorpatienten

karzinom mit chorialen Anteilen, wobei kein wesentlicher Unterschied zwischen beiden Präparaten festgestellt werden konnte. In beiden Präparaten fallen ferner ausgeprägte Nekroseareale auf. (Auch makroskopisch erschien der Tumor nach mehreren Passagen als Heterotransplantat weiterhin sehr nekrotisch.) Sowohl beim Donorpatienten als auch bei tumortragenden (nu/nu) Mäusen fand sich keine Erhöhung des Alpha-Fetoproteins. Hingegen waren prätherapeutisch beim Donorpatienten extrem hohe Beta-HCG Werte im Serum (über 200 000 IE/ml) bestimmt worden. Abb. 2 zeigt die Beta-HCG Werte im Serum tumortragender Mäuse in Abhängigkeit vom korrespondierenden Tumorvolumen. Der Spearmansche Rangkorrelationskoeffizient betrug 0,85 ($p \leqq 0{,}001$; 133 Observationen an 19 Mäusen). Dieser Korrelationskoeffizient schwankte erheblich, wenn die sequentiellen Bestimmungen bei jeder einzelnen Maus analysiert wurden. (Nur bei 9/19 Mäusen war eine signifikant positive Korrelation feststellbar.) Die Abwesenheit dieser Korrelation wurde auf die unterschiedlich großen Nekroseareale in den individuellen Heterotransplantaten zurückgeführt.

3.2. Behandlungsergebnisse

Abb. 3 zeigt das zeitliche Verhalten der relativen Tumorvolumina bei täglicher Stoßinjektion von 10,5–42 mg/kg Körpergewicht Bleomycin sowie von 10,5–84 mg/kg Bleomycin als Dauerinfusion über 7 Tage.

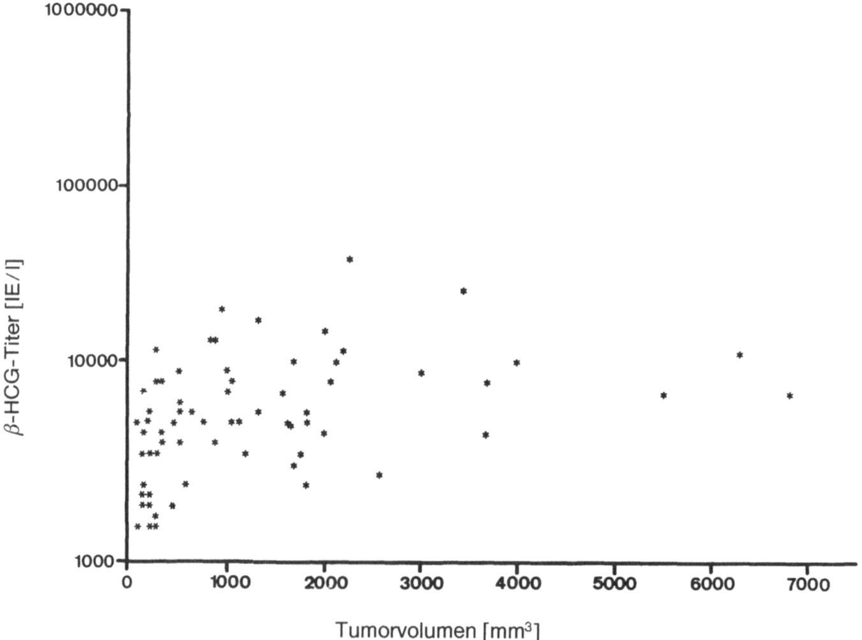

Abb. 2. Korrespondierende Serum Beta-HCG Werte und Tumorvolumina in halblogarithmischem Maßstab ohne Berücksichtigung der individuellen tumortragenden Mäuse. Der ‚kollektive' Korrelationskoeffizient lag bei 0,85 und war hochsignifikant

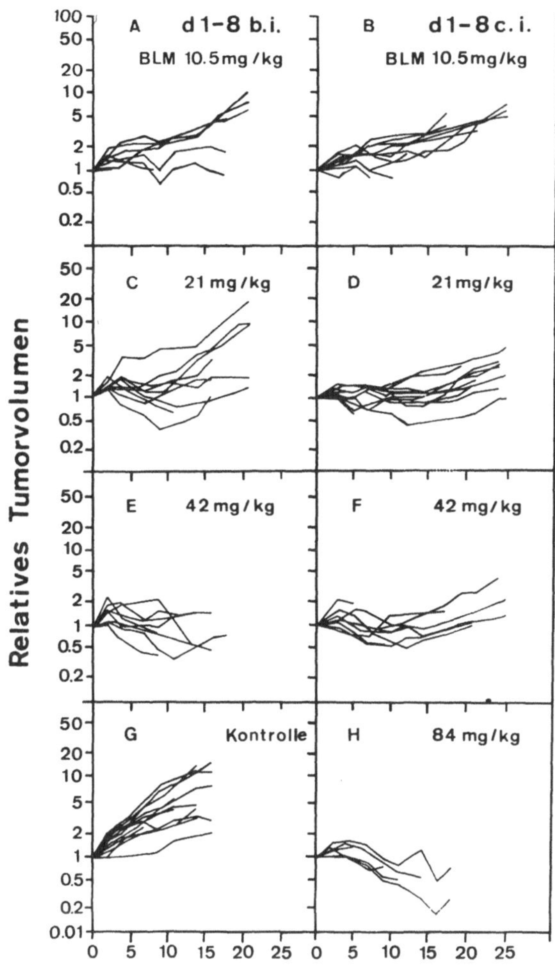

Abb. 3. Verhalten der (relativen) Tumorvolumina individueller (nu/nu) Mäuse nach Behandlungsbeginn unter täglicher Stoßinjektion (b.i. = bolus injection; Felder A, C u. E) im Vergleich mit der Dauerinfusion (c.i. = continuous infusion; Felder B, D, F u. H). Unbehandelte Kontrolltiere: Feld G

Eine Multivarianzanalyse (GLM Model im SAS Programm) ergab, daß keine signifikante Wechselwirkung zwischen dem Behandlungsergebnis und der Applikationsform von Bleomycin, wohl aber eine signifikante Wechselwirkung zwischen der Bleomycindosis und dem Therapieergebnis besteht. Allerdings ist die Steilheit der Dosiswirkungskurve für Bleomycin nach diesen Untersuchungen gering.

Der gewählte Dosisbereich von 10,5–84 mg/kg Körpergewicht entspricht nach der Freireichschen Konversionsformel einer Dosis von 31,5–252 mg/m² Körperoberfläche, so daß hier klinisch durchaus erreichbare Dosen eingeschlossen worden sind.

4. Diskussion

Zellbiologische Untersuchungen in verschiedenen Gewebekultursystemen belegen eine biphasisch exponentielle Abhängigkeit der Zellabtötung durch Bleomycin sowohl von der Konzentration als auch von der Expositionsdauer [11, 28, 32]. Neben der unterschiedlichen Sensibilität in den einzelnen Phasen des mitotischen Zellzyklus wird die Fähigkeit zur Reparatur potentiell letaler Schäden als bedeutsam für die Entwicklung eines optimalen Applikationszeitplans angesehen [5, 29]. Twentyman [33] fand jedoch im EMT 6 in vivo – in vitro System keinen Vorteil bezüglich der Zellabtötung für hyperfraktionierte Bleomycin-Stoßtherapie gegenüber einer einfachen Stoßtherapie.

Takabe et al. [30] fanden beim in vivo – in vitro Ehrlich Aszites Tumor-System und Suzuki et al. [27] beim spontan aufgetretenen Plattenepithel-Karzinom der C3Hf/He-Maus bei gleicher Gesamtdosis eine 10–100fach geringere Zellabtötung für die Infusion über 6–24 Stunden gegenüber der Stoßinjektion. Andererseits fanden Peng et al. [20] im P 388 Leukämie-System und Sikic et al. [24] beim ‚Lewis Lung'-Karzinom der Maus eine signifikant bessere Zellabtötung für die kontinuierliche intraperitoneale oder subcutane Infusion gegenüber der täglichen Stoßinjektion. Allerdings verglich nur Sikic sowohl die antineoplastische Aktivität als auch die pulmonale Toxizität und fand einen verbesserten therapeutischen Index für die kontinuierliche Infusion von Bleomycin.

Die tägliche intraperitoneale Stoßinjektion führt bei der Maus gegenüber der intraperitonealen Dauerinfusion zu sehr viel höheren Spitzenkonzentrationen im Plasma (32 mU/ml gegenüber 0,62 mU/ml), jedoch annähernd gleichen AUC[1]-Werten (90,8 bzw. 89 mU × h/ml) [20]. Unter klinischen Bedingungen finden sich bei der Stoßinjektion Spitzenkonzentrationen von 2–3 mU/ml, während die Dauerinfusion nur zu Konzentrationen von 0,13–0,31 mU/ml führt. Für die klinische Situation sind die AUC-Werte bisher nicht bekannt [2, 21]. Somit bieten weder die bisher veröffentlichten zellbiologischen Daten noch die pharmakokinetischen Befunde eine ausreichende Begründung für eine uneingeschränkte Bevorzugung der kontinuierlichen Applikationsweise von Bleomycin bei Hodenkarzinompatienten.

Obwohl seit den ersten Untersuchungen von Samuels [22] die kontinuierliche Infusion von Bleomycin häufig in die Kombinationschemotherapie von Hodenkarzinomen integriert wurde, fehlen randomisierte Studien, die eine Überlegenheit gegenüber der täglichen Stoßapplikation beweisen würden. Krakoff et al. [16] postulierten eine verbesserte tumorizide Wirksamkeit, während Cooper und Hong [9] eine verringerte pulmonale Toxizität herausstellten.

Durch die Einführung des Heterotransplantatmodells, in welchem wesentliche Eigenschaften des Tumors beim Donorpatienten wie Histoarchitektur, serologische Tumormarker und Chemosensibilitätsmuster reproduziert werden können, lassen sich auch Teilaspekte klinisch erfolgreicher

---

1 AUC = Fläche unter der Plasmakonzentrationskurve, d. h. integrale Dosis.

Chemotherapieprogramme in einer Form analysieren, wie sie in der Klinik aus ethischen Gründen nicht mehr vertretbar erscheinen würden. Angesichts der hohen definitiven Heilungsraten auch bei fortgeschrittenen Stadien der Erkrankung wären randomisierte monotherapeutische Studien heute wohl kaum noch zu rechtfertigen.

Nach unseren Befunden resultiert aus der Dauerinfusionstechnik keine gesteigerte tumorizide Wirksamkeit von Bleomycin beim Hodenkarzinom. Es bleibt jedoch zu berücksichtigen, daß sich je nach Herkunft einer Heterotransplantatlinie in Einzelfällen doch Vorteile für eine bestimmte Applikationsweise aufzeigen ließen. Da jede Heterotransplantatlinie gewissermaßen nur ihren Donorpatienten repräsentiert, müßte diese Untersuchung noch auf heterotransplantierte Hodenkarzinomlinien unterschiedlicher Herkunft erweitert werden, um eine statistisch fundiertere Aussage treffen zu können.

Der Stellenwert einer jeden antineoplastischen Therapieform wird durch das Verhältnis der tumoriziden Wirkung zu den toxischen Nebenwirkungen bestimmt. Unter klinischen Bedingungen kann die pulmonale Toxizität von Bleomycin außer von der Gesamtdosis noch von der Begleitmedikation mit anderen Zytostatika, der Strahlenbelastung des Lungenparenchyms, dem Alter des Patienten sowie seinen nichtneoplastischen Begleiterkrankungen abhängen.

Die von Cooper und Hong [9] vorgelegte Studie zur pulmonalen Toxizität bei kontinuierlicher Dauerinfusion gibt bei nur geringer Patientenzahl (N = 15) und Vergleich mit historischen Kontrollen keine definitive Antwort, allerdings legen auch Coonley et al. [8] nahe, daß diese Applikationsweise das Risiko einer pulmonalen Fibrose herabsetzen könne.

Die innerhalb eines Jahrzehnts erreichten gewaltigen Fortschritte der antineoplastischen Chemotherapie bei disseminierten nichtseminomatösen Hodenkarzinomen sind überwiegend auf empirischer Basis in der Klinik erarbeitet worden und belegen das Potential klinischer Therapiestudien.

Dennoch verbleiben eine Reihe von Patienten, die sich als primär oder sekundär resistent gegenüber den etablierten Chemotherapieprogrammen erweisen.

Wir konnten durch präklinische Simultantestung an der Heterotransplantatlinie ‚Ma' die Wirksamkeit einer Reihe von Zytostatika (Dacarbazin, Procarbazin und Methyl-CCNU) aufzeigen, die bisher nicht in die Standardkombinationen gehören. Ferner wurden eingeführte Substanzen (Adriamycin, Bleomycin, Cisplatin, Ifosfamid und Melphalan) in ihrer Wirksamkeit bestätigt, während Etoposid, Methotrexat und Vinblastin unwirksam erschienen[2].

Das Heterotransplantatmodell gestattet somit in Ergänzung der klinischen Therapieforschung das Potential aller verfügbaren antineoplastischen Substanzen durch präklinische Simultantestung auszuloten, um auf diese Weise das Problem der primären und sekundären Chemotherapieresistenz überwinden zu können.

2 R. Osieka, unveröffentlichte Ergebnisse.

5. Zusammenfassung

Zellbiologische, pharmakokinetische und tierexperimentelle Befunde werden zur Begründung der Überlegenheit der kontinuierlichen Infusion von Bleomycin gegenüber der Bolusinjektion herangezogen, obwohl in konventionellen Maustumorsystemen auch widersprüchliche Ergebnisse bekannt wurden. Die kontinuierliche Infusion von Bleomycin ist mittlerweile ein fester Bestandteil der erfolgreichen Kombinationstherapie nichtseminomatöser Hodenkarzinome geworden, obwohl keine randomisierten klinischen Studien zur optimalen Applikationsweise von Bleomycin vorliegen und derzeit solche randomisierten Studien mit Bleomycin als Monotherapie auch ethisch nicht mehr vertretbar erscheinen.

Im vorgestellten Heterotransplantatmodell wird es möglich, die Frage der optimalen Applikationsweise von Bleomycin auch präklinisch unter Bezug auf spezifische Tumorarten wie z.B. die nichtseminomatösen Hodentumoren zu bearbeiten, da in der Heterotransplantatsituation spezifische Eigenschaften des Donortumors exakt reproduziert werden.

Literatur

1. Akiyama S, Kuwano M (1981) Isolation and preliminary characterization of bleomycin-resistant mutants from Chinese hamster cells. J Cell Physiol 107:147–153
2. Alberts DS et al. (1978) Bleomycin pharmcokinetics in man. I. Intravenous administration. Cancer Chemother Pharmacol 1:177–181
3. Barranco SC, Luce JK, Romsdahl MM, Humphrey RM (1973) Bleomycin as a possible synchronizing agent for human tumor cells *in vivo*. Cancer Res 33:882–887
4. Barranco SC, Novak JK, Humphrey RM (1973) Response of mammalian cells following treatment with bleomycin and 1,3-bis(2-chloroethyl)-1-nitrosourea during plateau phase. Cancer Res 33:691–694
5. Barranco SC, Bolton WE (1977) Cell cycle phase recovery from bleomycin-induced potentially lethal damage. Cancer Res 37:2589–2591
6. Burger RM, Peisach J, Horwitz SB (1981) Mechanism of bleomycin action: *in vitro* studies. Life Sci 28:715–727
7. Clarkson JM, Humphrey RM (1976) The significance of DNA damage in the cell cycle sensitivity of Chinese hamster ovary cells to bleomycin. Cancer Res 36:2345–2349
8. Coonley C, Vugrin D, LaMonte Ch, Lacher JM (1981) Bleomycin infusion: Pulmonary toxicity. Proc Amer Ass Cancer Res Amer Soc Clin Oncol 22:369 (Abstr C-144)
9. Cooper KR, Hong WK (1981) Prospective study on the pulmonary toxicity of continuously infused bleomycin. Cancer Treatm Rep 65:419–425
10. Crooke ST, Bradner WT (1976) Bleomycin, a review. J Med 7:333–427
11. Drewinko B, Novak JK, Barranco SC (1972) The response of human lymphoma cells *in vitro* to bleomycin and 1,3-bis(2-chloroethyl)-1-nitrosourea. Cancer Res 32:1206–1208
12. Goldin A, Kline I (1978) The bleomycins: experimental tumor activity. In: Carter SK, Crooke ST, Umezawa H (eds) Bleomycin: current status and new developments (proceedings of a symposium, Oakland, Calif, October 1977). Academic Press, New York San Francisco London, pp 91–106
13. Iqbal ZM, Kohn KW, Ewig RAG, Fornace AJ jr (1976) Single-strand scission and repair of DNA in mammalian cells by bleomycin. Cancer Res 36:3834–3838
14. Jørgensen SJ (1972) Dose schedules in bleomycin treatment. Europ J Cancer 8:93–97
15. Kohn KW, Ewig RAG (1976) Effect of pH on the bleomycin-induced DNA single-strand scission in L1210 cells and the relation to cell survival. Cancer Res 36:3839–3841

16. Krakoff IH, Cvitkovic E, Currie V, Yeh S, LaMonte Ch (1977) Clinical pharmacologic and therapeutic studies of bleomycin given by continuous infusion. Cancer (Philad) 40:2027–2037
17. Lesser ML, Braun HI, Helson L (1980) Statistical methods for measuring and comparing treatment efficacies: application to nude mice experimentation. Exp Cell Biol 48:126–137
18. Mirabelli CK, Ting A, Huang CH, Mong S, Crooke ST (1982) Bleomycin and talisomycin sequence-specific strand scission of DNA: A mechanism of double-strand cleavage. Cancer Res 42:2779–2785
19. Osieka R, Madreiter H, Schmidt CG (1976) The effect of bleomycin on mitochondrial DNA. Z Krebsforsch 88:11–15
20. Peng YM, Alberts DS, Chen HSG, Mason N, Moon TE (1980) Antitumor activity and plasma kinetics of bleomycin by continuous and intermittent administration. Brit J Cancer 41:644–647
21. Prestayko AW, Crooke ST (1978) Clinical pharmacology of bleomycin. In: Carter SK, Crooke ST, Umezawa H (eds) Bleomycin: Current status and new developments (Proceedings of a symposium, Oakland, Calif, October 1977). Academic Press, New York San Francisco London, pp 117–130
22. Samuels ML, Johnson DE, Holoye PY (1975) Continuous intravenous bleomycin (NSC-125066) therapy with vinblastine (NSC-49842) in stage III testicular neoplasia. Cancer Chemother Rep 59:563–570
23. Sikic BI, Young DM, Mimnaugh EG, Gram TE (1978) Quantification of bleomycin pulmonary toxicity in mice by changes in lung hydroxyproline content and morphometric histopathology. Cancer Res 38:787–792
24. Sikic BI, Collins JM, Mimnaugh EG, Gram TE (1978) Improved therapeutic index of bleomycin when administered by continuous infusion in mice. Cancer Treatm Rep 62:2011–2017
25. Sikic BI, Evans TL (1981) Bleomycin hydrolase kinetics in the cytosol of malignant and normal tissues. Proc Amer Ass Cancer Res 22:239 (Abstr 948)
26. Suzuki H, Nagai K, Akutsu E, Yamaki H, Tanaka N, Umezawa H (1970) On the mechanism of action of bleomycin. Strand scission of DNA caused by bleomycin and its binding to DNA *in vitro*. J Antibiot (Tokyo) 23:473–480
27. Suzuki Y, Urano M, Ando K, Todoroki T, Koike S (1978) Repair of potentially lethal damage after single injection or continuous infusion of bleomycin. Gann 69:195–199
28. Takabe Y, Katsumata T, Watanabe M, Terasima T (1972) Lethal effect of bleomycin on cultured mouse L cells: comparison between fractionated and continuous treatment. Gann 63:645–646
29. Takabe Y, Watanabe M, Miyamoto T, Terasima T (1974) Demonstration of repair of potentially lethal damage in plateau-phase cells of Ehrlich ascites tumor after exposure to bleomycin. Gann 65:559–560
30. Takabe Y, Miyamoto T, Watanabe M, Terasima T (1977) Bleomycin: mammalian cell lethality and cellular basis of optimal schedule. J Nat Cancer Inst 59:1251–1255
31. Takeshita M, Grollman AP, Ohtsubo E, Ohtsubo H (1978) Interaction of bleomycin with DNA. Proc Nat Acad Sci (Wash) 75:5983–5987
32. Terasima T, Umezawa H (1978) Lethal effect of bleomycin on cultured mammalian cells. J Antibiot (Tokyo) 23:300–304
33. Twentyman PR (1976) Dose fractionation does not prevent repair of potentially lethal damage induced by bleomycin (NSC-125066) *in vivo*. Cancer Treatm Rep 60:259–260
34. Umezawa H, Ishizuka M, Maeda K, Takeuchi T (1967) Studies on bleomycin. Cancer (Philad) 20:891–895

Knochenmarktransplantation am Westdeutschen Tumorzentrum Essen

U. W. Schaefer und F. Schüning für das Transplantationsteam

Noch vor wenigen Jahren waren die schwere kombinierte Immundefizienz, die schwere Panmyelopathie, die akute Leukämie des Erwachsenen und die chronische myeloische Leukämie (CML) gar nicht oder nur selten heilbare, lebensbedrohliche Krankheiten. Inzwischen, seit die Knochenmarktransplantation aus dem experimentellen Stadium heraustritt und zunehmend erfolgreich ist, dürfen viele Patienten auf Heilung hoffen. Nachdem gezeigt werden konnte, daß die Transplantation von Knochenmark bei fortgeschrittenen Stadien dieser Erkrankungen zu endgültigen Heilungen führen kann, ging man kürzlich dazu über, bereits in frühem Krankheitsstadium Knochenmarktransplantationen durchzuführen. Inzwischen ist kaum noch Zweifel möglich, daß der Schritt zur frühzeitigen Transplantation zu einem therapeutischen Durchbruch geführt hat.

Im folgenden wollen wir unsere eigenen Erfahrungen mit Knochenmarktransplantationen bei Patienten mit Leukämie oder Panmyelopathie schildern.

Patientengut und Methodik

Von Dezember 1975 bis Dezember 1982 wurden an der Inneren Klinik (Tumorforschung) am Westdeutschen Tumorzentrum in Essen 44 Patienten für eine Knochenmarktransplantation ausgewählt. Bei 43 Patienten wurde die Transplantation durchgeführt, 1 Patientin verstarb nach Abschluß der Vorbehandlung unmittelbar vor der Transplantation. Patient, Spender und die engsten Familienangehörigen wurden in wiederholten Gesprächen sorgfältig über die möglichen Risiken und den noch experimentellen Charakter der Therapie aufgeklärt.

In 5 Fällen war die Knochenmarktransplantation wegen einer schweren Panmyelopathie erforderlich. 31 Patienten litten an einer akuten Leukämie, 6 an einer chronischen myeloischen Leukämie, 1 an einem myeloproliferativen Syndrom. Von den Leukämiepatienten befanden sich zum Zeitpunkt der Transplantation 14 im Rezidiv, 17 im Stadium der Vollremission. Im Falle der CML wurde die Knochenmarktransplantation in der chronischen Phase durchgeführt. Der Patient mit myeloproliferativem Syndrom erhielt die Transplantation wenige Wochen nach Diagnosestellung. Das Alter der Patienten lag zwischen 10 und 41 Jahren.

Markspender waren im allgemeinen HLA- und MLC-identische Geschwister. In 2 Fällen wurde ein Elternteil als Spender gewählt. 1 Patient mit Panmyelopathie und 1 Patient mit CML hatten einen identischen Zwilling als Spender. 2 Patienten mit akuter Leukämie, für die kein histokompatibler Spender gefunden werden konnte, wurde im Rezidiv autologes Knochenmark übertragen, das während der Vollremission entnommen und kryokonserviert worden war. 1 Patient, der sich in der 4. Remission einer akuten myeloischen Leukämie befand, erhielt Knochenmark von einem histokompatiblen unverwandten Spender. In 3 Fällen mußte wegen einer Major-Inkompatibilität der AB0-Blutgruppen vor der Transplantation eine Plasmapherese durchgeführt werden.

Alle Patienten mit Panmyelopathie waren mit Bluttransfusionen vorbehandelt, einige hatten zusätzlich Corticoide und Androgene bekommen. Die Leukämiepatienten, die die Transplantation im Rezidiv erhielten, waren zuvor mit einer Induktionstherapie, bestehend aus Daunomycin und Cytosin Arabinosid mit oder ohne Thioguanin, behandelt worden, an die sich vielfach eine mehrmonatige, zyklische Erhaltungstherapie mit Cytosin Arabinosid in Kombination mit Cyclophosphamid oder Thioguanin oder CCNU oder Daunomycin anschloß. Die Mehrzahl der Leukämiepatienten, die während der Vollremission transplantiert wurden, erhielten zusätzlich zur Induktionstherapie (Daunomycin + Cytosin Arabinosid ± Thioguanin) eine Konsolidierung, die im allgemeinen aus 2 Kursen, entsprechend dem COAP-Schema (Cyclophosphamid, Vincristin, Cytosin Arabinosid, Prednison) bestand. 2 Patienten mit akuter Leukämie hatten während der konventionellen Therapie eine prophylaktische Schädelbestrahlung erhalten.

Markentnahme

Die Markspender wurden am Tag vor der Markentnahme stationär aufgenommen. Die Entlassung erfolgte 2 Tage nach der Markspende. Die Markentnahme erfolgte in Vollnarkose oder in Spinalanästhesie durch percutane Nadelpunktionen im Bereich des knöchernen Beckens. Während des 1½ bis 2 Stunden dauernden Eingriffes erhielt der Donor Plasmaexpander und 500 ml Eigenblut, das ihm eine Woche zuvor entnommen worden war. Das aspirierte Mark wurde in mit Heparin versetzter Hanks'-Lösung suspendiert. Während der Markentnahme bestimmten wir regelmäßig die Zellkonzentration im Punktat und im peripheren Blut. Um die erforderliche Markzellzahl von $2–4 \times 10^8$ Zellen pro Kilogramm Körpergewicht des Empfängers zu erreichen, mußten 0,8–1,8 Liter Markblut abpunktiert werden. Für die beiden autologen Transplantationen waren Punktatmengen von 2 bzw. 2,3 Liter erforderlich. Nach Abschluß der Markentnahme wurde das Punktat durch Zentrifugation und Filtration für die Übertragung aufbereitet.

Vorbehandlung der Rezipienten

Spätestens 2 Wochen vor Transplantation wurden die Patienten stationär aufgenommen und für die Transplantation vorbereitet.

a) Panmyelopathie

Im Falle der Panmyelopathie erfolgte in der Regel eine immunsuppressive Vorbehandlung mit Cyclophosphamid (4 × 50 mg pro kg pro Tag). Der Gefahr einer hämorrhagischen Cystitis wurde durch forcierte Diurese und die Gabe von Uromitexan® vorgebeugt. Ein Patient, dem ein identischer Zwilling als Spender zur Verfügung stand, erhielt keinerlei immunsuppressive Vorbehandlung. Einem anderen Patienten, der durch multiple Bluttransfusionen sensibilisiert erschien, gaben wir zusätzlich zur Cyclophosphamid-Behandlung noch eine Bestrahlung sämtlicher Lymphknotenregionen (Kobaltgerät, 4 Fraktionen von täglich 1,90 Gy). Die Marktransfusion erfolgte am Tage nach der letzten Cyclophosphamidgabe oder letzten Bestrahlungsfraktion.

b) Akute Leukämie

Die Patienten mit Leukämie wurden mit Cyclophosphamid (60 mg pro kg pro Tag) an den Tagen – 6 und – 5 und einer Ganzkörperbestrahlung am Tag – 1 (Linearbeschleuniger, 8,60 Gy, Dosisleistung 0,08–0,15 Gy pro Minute) vorbehandelt. Ziel dieser Vorbehandlung, die ohne anschließende Knochenmarktransplantation tödlich wäre, waren maximale Immunsuppression und endgültige Elimination der leukämischen Zellpopulation. Die Mehrzahl der Patienten mit akuter Leukämie erhielt vor der Strahlentherapie eine intrathekale Gabe von Cytosin Arabinosid.

c) Chronische myeloische Leukämie

Die Patienten mit CML, die zum Zeitpunkt der Transplantation ausnahmslos in der chronischen Krankheitsphase waren, wurden zunächst mit Busulfan und Thioguanin vorbehandelt. Nach einer Therapiepause von ca. 2 Wochen erfolgte dann wie bei der akuten Leukämie eine Konditionierungstherapie mit Endoxan und Ganzkörperbestrahlung. Vorbedingungen für die Knochenmarktransplantation waren normale Größe von Leber und Milz und normale oder subnormale Werte der peripheren Blutzellen. Bei einer Patientin war Jahre zuvor eine Splenektomie durchgeführt worden.

d) Myeloproliferatives Syndrom

Der Patient mit myeloproliferativem Syndrom wurde ebenfalls mit Cyclophosphamid und Ganzkörperbestrahlung vorbehandelt. Bei diesem Patienten war die Knochenmarktransplantation die Primärtherapie.

Die Transplantation des Knochenmarkes erfolgte jeweils am Tage nach der Bestrahlung durch intravenöse Infusion über einen zentralen Venenkatheter. Nach der Transplantation wurde prophylaktisch gegen immunologische Unverträglichkeitsreaktion (Graft-versus-Host-Reaktion) über eine Zeit von 100 Tagen regelmäßig Methotrexat appliziert.

Supportive Maßnahmen

Während der aplastischen Phase in den ersten Wochen nach Transplantation wurden regelmäßig Thrombozytenkonzentrate von Blutbankspendern oder vom Knochenmarkspender verabfolgt. Den Hämatokrit hielten wir durch Erythrozytentransfusionen von Blutbankspendern oder von Familienmitgliedern über 30%. Einige Patienten erhielten wegen resistenter Infektionen Granulozytentransfusionen von HLA-identischen Familienmitgliedern. Alle Patienten mußten während der frühen Post-Transplantationsphase wegen schwerer Stomatitis komplett parenteral ernährt werden. Wir infundierten Glukose, Aminosäuren, Elektrolyte und Vitamine und bei Bedarf Humanalbumin. Auf Fettemulsionen wurde verzichtet.

Gnotobiotische Maßnahmen

Während des gesamten stationären Aufenthaltes befanden sich die Patienten unter strengem gnotobiotischem Schutz. In regelmäßigen Abständen wurde ein mikrobiologisches Inventarium erstellt. Unter Zuhilfenahme von nichtresorbierbaren Antibiotika und Antimykotika erfolgte eine orale Dekontamination. Die Wahl der Medikamente richtete sich nach dem individuellen Resistenzmuster der patienteneigenen Flora. Ein Teil der Patienten wurde vor der Knochenmarktransplantation 2 Wochen lang mit Cotrimoxazol behandelt, um Infekten durch Pneumocystis carinii vorzubeugen.

Die ersten 26 Patienten wurden in Laminar-Air-Flow-Zelten, die folgenden auf einer neu erbauten Spezialstation mit „Barrier Nursing" isoliert. Die Nahrung wurde durch Autoklavieren sterilisiert. Mit Hilfe dieser Maßnahmen konnten wir in 40–70% der Stuhlproben und in 20–40% der Rachenproben Keimfreiheit erzielen.

Wenn die Körpertemperatur über 38,5 °C anstieg, wurde eine Therapie mit bakteriziden Breitbandantibiotika begonnen. Trotz der strikten gnotobiotischen Maßnahmen mußte bei allen Patienten eine antibiotische Systemtherapie erfolgen.

Während der Bestrahlung wurde der gnotobiotische Schutz nicht unterbrochen, da ein Transportisolator zur Verfügung stand. Die gnotobiotischen Regeln wurden über den Zeitpunkt der hämopoetischen Rekonstitution hinaus für ca. 2–4 Monate aufrechterhalten. Die Rekontamination erfolgte nach Absetzen der Antibiotika durch orale Gabe von Yoghurt. Bei einem Teil der Patienten wurden außerdem ausgewählte Stuhlkeime des Knochenmarkspenders peranal instilliert. Antimykotika nahmen die Patienten auch nach Entlassung noch 4–8 Wochen ein.

Resultate

Angehrate (Take)

Bei allen Patienten, die mehr als 4 Wochen überlebten, konnte ein Angehen (Take) des Transplantats beobachtet werden. Zum Beweis dienten die periphere Zellzahl, Knochenmarksbiopsien und genetische Marker. In keinem Fall kam es zu einer Abstoßung des Transplantats. Der hämatopoetische Chimärismus war – soweit durch genetische Marker prüfbar – komplett und von Dauer. Die ersten Zeichen der beginnenden hämatopoetischen Rekonstitution ließen sich nach ca. 12 Tagen beobachten. Nach 3–4 Monaten hatten die peripheren Blutzellen in der Regel wieder Normwerte erreicht. Major-AB0-Inkompatibilität konnte durch Plasmapheresen erfolgreich überwunden werden. Zeichen einer chronischen Hämolyse ergab sich in diesen Fällen nicht.

Frühe Toxizität

Während der Bestrahlung kam es bei fast allen Patienten zu Erbrechen und Anstieg der Körpertemperatur. In einigen Fällen trat ein Schüttelfrost auf. In den ersten Tagen nach Bestrahlung hatten alle Patienten Diarrhoen, später wurden die typischen dünnen Stühle bei Dekontamination beobachtet.

Alle Patienten litten an einer mäßigen oder schweren Stomatitis, bedingt durch Chemotherapie und Bestrahlung. Eine hämorrhagische Cystitis infolge Cyclophosphamid trat in keinem Falle auf. Mehrere Patienten hatten leichte oder mäßige Irritationen der Haut, die nach hämopoetischer Rekonstitution verschwanden. 4 Patienten verstarben an kardiotoxischen Nebenwirkungen der Vorbehandlung, 3 wenige Tage nach Transplantation, 1 unmittelbar nach Abschluß der Bestrahlung. Alle 4 Patienten waren während der konventionellen Therapie intensiv vorbehandelt worden und hatten auch kardiotoxische Anthracycline erhalten. Bei einem Patienten lag eine mäßiggradige hypertrophe Kardiomyopathie vor. Dieses Vitium cordis war zwar bereits vorher bekannt, wir entschlossen uns aber trotzdem zur Transplantation, da diese für den Patienten die einzige Überlebenschance war.

5 Patienten erwarben in der hypoplastischen Phase nach Transplantation eine tödliche interstitielle Pneumonie. 1 Patient verstarb an einer akuten gelben Leberdystrophie unklarer Genese. In 2 Fällen führten Infektionen in der frühen Post-Transplantationsphase zum Tod (Candida-Pneumonie, Sepsis durch Staphylococcus epidermidis).

Graft-versus-Host-Reaktion (GVHR)

Eine GVHR wurde bei 6 Patienten beobachtet, bei 2 Patienten war die Reaktion akut, in 4 Fällen chronisch. Die Patienten mit akuter GVHR verstarben wenige Wochen nach Transplantation. Von den 4 Patienten mit chroni-

Tabelle 1. Knochenmarktransplantation bei Panmyelopathie (PanMP), akuter Leukämie (AL), chron.-myeloischer Leukämie (CML) und myeloproliferativem Syndrom (MPS). Essener Resultate seit Dezember 1975

Name	Alter/ Geschlecht	Diagnose	Spender	Überlebenszeit	Jetziger Status	Todesursache
1) J.H.	33 J., m.	PanMP	id. Zwilling	über 2¾ Jahre	ausgezeichnet	–
2) P.C.	24 J., w.	PanMP	Schwester	über 2 Jahre	ausgezeichnet	–
3) B.St.	20 J., w.	PanMP	Mutter	über 1¼ Jahre	ausgezeichnet	–
4) E.H.	25 J., w.	PanMP	Bruder	über 4 Mon.	ausgezeichnet	–
5) A.L.	29 J., m.	PanMP	Bruder	55 Tage	–	akute GVHR
6) M.O.	16 j., w.	AL.-Rez.	Schwester	128 Tage	–	ZNS-Infekt (Virus?)
7) G.F.	24 J., w.	AL.-Rez.	Schwester	17 Tage	–	Myokardblutung
8) G.Sch.	29 J., w.	AL.-Rez.	Schwester	241 Tage	–	chron. GVH, Infekte
9) G.J.	41 J., w.	AL.-Rez.	Schwester	59 Tage	–	Leuk. Rezidiv
10) E.B.	21 J., w.	AL.-Rez.	Bruder	über 5 Jahre	ausgezeichnet	–
11) W.K.	23 J., m.	AL.-Rez.	Bruder	615 Tage	–	Leuk. Rezidiv
12) G.L.	25 J., w.	AL.-Rez.	Schwester	385 Tage	–	Leuk. Rezidiv
13) E. Bi.	32 J., w.	AL.-Rez.	Bruder	39 Tage	–	akute GVH
14) M.Kr.	23 J., w.	AL.-Rez.	Bruder	109 Tage	–	Leuk. Rezidiv
15) D.Sch.	21 J., m.	AL.-Rez.	Bruder	14 Tage	–	Interst. Pneumonie
16) E.R.	28 J., m.	AL.-Rez.	Bruder	22 Tage	–	Sepsis (Staph. albus)
17) M.F.	29 J., w.	AL.-Rez.	Schwester	30 Tage	–	Interst. Pneumonie
18) H.B.	38 J., m.	AL.-Rez.	autolog	145 Tage	–	Infekte
19) I.K.	24 J., w.	AL.-Rez.	autolog	130 Tage	–	Leuk. Rezidiv
20) I.L.	19 J., w.	AL.-Rem.	Bruder	556 Tage	–	Leuk. Rezidiv

21)	M.Bl.	18 J., m.	AL.-Rem.	Schwester		35 Mon.	–	GVHR/Interst. Pneumonie
22)	F.K.	27 J., m.	AL.-Rem.	Bruder	über	2¾ Jahre	ausgezeichnet	–
23)	I.T.	31 J., w.	AL.-Rem.	Schwester		20 Tage	–	Pilzpneumonie
24)	B.U.	21 J., w.	AL.-Rem.	Schwester	über	1¾ Jahre	ausgezeichnet	–
25)	M.H.	40 J., w.	AL.-Rem.	Schwester	über	1½ Jahre	ausgezeichnet	–
26)	M.Bu.	21 J., w.	AL.-Rem.	Bruder	über	7 Mon.	ausgezeichnet	–
27)	J.P.	18 J., m.	AL.-Rem.	Schwester		Jahr	–	GVHR/Infekte
28)	K.-H.E.	39 J., m.	AL.-Rem.	Schwester		58 Tage	–	akute Leberdystrophie
29)	R.R.	31 J., m.	AL.-Rem.	Bruder	über	1 Jahr	ausgezeichnet	–
30)	M.N.	34 J., m.	AL.-Rem.	Bruder	über	10 Mon.	chron. GVHR	–
31)	S.E.	26 J., m.	AL.-Rem.	Bruder	über	9 Mon.	ausgezeichnet	–
32)	A.B.	41 J., w.	AL.-Rem.	Bruder	über	7 Mon.	ausgezeichnet	–
33)	U.K.	10 J., m.	AL.-Rem. (2.)	Schwester		24 Tage	–	Interst. Pneumonie
34)	A.F.	21 J., m.	AL.-Rem. (2.)	Bruder		2 Tage	–	Vitium cordis
35)	B.Sch	40 J., w.	AL.-Rem.	Schwester		23 Tage	–	Interst. Pneunomie
36)	K.M.	29 J., m.	AL.-Rem. (4.)	Unverwandter		16 Tage	–	Cardiotoxizität
37)	N.H.	33 J., m.	CML	Id. Zwilling	über	8 Mon.	ausgezeichnet	–
38)	C.K.	28 J., w.	CML	Bruder		30 Tage	–	Interst. Pneumonie
39)	M.S.	16 J., m.	CML	Vater	über	4 Mon.	ausgezeichnet	–
40)	M.K.	29 J., m.	CML	Bruder	über	3 Mon.	ausgezeichnet	–
41)	W.B.	38 J., w.	CML	Bruder	über	3 Woch.	kurz nach KMT	–
42)	G.F.	30 J., w.	CML	Bruder	über	8 Tage	kurz nach KMT	–
43)	W.Sch.	36 J., m.	MPS	Bruder	über	3 Mon.	ausgezeichnet	–

scher GVHR starben 3. Der überlebende Patient ist zur Zeit in gutem Allgemeinzustand; die GVHR ist durch Dyspigmentation und Trockenheit der Haut, mangelnden Tränenfluß, diskrete Erhöhung der Leberenzyme und Infektanfälligkeit gekennzeichnet. Therapeutsch erwiesen sich bei diesem Patienten Azathioprin und Prednison als sehr gut wirksam. Die 3 anderen Patienten mit chronischer GVHR verstarben 8 Monate, 1 Jahr bzw. 3 Jahre post transplantationem. Bei diesen Patienten konnte zwar die GVHR durch immunsuppressive Therapie (Antithymozytenglobulin bzw. Azathioprin und Prednison) gut kontrolliert werden, doch führten rezidivierende Pneumonien zum Tod. Der Patient, der die Knochenmarktransplantation 3 Jahre mit einer chronischen GVHR überlebte, hatte wiederholt bakterielle und virale Infektionen (Otitis, Sinusitis, Herpes zoster, bakterielle Pneumonie), zum Tode führte eine foudroyant verlaufende interstitielle Pneumonie.

Leukämisches Rezidiv

Leukämische Rezidive wurden nach allogener Knochenmarktransplantation bei 5 und nach autologer Transplantation bei 1 Patienten beobachtet. In 5 Fällen war die Transplantation im leukämischen Rezidiv erfolgt. Von den Patienten, die während der Vollremission eine Knochenmarktransplantation erhielten, erlitt bisher nur 1 Patientin ein leukämisches Rezidiv. In diesem Falle trat das Rezidiv 3 Monate nach Transplantation auf, eine erneute konventionelle Polychemotherapie resultierte in einer zweiten Vollremission.

Überleben

Von den 5 Patienten, die wegen einer Panmyelopathie mit einer Knochenmarktransplantation behandelt wurden, verstarb 1 Patient an einer akuten GVHR. Die übrigen 4 Patienten leben in bestem Allgemeinzustand mit normaler Hämatopoese und sind wahrscheinlich geheilt.

Von den 12 Patienten, die im leukämischen Rezidiv eine allogene Knochenmarktransplantation erhielten, lebt noch 1 Patientin, und zwar schon über 5 Jahre. Bis auf eine diskrete radiogene Katarakt ist die Patientin beschwerdefrei, ihre Hämatopoese ist vom Typ des männlichen Markspenders. Die anderen 11 Patienten aus dieser prognostisch ungünstigen Gruppe verstarben innerhalb von 1¾ Jahren nach Knochenmarktransplantation.

Bei 2 Patienten, denen im leukämischen Rezidiv kryokonserviertes autologes Knochenmark transplantiert wurde, ging das Mark an und führte zu einer hämopoetischen Rekonstitution. Der erste Patient verstarb nach 5 Monaten an Infekten, im anderen Falle führte ein erneutes leukämisches Rezidiv nach 130 Tagen zum Tod.

Aus der Gruppe der 14 Patienten mit akuter myeloischer Leukämie, die während der ersten Vollremission eine allogene Marktransplantation erhielten, leben noch 8 Patienten. 6 Patienten verstarben, Todesursachen waren leukämisches Rezidiv (1), Pilzpneumonie (1), akute gelbe Leberdystrophie (1), interstitielle Pneumonie (1), GVHR mit interstitieller Pneumonie (1), GVHR mit Infekt (1). Von 3 Patienten mit akuter Leukämie, die in zweiter oder folgender Remission mit einer Knochenmarktransplantation behandelt wurden, überlebte keiner. Todesursachen waren interstitielle Pneumonie (1) und kardiogener Schock (2). Von den überlebenden Patienten leidet nur einer geringfügig an Symptomen einer chronischen GVHR (Hautdyspigmentation, mangelnder Tränenfluß), die übrigen sind beschwerdefrei.

In der Gruppe der CML-Patienten verstarb 1 Patientin an einer interstitiellen Pneumonie, die übrigen 5 Patienten sind ohne Beschwerden und offensichtlich frei von Leukämie. Das vor Knochenmarktransplantation vorhandene Philadelphiachromosom ist jetzt nicht mehr nachweisbar.

Der Patient mit myeloproliferativem Syndrom lebt und ist beschwerdefrei. Seine hämatologischen Werte sind normal.

Eine Übersicht über die wichtigsten Details bei den verschiedenen Patienten ist in Tabelle 1 gegeben.

Diskussion

Die Ergebnisse der verschiedenen Transplantationsgruppen und unsere eigenen Resultate zeigen, daß über die Hälfte der Patienten mit akuter Leukämie, chronischer myeloischer Leukämie oder schwerer Panmyelopathie geheilt werden kann, sofern eine frühzeitige Knochenmarktransplantation möglich ist [1–8]. Dagegen bietet die Transplantation in fortgeschrittenem Krankheitsstadium sowohl bei den Leukämien als auch bei der Panmyelopathie nur ausnahmsweise eine Chance auf Heilung. Von den 12 Patienten mit akuter Leukämie, denen wir im leukämischen Rezidiv allogenes Mark transplantierten, überlebte nur 1 Patientin. Sehr viel besser ist dagegen das Ergebnis in der Gruppe der Patienten, die das Transplantat in der ersten Vollremission erhielten. 8 von 14 dieser Patienten leben noch, nur 1 ist durch milde Symptome einer GVHR beeinträchtigt, die anderen sind völlig beschwerdefrei.

Die frühzeitige Transplantation in der Vollremission der Leukämie hat insbesondere die Rezidivgefahr deutlich gemindert. In der Gruppe der Remissionspatienten erlitt nur 1 Patient von insgesamt 17 trotz Transplantation ein erneutes Rezidiv, während bei Transplantation im leukämischen Rückfall bei 5 von insgesamt 14 Patienten die Leukämie nicht endgültig eliminiert werden konnte.

Während andere Zentren bei etwa der Hälfte der Patienten trotz Identität von HLA- und MLC-Antigenen Graft-versus-Host-Reaktionen sehen, scheint bei uns das Risiko deutlich niedriger zu liegen. Nur 6 Patienten erkrankten an GVHR, 2 an einer akuten, 4 an einer chronischen Form. Möglicherweise ist dies relativ günstige Ergebnis auf unsere besonders sorgfältigen gnotobiotischen Maßnahmen zurückzuführen. Keimfreiheit im Intestinaltrakt könnte die GVHR-Gefahr mindern, falls die Vorstellung korrekt ist, daß Oberflächenstrukturen von Darmbakterien oder Bakterienprodukte mit Immunreaktionen hämopoetischer Zellen interferieren.

Wenn auch GVHR, interstitielle Pneumonie, Infektanfälligkeit und leukämisches Rezidiv immer noch ernste Probleme sind, so erscheint doch die frühzeitige Knochenmarktransplantation bei den genannten Erkrankungen der konventionellen Therapie überlegen. Allerdings muß einschränkend betont werden, daß die Beobachtungszeit von wenig über einer Dekade noch kurz ist, und die Gefahr später Nebenwirkungen noch nicht sicher abgeschätzt werden kann.

Die Zentren werden sich auf einen rasch wachsenden Bedarf einstellen müssen. Während wir zunächst jährlich 1–8 Knochenmarktransplantationen durchführten, ist unsere Transplantationsfrequenz jetzt auf 2 pro Monat angestiegen. Falls die Auswahlkriterien (Altersgrenze bei 40 Jahren, Identität der Gewebsantigene, Geschwisterspender) gelockert werden können und neue Indikationen hinzukommen, wird die Transplantationsfrequenz weiter gesteigert werden müssen. Es ist zu hoffen, daß die jüngsten Fortschritte auf dem Sektor der Immunologie (monoklonale Antikörper) helfen, die GVHR besser zu verstehen, zu verhindern oder abzuschwächen. Wie weit gnotobiotische Maßnahmen in der Lage sind, GVHR und interstitielle Pneumonie zu verhindern, kann noch nicht endgültig gewertet werden. Durch Gnotobiotik allein kann man der Gefahr einer interstitiellen Pneumonie sicherlich nicht begegnen. Nur in einem Teil der Fälle läßt sich ein Erreger nachweisen (Viren, Pneumocystis carinii), offensichtlich muß man neben epidemiologischen Phänomenen insbesondere auch der Strahlentherapie vor Transplantation mehr Aufmerksamkeit widmen. Eine hohe Dosisleistung und eine hohe Gesamtdosis sind offensichtlich prädisponierend für eine interstitielle Pneumonie.

Zusammenfassung

In der Zeit von Dezember 1975 bis Dezember 1982 wurden an der Inneren Klinik und Poliklinik (Tumorforschung), Westdeutsches Tumorzentrum, Universitätsklinikum Essen, 43 Knochenmarktransplantationen durchgeführt. 5 Patienten litten an einer Panmyelopathie, 31 Patienten an einer akuten Leukämie, 6 an einer chronisch-myeloischen Leukämie und 1 an einem myeloproliferativen Syndrom. Von den Leukämiepatienten befanden sich zum Zeitpunkt der Transplantation 14 im Rezidiv, 14 in der ersten Vollremission und 3 in zweiter oder folgender Remission. 2 der Rezidivpatienten erhielten kryokonserviertes autologes Mark aus der Remissionsphase. 1 Panmyelopathiepatient und 1 Patient mit CML hatten einen identischen Zwilling als Spender. Alle anderen Patienten bekamen allogenes Mark von histokompatiblen Familienmitgliedern. Insgesamt leben noch 19 Patienten, aus der Gruppe der Panmyelopathiepatienten 4, aus der Gruppe der Patienten mit Leukämie im Rezidiv 1, aus der Gruppe der Patienten mit Leukämie in Vollremission 8, aus der Gruppe der CML-Patienten 5 sowie der Patient mit myeloproliferativem Syndrom. Von den überlebenden

Patienten ist 1 durch Symptome einer chronischen GVHR geringfügig beeinträchtigt, die übrigen sind völlig beschwerdefrei. Die längste Beobachtungszeit beträgt jetzt 5 Jahre. Bei den Verstorbenen waren leukämisches Rezidiv (6), interstitielle Pneumonie (6), GVHR (5), Kardiotoxizität (4) und Infektionen (4) die Haupttodesursachen. Offensichtlich bietet die Knochenmarktransplantation bei der Therapie der schweren Panmyelopathie, der akuten Leukämie des Erwachsenen und der chronisch-myeloischen Leukämie die derzeit beste Heilungschance. Voraussetzung ist, daß die Transplantation nicht im Endstadium der Erkrankung, sondern frühzeitig durchgeführt wird.

Danksagung

Wir danken den Schwestern und Pflegern für ihren aufopferungsvollen Dienst am Patienten. Unser Dank gilt weiter den vielen technischen Mitarbeitern der beteiligten Institutionen. Dem Landesamt für Forschung NRW Düsseldorf sowie der Deutschen Forschungsgemeinschaft (Sonderforschungsbereich 102) danken wir für finanzielle Unterstützung.

Transplantationsteam

Innere Klinik und Poliklinik (Tumorforschung): Prof. Dr. U. W. Schaefer, Prof. Dr. C. G. Schmidt, Dr. H. K. Mahmoud, Dr. Ursula Rüther, Dr. F. Schüning, Dr. R. Becher, Dr. J.-H. Beyer, Prof. Dr. D. Hossfeld, Dr. M. R. Nowrousian, Dr. S. Öhl, Prof. Dr. O. Wetter

Strahlenklinik: Dr. M. Bamberg, Prof. Dr. G. Schmitt, Prof. Dr. E. Scherer

Institut für Medizinische Mikrobiologie: Dr. Elsa Haralambie, Prof. Dr. G. Linzenmeier

Institut für Medizinische Virologie und Immunologie: Prof. Dr. H. Grosse-Wilde, Prof. Dr. Dr. E. Kuwert

Abteilung Blutspende- und Transfusionsdienst: Dr. Kirsten-B. Henneberg, Dr. W. Luboldt

Institut für Pathologie: Dr. H.-J. Richter, Prof. Dr. L. D. Leder

Hautklinik: Dr. D. Hantschke

Literatur

1. Blume KG et al. (1980) Bone-marrow ablation and allogeneic marrow transplantation in acute leukemia. N Engl J Med 302:1041
2. Powles HM et al. (1980) The place of bone-marrow transplantation in acute myelogenous leukaemia. Lancet I:1047
3. Thomas ED et al. (1977) One hundred patients with acute leukemia treated by chemotherapy, total body irradiation, and allogeneic marrow transplantation. Blood 49:511

4. Thomas ED et al. (1979) Marrow transplantation for acute nonlymphoblastic leukemia in first remission. N Engl J Med 11:597
5. Thomas ED et al. (1979) Marrow transplantation for patients with acute lymphoblastic leukemia in remission. Blood 54:468
6. Schaefer UW, Schmidt CG (1979) Knochenmarktransplantation bei akuter Leukämie: ein kuratives Therapiekonzept? Dtsch med Wschr 104:1715
7. Schaefer UW et al. (1982) Bone marrow transplantation in aplastic anemia and leukemia. In: Fliedner TM, Gössner W, Patrick G (eds) Late Effects After Therapeutic Whole-Body Irradiation. Eulep (European Late Effects Project Group) Symposium, Munich, August 27–28, 1981. EUR 8070; Radiation Protection Series. Office for Official Publications of the European Communities, Luxembourg, p 17
8. Schaefer UW et al. (1982) Knochenmarktransplantation bei Panmyelopathie und akuter Leukämie. Resultate des Westdeutschen Tumorzentrums Essen. Dtsch med Wschr 107:803

Kumulative Anthracyclin-Kardiotoxizität. Möglichkeiten für eine kardioselektive Protektion durch Begleittherapie mit Isozitrat und Niacin

M. E. Scheulen

Die Anthracycline Adriamycin und Daunomycin gehören zu den wirksamsten Substanzen bei der zytostatischen Chemotherapie maligner Tumoren und Systemerkrankungen [6]. Ihre klinische Anwendbarkeit ist über eine Gesamtdosis von 550 mg/m² hinaus durch ihre kumulative Kardiotoxizität eingeschränkt [32].

Adriamycin, Daunomycin und andere Anthracyclin-Derivate führen zu einer Reihe von biochemischen Reaktionen, die kardiotoxisch sein können. Sie interkalieren DNS [13], hemmen die DNS- und RNS-Synthese [37] und führen zu DNS-Doppelstrangbrüchen [52]. Sie werden kovalent an Proteine [55] und Nukleinsäuren [59] gebunden. Sie hemmen die Atmungskette [27] und bewirken eine Entkopplung der oxydativen Phosphorylierung [35]. Sie steigern den mikrosomalen Elektronenfluß [24] und führen zur Bildung von Superoxid-Radikalen [2] und zur Lipidperoxidation [22, 67]. Sie hemmen die Metmyoglobin-Reduktase [60], die NADP-Isozitrat-Dehydrogenase [68] und die Glutathion-Peroxidase [34, 15] und führen zu einer intrazellulären Verarmung an löslichen Sulfhydrylverbindungen [14]. Sie bewirken eine Erhöhung des frei-ionisierten zytoplasmatischen Calciums [45, 10]. Sie führen zu einer Freisetzung von Histamin und anderen vasoaktiven Substanzen [8].

Angesichts der Fülle der in der Literatur beschriebenen potentiell kardiotoxischen biochemischen Anthracyclin-Effekte sind die Fragen nach der(n) *primär* kardiotoxischen Reaktion(en) und danach, ob eine Trennung von erwünschter zytostatischer Wirkung und unerwünschter kardiotoxischer Nebenwirkung möglich ist, nur äußerst zurückhaltend zu beantworten, zumal der der zytostatischen Wirkung der Anthracycline zugrundeliegende Mechanismus nicht endgültig geklärt zu sein scheint. Vor kurzem ist von Tritton und Yee [61] beschrieben worden, daß Adriamycin zytotoxisch wirkt, ohne von den Zellen aufgenommen worden zu sein.

Um das Problem der Adriamycin-Kardiotoxizität zu lösen, kommen drei experimentelle Ansatzpunkte in Betracht:

1. Die Entwicklung neuer zytostatisch wirksamer Anthracycline mit geringerer Kardiotoxizität,

2. Die Entwicklung weniger kardiotoxisch wirkender Therapieformen und

3. Die Suche nach einer kardioprotektiven Begleittherapie, die nicht mit der antineoplastischen Wirkung von Adriamycin interferiert.

Bezüglich *neuer Adriamycin-Derivate* liegen mehrere vielversprechende klinische Untersuchungen von sogenannten Klasse II-Anthracyclinen (Aclacinomycin A, Marcellomycin, Musettamycin, Cinerubin u.a.) mit möglicherweise geringerer kardiotoxischer Wirkung bei vergleichbarer Antitumorwirkung vor. Ursache dafür könnte die im Gegensatz zu den Klasse I-Anthracyclinen (Adriamycin, Daunomycin, Carminomycin, A.D. 32 u.a.) nachgewiesene höhere Selektivität bezüglich der Hemmung der RNS-Synthese und dabei besonders bezüglich der nukleolären RNS-Synthese sein [49]. Dabei ist die Zugehörigkeit eines Anthracyclins zu einer der beiden Klassen an bestimmte strukturelle Voraussetzungen gebunden (vgl. Abb. 1): Klasse I-Anthracycline (vgl. Adriamycin) haben eine Carbonyl-Gruppe an C_{13}, keinen Substituenten an C_{10} und ein glykosidisch gebundenes Daunosamin an C_7. Klasse II-Anthracycline (vgl. Aclacinomycin A) haben keine Carbonyl-Gruppe an C_{13}, eine Carbomethoxy-Gruppe mit definierter stereochemischer Konfiguration an C_{10} und mit Ausnahme von Pyrromycin Di- oder Trisaccharide an C_7, wobei immer der Aminozucker Rhodosamin beteiligt ist.

Bezüglich der Entwicklung *neuer, weniger kardiotoxischer Therapieformen* konnte gezeigt werden, daß die Vermeidung hoher Spitzenkonzentrationen von Adriamycin im Serum durch niedrig-dosierte wöchentliche intravenöse Adriamycingaben [66, 11] oder durch Dauerinfusion von Adriamycin über 48–96 Stunden [33] zu einer Reduktion der Kardiotoxizität zu führen scheint, ohne die Antitumorwirkung zu beeinträchtigen. Zu erwähnen sind in diesem Zusammenhang auch die Versuche, die kardiotoxische Wirkung durch die Verwendung von Liposomen als Träger für Adriamycin [50] oder durch Anwendung von DNS-Adriamycin-Komplexen [62, 48] zu verringern.

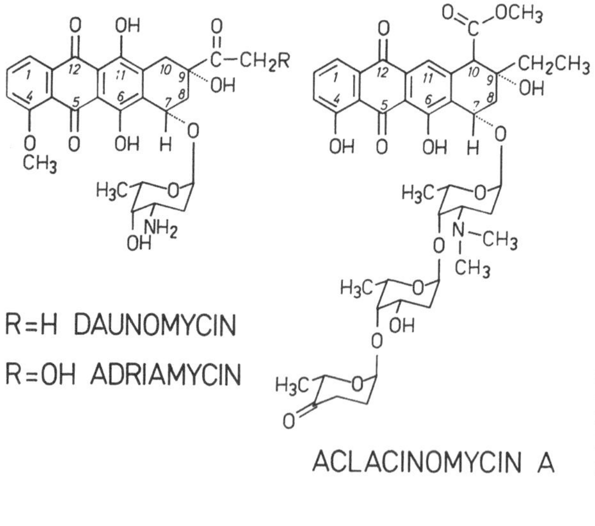

R=H DAUNOMYCIN

R=OH ADRIAMYCIN

ACLACINOMYCIN A

Abb. 1. Strukturvergleich von Klasse I-Anthracyclinen (Adriamycin, Daunomycin) und Klasse II-Anthracyclinen (Aclacinomycin A)

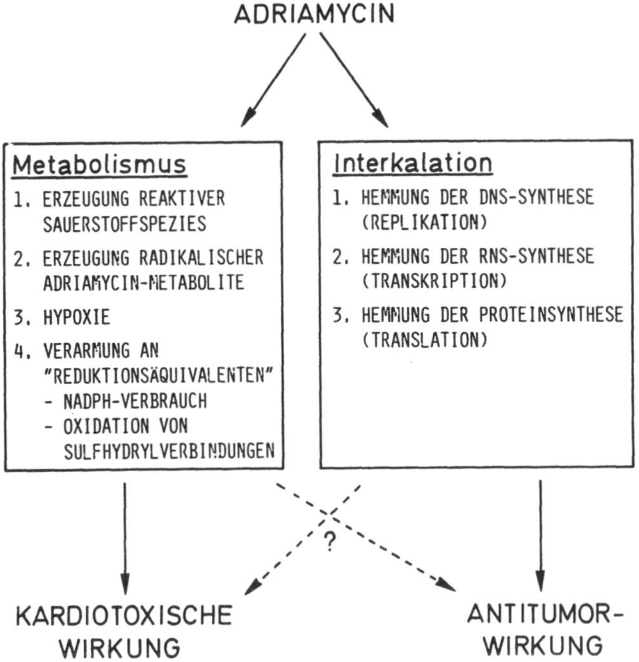

Abb. 2. Hypothetische Trennung von spezifisch kardiotoxisch-wirkenden und antineoplastisch-wirkenden Reaktionen der Anthracycline

Die Suche nach *Kardioprotektiva* hat zu einer Reihe von Substanzen geführt, deren kardioprotektive Wirksamkeit zum Teil kontrovers diskutiert wird. Zu diesen Substanzen gehören Ubichinon (Coenzym Q_{10}) [30], alpha-Tokopherol (Vitamin E) [43], ICRF-187 und ICRF-159 (Razoxane) [25, 64], Digoxin [23], N-Acetyl-Cystein und Cysteamin [45, 16], Verapamil [21], Adenosin [44] und Ascorbat (Vitamin C) [20].

Eine kardioprotektiv wirkende Substanz darf nicht mit der antineoplastischen Wirkung von Adriamycin interferieren und darf selbst nicht toxisch sein. Sie muß mindestens entweder die Forderung nach *Reaktionsselektivität* oder nach *Organselektivität, d.h. Kardioselektivität*, erfüllen.

Voraussetzung für das Vorliegen von *Reaktionsselektivität* ist, daß sich die durch den Kardioprotektor hemmbare(n) primäre(n) biochemische(n) Reaktion(en) von Adriamycin, die eine Herzschädigung bewirkt(en), von der(denen) unterscheidet(n), die die biochemische Grundlage der Antitumorwirkung ist(sind). Voraussetzung für das Vorliegen von *Organselektivität, d.h. Kardioselektivität* ist, daß der Kardioprotektor von der Herzzelle, nicht aber von der Tumorzelle aufgenommen wird oder in der Herzzelle im Gegensatz zur Tumorzelle aktiviert wird oder Schutzmechanismen auslöst. Als Beispiel für Organselektivität sei an das zur Vermeidung der Oxazaphosphorin-induzierten Urotoxizität erfolgreich in der Klinik angewandte Mesna erinnert [57].

Obwohl die Aussichten auf eine Verwirklichung des Konzepts der *Reaktionsselektivität* unterschiedlich beurteilt werden, scheint biochemisch eine teilweise Differenzierung zwischen kardiotoxischen und antineoplastischen Reaktionen der Anthracycline möglich (vgl. Abb. 2). Die Antitumorwirkung hängt am ehesten mit der Interkalation der Anthracycline [12] mit Hemmung der Replikation, Transskription und Translation [37] in proliferierenden Tumorzellen zusammen. Eine von Hixon et al. [26] beobachtete Hemmung der mitochondrialen DNS-Synthese im Herzen ist wahrscheinlich nicht spezifisch für Adriamycin [18], zumal Herzzellen über ein Alter von zwei Monaten hinaus nicht mehr proliferieren [69]. Im Gegensatz dazu ist die Kardiotoxizität in erster Linie im Zusammenhang mit dem NADPH-Cytochrom P-450 Reduktase abhängigen Redox-Zyklus der Anthracycline zu sehen [24, 2, 22], der auch intranukleär nachgewiesen wurde [3]. Im Zusammenhang mit diesem Redox-Zyklus kann es unter Berücksichtigung der für den Herzmuskel charakteristischen physiologisch-chemischen Besonderheiten (z. B. hoher Sauerstoffverbrauch, Enzymmuster mit geringer Katalase-, Superoxiddismutase- und Glutathion Peroxidase-Aktivität [51, 15, 65]) unter aeroben Bedingungen zu folgenden potentiell kardiotoxischen Reaktionen kommen [53] (vgl. Abb. 3):

1. Zyklischer Sauerstoffverbrauch, der zur Hypoxie führen kann,
2. Zyklische Erzeugung toxischer reaktiver Sauerstoffspezies, wie Superoxid-Radikale $\cdot O_2^-$ [17], Wasserstoffperoxid H_2O_2 und Hydroxylradikale $\cdot OH$ [31], die DNS-Strangbrüche [4], Enzymaktivierung und eine Membranschädigung über Lipidperoxidation [42] bewirken können.
3. Zyklische intermediäre Bildung von toxischen Adriamycin-Semichinonradikalen, die durch kovalente Bindung an zelluläre Makromoleküle [59, 55] zu einer Zerstörung von Nukleinsäuren, zu Enzyminaktivierung und Membranschädigung führen können.
4. Verarmung an „Reduktionsäquivalenten" durch zyklischen NADPH-Verbrauch und Oxidation von Sulfhydrylverbindungen [46, 47]. Damit verbunden zusätzliche Beeinträchtigung der im Herzmuskel ohnehin spärlichen und durch Adriamycin gehemmten Schutzmechanismen zur Inaktivierung toxischer reaktiver Sauerstoffspezies und toxischer reaktiver radikalischer Adriamycin-Metaboliten [68, 15].

Daraus resultiert in der Bruttoreaktion eine Überschwemmung der Herzzellen mit toxischen radikalischen Sauerstoff- und Adriamycin-Metaboliten.

Diese Vorstellung von der Ursache der Adriamycin-Kardiotoxizität hat zu intensiven Untersuchungen von „free radical scavengers" geführt, wobei sich das Interesse vorwiegend auf das lipophile alpha-Tokopherol [43, 67] und hydrophile Sulfhydrylverbindungen wie N-Acetyl-Cystein und Cysteamin [45, 16] konzentriert hat. Inzwischen muß die Lipidperoxidation als Ursache der Adriamycin-Kardiotoxizität sehr kritisch beurteilt werden [38, 56]. Sie scheint statt von Adriamycin selber primär von der gleichzeitig vor-

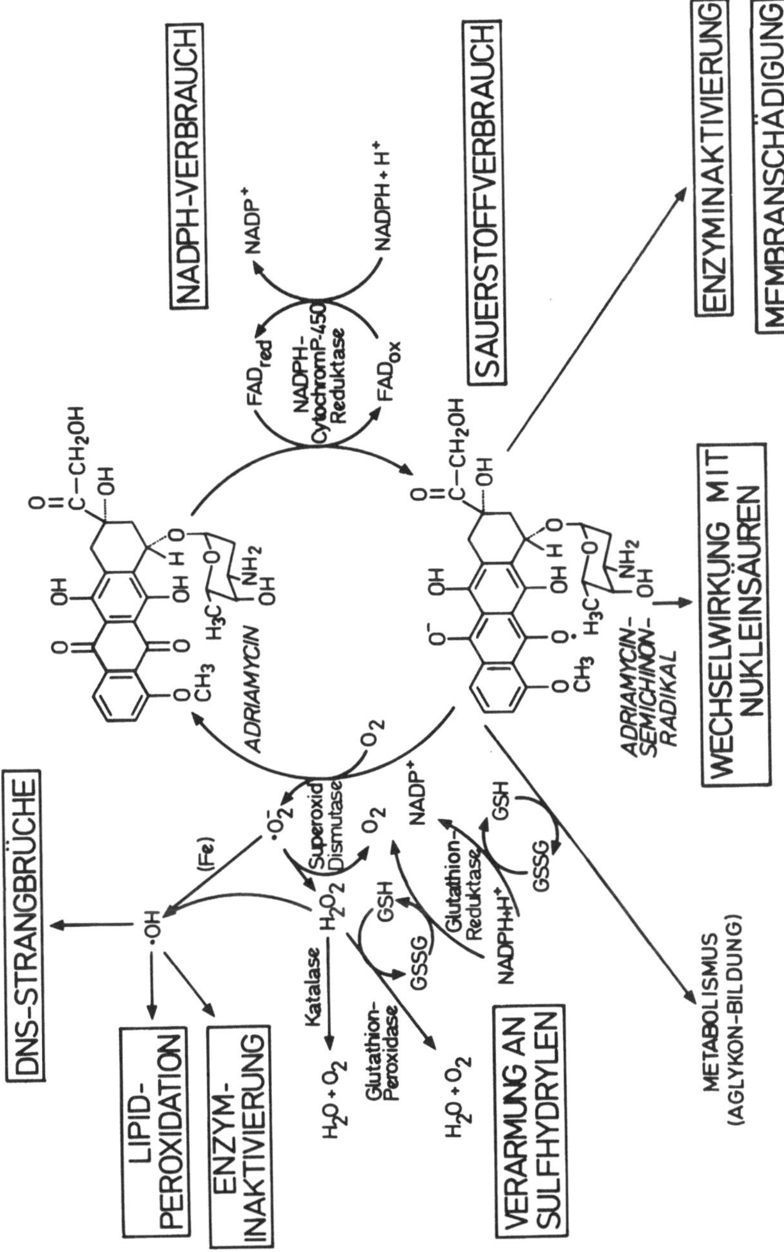

Abb. 3. Redox-Zyklus der Anthracycline und damit in Verbindung stehende toxische Reaktionen

Tabelle 1. Kovalente Bindung von ^{3}H-Adriamycin-Metaboliten an Rinderserumalbumin und mikrosomales Protein

	pMol ^{3}H-Adriamycin-Metaboliten gebunden pro	
	mg RSA/30 min	mg mikros. Protein/30 min
Vollständiges System	208 ± 28	425 ± 62
minus NADPH	9 ± 1	62 ± 12
plus 1 m*M* Glutathion$_{red}$	69 ± 19	101 ± 5
plus 1 m*M* N-Acetyl-Cystein	76 ± 14	148 ± 43

$\bar{x} \pm SD$, $n = 4$ In allen Fällen: $p < 0.005$

liegenden Konzentration an Eisen-Ionen abhängig zu sein [28, 12, 39]. Diese Vermutung erklärt möglicherweise die kardioprotektive Wirkung der nicht-polaren Derivate der Komplexbildner EDTA ICRF-159 und ICRF-187 [25, 64]. Infolgedessen muß eine Kardioprotektion durch alpha-Tokopherol als fraglich angesehen werden [36, 7, 63]. Problematisch erscheint auch die direkte Verabreichung von Sulfhydrylverbindungen, die u.a. die kovalente Proteinbindung von Adriamycin-Metaboliten hemmen [54] (vgl. Tabelle 1). Die kardioprotektive Wirkung der Sulfhydryle ließ sich zwar experimentell nachweisen [16], der Nachweis einer Kardioprotektion durch N-Acetyl-Cystein in der Klinik steht jedoch noch aus [41, 40]. Darüber hinaus haben eigene Untersuchungen [58] (vgl. Abb. 5) im Gegensatz zu den Befunden von Freeman et al. [19] und Doroshow et al. [16] Hinweise darauf ergeben, daß die direkte Verabreichung des Sulfhydryls N-Acetyl-Cystein die Antitumorwirkung von Adriamycin beeinträchtigt.

Unter der Vorstellung einer *Organselektivität, d. h. Kardioselektivität* der kardioprotektiven Begleittherapie wurde Isozitrat untersucht [58]. Dabei war ausschlaggebend, daß die NADPH-Regeneration herzspezifisch vorwiegend über die NADP-Isozitrat-Dehydrogenase-Reaktion [68] im Gegensatz zu den sonst vorherrschenden Regenerationsmechanismen über den „pentose phosphate shunt" (NADP-Glucose-6-Phosphat-Dehydrogenase und NADP-6-Phosphogluconat-Dehydrogenase) oder das „malic enzyme" (NADP-Malat-Dehydrogenase (decarboxylierend)) erfolgt. Dementsprechend sollte Isozitrat als kardioselektives Substrat für die Regeneration von NADPH deswegen zu einer Kardioprotektion bei der Adriamycintherapie führen (vgl. Abb. 4), weil die Verarmung an „Reduktionsäquivalenten" durch zyklischen NADPH-Verbrauch und die Oxidation von Sulfhydrylverbindungen von primärer Bedeutung für die Adriamycin-Kardiotoxizität zu sein scheint.

Außerdem wurde Niacin auf seine kardioprotektive Wirkung hin untersucht [58]. Niacin ist ein Vorläufer von NADP (vgl. Abb. 4) und führt zu einer Reduktion der Paraquat-Toxizität [9], die auf einem ähnlichen biochemischen Mechanismus der zyklischen Erzeugung toxischer reaktiver Sauerstoffspezies zu beruhen scheint wie die der Anthracycline [29].

Die Grundlage für die im Vergleich zur direkten Gabe von N-Acetyl-Cystein durchgeführte Untersuchung von Isozitrat und Niacin ist, kardioselektiv hohe Konzentrationen an reduziertem Glutathion über die NADP-Isozitrat-Dehydrogenase- und NADPH-Glutathion-Reduktase-Reaktion aufzubauen (vgl. Abb. 4). In Übereinstimmung mit diesem Konzept ist von Babson et al. [1] die protektive Rolle des NADPH-abhängigen Glutathion-Redoxzyklus beschrieben worden.

Um den Einfluß der drei potentiellen Kardioprotektoren auf die Antitumorwirkung von Adriamycin zu ermitteln, wurden NMRI-Mäuse 43 Stunden nach Inokulation von $1{,}25 \times 10^9$ Ehrlich Aszites Tumorzellen/kg mit 4 mg/kg Adriamycin i.p. behandelt. Zusätzlich wurde dreimal entweder physiologische Kochsalzlösung, 500 mg/kg Isozitrat, 500 mg/kg Niacin bzw. 100 mg/kg N-Acetyl-Cystein i.p. verabreicht.

Die Überlebenskurven (vgl. Abb. 5) zeigen, daß Isozitrat und Niacin keinen signifikanten Einfluß auf die Antitumorwirkung von Adriamycin bei Mäusen mit Ehrlich Aszites Tumoren haben. Im Gegensatz dazu bestand eine deutliche Zunahme tumorabhängiger Todesfälle nach dreimaliger Gabe von 500 mg/kg N-Acetyl-Cystein. Auch nach Reduktion der Dosis auf dreimal 100 mg/kg N-Acetyl-Cystein ergab sich noch ein deutlicher Unterschied gegenüber der Kontrollgruppe (vgl. Abb. 5) mit einer mittleren Überlebenszeit von 78 Tagen (vgl. Tabelle 3).

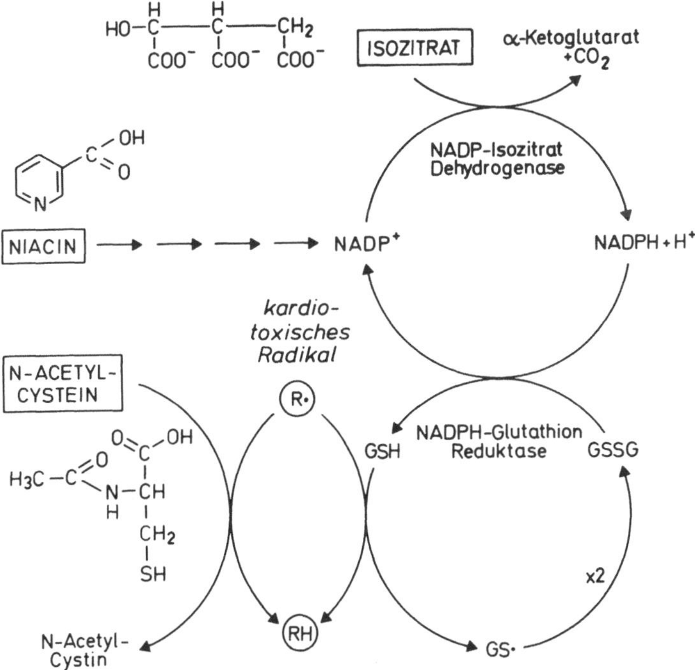

Abb. 4. Modell zum biochemischen Mechanismus der kardioprotektiven Wirkung von Isozitrat, Niacin und N-Acetyl-Cystein

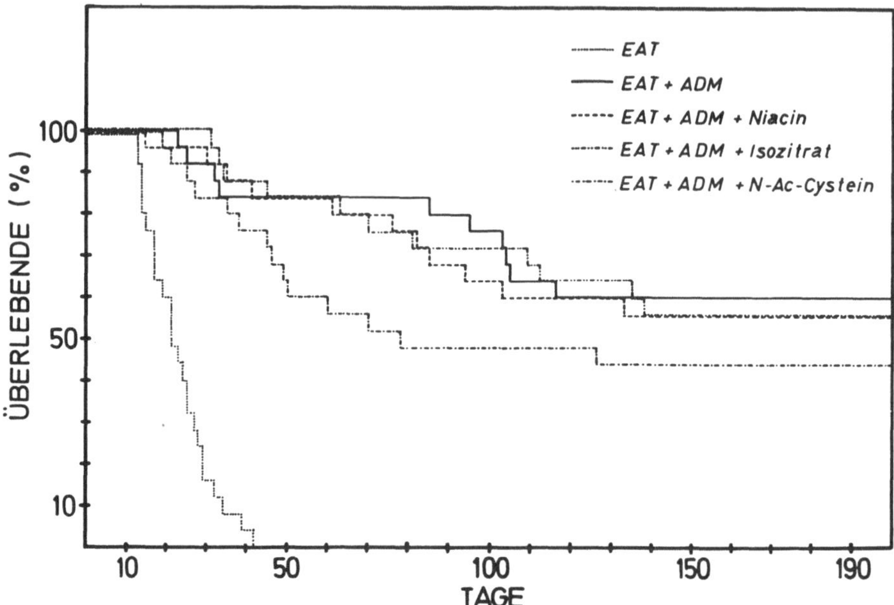

Abb. 5. Überlebenskurven von NMRI-Mäusen mit Ehrlich Aszites Tumoren (EAT) in Abhängigkeit von der Behandlung (n = 25)

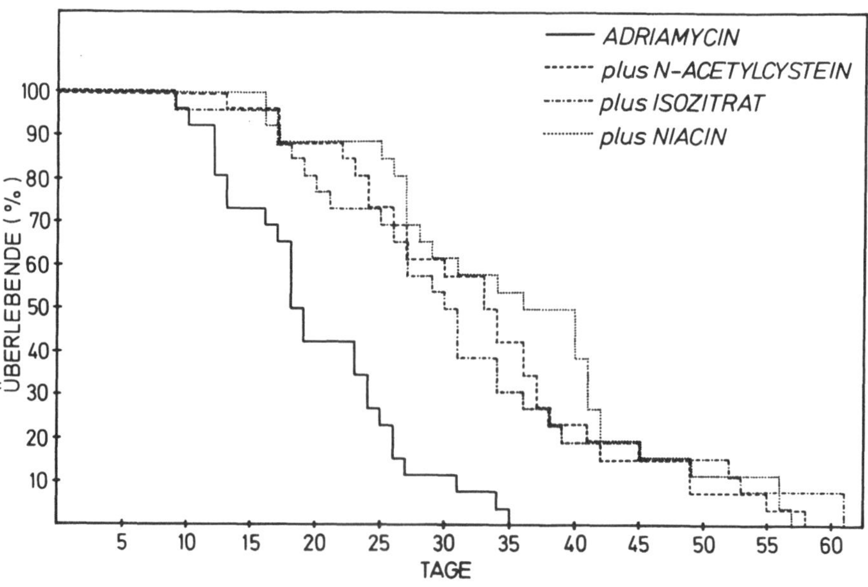

Abb. 6. Überlebenskurven von NMRI-Mäusen bei wöchentlicher Behandlung mit 5 mg/kg Adriamycin i.p. in Abhängigkeit von der Begleittherapie mit Isozitrat, Niacin und N-Acetyl-Cystein (n = 25)

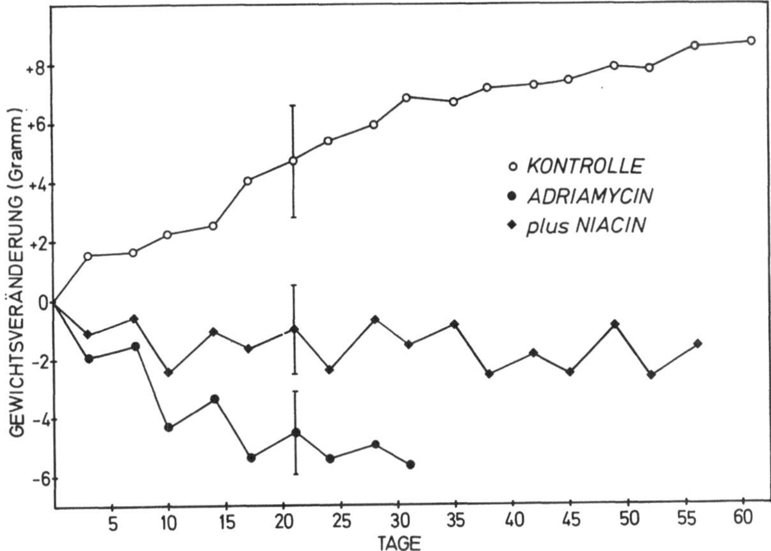

Abb. 7. Gewichtsveränderung von NMRI-Mäusen bei wöchentlicher Behandlung mit 5 mg/kg Adriamycin i.p. im Vergleich zur mit physiologischer Kochsalzlösung behandelten Kontrollgruppe und zu zusätzlich mit Niacin behandelten Tieren. (Mittelwerte $\bar{x}$ mit Standardabweichung SD an Tag 21)

Auf der Grundlage dieser Befunde wurden NMRI-Mäuse wöchentlich mit 5 mg/kg Adriamycin i.p. behandelt und begleitend dreimal physiologische Kochsalzlösung, 500 mg/kg Isozitrat, 500 mg/kg Niacin bzw. 100 mg/kg N-Acetyl-Cystein i.p. verabreicht, um vergleichend eine mögliche Kardioprotektion durch die drei Substanzen zu ermitteln.

Die Überlebenskurven (vgl. Abb. 6) zeigen eine signifikante Zunahme der mittleren Überlebenszeit von 19 auf 31 Tage durch Isozitrat, auf 40 Tage durch Niacin und auf 34 Tage durch N-Acetyl-Cystein (vgl. Tabelle 3). Dabei ist zu berücksichtigen, daß die Tiere wöchentlich mit Adriamycin weiterbehandelt wurden. Bestimmungen der peripheren Leukozytenzahlen und der Zellularität des Knochenmarks im Femur und histologische Untersuchungen des Intestinums bei gleich behandelten Tieren ergaben keine pathologischen Veränderungen, so daß andere als kardiogene Todesursachen unwahrscheinlich sind. Während der Behandlung war der Gewichtsverlust in den kardioprotektiv behandelten Gruppen deutlich niedriger als in der nur mit Adriamycin behandelten Kontrollgruppe (vgl. Abb. 7, Tabelle 3).

Die Herzen von gleich behandelten NMRI-Mäusen wurden sechs Tage nach der dritten Adriamycin-Therapie in Äthernarkose mit Glutaraldehyd perfundiert und elektronenmikroskopisch untersucht, wobei der Grad der Adriamycin-Schädigung nach folgender Einteilung von Billingham et al. [5] ermittelt wurde:

Grad 0: Normalbefund,

Grad 1: Vereinzelte Zellen mit Frühveränderungen (erweitertes endoplasmatisches Retikulum, geringer Myofibrillenverlust),

Grad 2: Zellgruppen mit deutlichen Veränderungen (ausgeprägter Myofibrillenverlust, Zytoplasmavakuolisierung),

Grad 3: diffuse Zellschädigung mit ausgeprägten Veränderungen (Verlust der kontraktilen Elemente, der Organellen, Mitochondrien- und Kerndegeneration).

Dabei zeigten sich im Vergleich zu den nur mit Adriamycin behandelten Mäusen signifikant geringere pathologische Veränderungen in allen drei kardioprotektiv behandelten Gruppen (vgl. Tabelle 2). Abbildung 9 bietet ein Beispiel für die elektronenmikroskopischen Befunde am Herzen einer mit Adriamycin und Niacin behandelten Maus im Vergleich zu einem unbehandelten Tier (vgl. Abb. 8) und einem nur mit Adriamycin behandelten Tier (vgl. Abb. 10).

Tabelle 2. Elektronenmikroskopische Veränderungen an Mäuseherzen nach Adriamycintherapie (5 mg/kg/Woche ×3 i.p.), Einteilung nach Billingham et al. [5]

Behandlung	Anzahl	Grad				$\bar{X}\pm SD$	Vergleich mit der	
	N	0	1	2	3		Adriamycin-Gruppe	Kontroll-Gruppe
Adriamycin	10	0	0	3	7	2,7±0,5	–	p<0,001
plus Isozitrat	11	1	3	3	4	1,9±1,0	p<0,05	p<0,05
plus N-Acetyl-Cystein	11	2	4	4	1	1,4±0,9	p<0,001	p<0,05
plus Niacin	10	4	3	2	1	1,0±1,1	p<0,001	–
Kontrolle (physiologische Kochsalzlösung)	11	4	7[a]	0	0	0,6±0,5	p<0,001	–

[a] Mitochondrienschwellung (Hypoxiezeichen)

Tabelle 3. Zusammenfassung der Ergebnisse

	Mittlere Überlebenszeit (Tage, N=25)	Gewichts-Veränderung an Tag 21 (Gramm, $\bar{x}\pm SD$)	Grad der pathologischen Herzveränderungen (Tag 21, $\bar{x}\pm SD$)	*Ehrlich Aszites Tumor* Mittlere Überlebenszeit (Tage, N=25)
Adriamycin	19	−4,5±1,4	2,7±0,5	>200
plus Niacin	40	−1,1±1,5	1,0±1,1	>200
plus Isozitrat	31	−1,5±1,5	1,9±1,0	>200
plus N-Acetyl-Cystein	34	−2,1±1,6	1,4±0,9	78
Kontrolle (physiologische Kochsalzlösung)	>200	+4,7±1,9	0,6±0,5	21

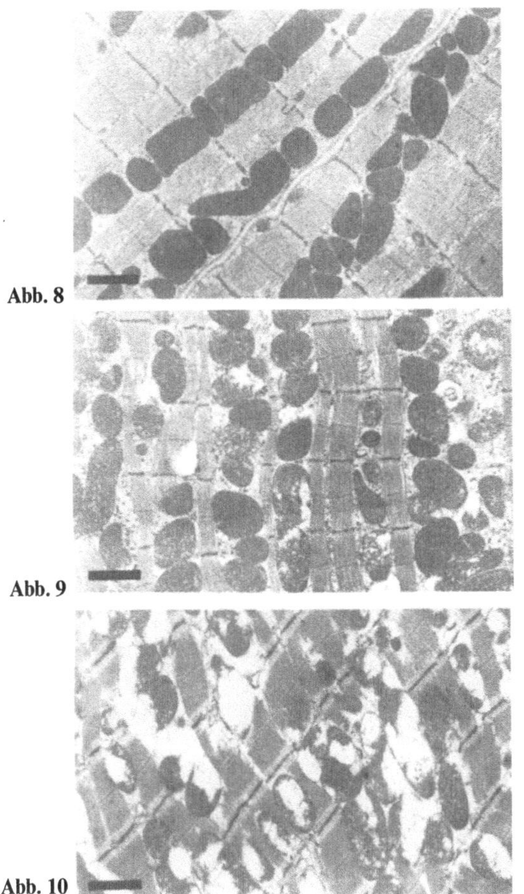

Abb. 8–10. Beispiele für elektronenmikroskopische Befunde an Herzen von unbehandelten NMRI-Mäusen (Abb. 8) und nach Behandlung mit 5 mg/kg Adriamycin i.p. wöchentlich ×3 plus Niacin (Abb. 9) und ohne kardioprotektive Begleitbehandlung (Abb. 10). (Die Länge des schwarzen Balkens in der unteren linken Ecke entspricht 1 μm)

In Tabelle 3 sind die Ergebnisse der Bestimmung der Überlebenszeiten, der Gewichtsveränderung und der elektronenmikroskopischen Untersuchungen zusammengefaßt. Sie sprechen dafür, daß die Verabreichung des NADP-Vorläufers Niacin und von Isozitrat, einem kardioselektiven Substrat für die Regeneration von NADPH und reduziertem Glutathion, als Kardioprotektiva insbesondere deswegen der direkten Gabe von Sulhydrylen in Form von N-Acetyl-Cystein überlegen ist, weil im Gegensatz zu N-Acetyl-Cystein keine der beiden Substanzen mit der antineoplastischen Wirkung von Adriamycin zu interferieren scheint. Weitergehende, noch nicht abgeschlossene Untersuchungen weisen darauf hin, daß die intrakardiale Aufnahme von Adriamycin durch keine der untersuchten Substanzen verändert wird. Bestimmungen des Einflusses von Isozitrat und Niacin auf den Adriamycin-Metabolismus und die Konzentration von löslichen und proteingebundenen Sulfhydrylen im Herzen unter Adriamycin-Therapie und Untersuchungen zur optimalen Dosierung und zeitlichen Verabreichung beider Substanzen bezogen auf Dosis und Zeitpunkt der Adriamycin-Gabe werden zeigen, ob sich durch Isozitrat und Niacin das Prinzip einer kardioselektiven Protektion bei der Anthracyclin-Therapie verwirklichen läßt.

Danksagung

Ich danke Frau Dr. Annette Schmitt-Gräff (Pathologisches Institut der Universität Düsseldorf) für die histologischen und elektronenmikroskopischen Untersuchungen und Frau Dagmar Thyssen für die technische Assistenz.

Mit Unterstützung der Deutschen Forschungsgemeinschaft, Bonn-Bad Godesberg: Sonderforschungsbereich 102 „Experimentelle und klinische Leukämie- und Tumorforschung", Teilprojekt C 4.

Literatur

1. Babson JR, Abell NS, Reed DJ (1981) Protective role of the glutathione redox cycle against adriamycin-mediated toxicity in isolated hepatocytes. Biochem Pharmacol 30:2299–2304
2. Bachur N, Gordon S, Gee M (1977) Anthracycline antibiotic augmentation of microsomal electron transport and free radical formation. Mol Pharmacol 13:901–910
3. Bachur NR, Gee MV, Friedman RD (1982) Nuclear catalyzed antibiotic free radical formation. Cancer Res 42:1078–1081
4. Berlin V, Haseltine WA (1981) Reduction of adriamycin to a semiquinone-free radical by NADPG cytochrome P-450 reductase produces DNA cleavage in a reaction mediated by molecular oxygen. J Biol Chem 256:4747–4756
5. Billingham ME, Mason JW, Bristow MR, Daniels JR (1978) Anthracycline cardiomyopathy monitored by morphologic changes. Cancer Treat Rep 62:865–872
6. Blum RH, Carter SK (1974) Adriamycin: A new anticancer drug with significant clinical activity. Ann Intern Med 80:249–259
7. Breed JGS, Zimmermann ANE, Dormans JAMA, Pinedo HM (1980) Failure of the antioxidant vitamin E to protect against adriamycin-induced cardiotoxicity in the rabbit. Cancer Res 40:2033–2038
8. Bristow MR et al. (1981) Anthracycline-associated cardiac and renal damage in rabbits. Evidence for mediation by vasoactive substances. Lab Invest 45:157–168
9. Brown OR, Heitkamp M, Song C-S (1981) Niacin reduces paraquat toxicity in rats. Science 212:1510–1512
10. Bühner R, Biedert S, Miura D (1980) Experimentelle Untersuchungen zur Klärung der Pathogenese der durch Adriamycin induzierten Kardiomyopathie. Arzneimittel-Forsch 30:1065–1070
11. Chlebowski RT, Paroly WS, Pugh RP, Hueser J, Jacobs EM, Pajak TF, Bateman JR (1980) Adriamycin given as a weekly schedule without a loading course: Clinically effective with reduced incidence of cardiotoxicity. Cancer Treat Rep 64:47–51
12. Daugherty JP, Wheat M, Conley S, Cooley E, Vanzant C, Loggins L, Durant JR (1982) Involvement of reactive oxygen species in adriamycin cardiotoxicity. Proc Am Ass Cancer Res 23:171
13. Di Marco A (1975) Adriamycin: Mode and mechanism of action. Cancer Chemother Rep 3:91–106
14. Doroshow JH, Locker GY, Baldinger J, Myers CE (1979) The effect of doxorubicin on hepatic and cardiac glutathine. Res Commun Chem Pathol Pharmacol 26:285–295

15. Doroshow JH, Locker GY, Myers CE (1980) Enzymatic defenses of the mouse heart against reactive oxygen metabolites. Alterations produced by doxorubicin. J Clin Invest 65: 128–135
16. Doroshow JH, Locker GY, Ifrim I, Myers CE (1981) Prevention of doxorubicin cardiac toxicity in the mouse by N-acetic cysteine. J Clin Invest 68: 1053–1064
17. Doroshow JH, Reevers J (1981) Daunomycin-stimulated reactive oxygen metabolism in cardiac sarcosomes. Biochem Pharmacol 30: 259–262
18. Formelli F, Zedeck MS, Sternberg SS, Philips FS (1978) Effects of adriamycin on DNA synthesis in mouse and rat heart. Cancer Res 38: 3286–3292
19. Freeman RW, MacDonald JS, Olson RD, Boerth RC, Oates JA, Harbison RD (1980) Effect of sulfhydryl-containing compounds on the antitumor effects of adriamycin. Toxicol Appl Pharmacol 54: 168–175
20. Fujita K et al. (1982) Reduction of adriamycin toxicity by ascorbate in mice and guinea pigs. Cancer Res 42: 309–316
21. Garbrecht M, Müllerleile P, Hanrath P, Langenstein B, Krüger W (1981) Eine mögliche Prävention der adriamycininduzierten Kardiomyopathie durch Kalziumantagonisten. Beitr Onkol 9: 43–48. Karger, Basel
22. Goodman J, Hochstein P (1977) Generation of free radicals and lipid peroxidation by redox cycling of adriamycin and daunomycin. Biochem Biophys Res Commun 77: 797–803
23. Guthrie D, Gibson AL (1977) Doxorubicin cardiotoxicity. Possible role of digoxin in its prevention. Br Med J 2: 1447–1449
24. Handa K, Sato S (1975) Generation of free radicals of quinone group-containing anticancer chemicals in an NADPH-microsome system as evidenced by initiation of sulfite oxidation. Gann 66: 43–47
25. Herman E, Ardalan B, Bier C, Waravdekar V, Krop S (1979) Reduction of daunorubicin lethality and myocardial cellular alterations by pretreatment with ICRF-187 in Syrian golden hamsters. Cancer Treat Rep 63: 89–92
26. Hixon SC, Ellis CN, Daugherty JP (1981) Heart mitochondrial DNA synthesis: Preferential inhibition by adriamycin. J Mol Cell Cardiol 13: 855–860
27. Iwamoto Y, Hansen IL, Proter TH, Folkers K (1974) Inhibition of coenzyme Q_{10}-enzymes, succinoxidase and NADH-oxidase by adriamycin and other quinones having antitumor activity. Biochem Biophys Res Commun 58: 633–638
28. Kappus H, Muliawan H, Scheulen ME (1980) In vivo studies on adriamycin-induced lipid peroxidation and effects of ferrous ions. In: Holmstedt B, Lauwerys R, Mercier M, Roberfroid M (eds) Mechanisms of Toxicity and Hazard Evaluation. Elsevier/North-Holland, Amsterdam, pp 635–638
29. Kappus H, Sies H (1981) Toxic drug effects associated with oxygen metabolism: Redox cycling and lipid peroxidation. Experientia 37: 1233–1241
30. Kishi T, Watanabe T, Folkers K (1976) Bioenergetics in clinical medicine: Prevention by forms of coenzyme Q of the inhibition by adriamycin of coenzyme Q_{10}-enzymes in mitochondria of the myocardium. Proc Natl Acad Sci USA 73: 4653–4656
31. Komiyama T, Kikuchi T, Sugiura Y (1982) Generation of hydroxyl radical by anticancer quinone drugs, carbazilquinone, mitomycin C, aclacinomycin A and adriamycin, in the presence of NADPH-cytochrome P-450 reductase. Biochem Pharmacol 31: 3651–3656
32. Lefrak EA, Pitha J, Rosenheim S, Gottlieb JA (1973) Clinicopathologic analysis of adriamycin cardiotoxicity. Cancer 32: 302–314
33. Legha SS et al. (1982) Reduction of doxorubicin cardiotoxicity by prolonged continuous intravenous infusion. Ann Intern Med 96: 133–139
34. Locker GY, Doroshow JH, Myers CE (1977) Glutathione peroxidase: Its role in adriamycin cardiotoxicity. Proc Am Ass Cancer Res 18: 87
35. Mailer K, Petering DH (1976) Inhibition of oxidative phosphorylation in tumor cells and mitochondria by daunomycin and adriamycin. Biochem Pharmacol 25: 2085–2089
36. Mimnaugh EG, Siddik ZH, Drew R, Sikic BI, Gram TE (1979) The effects of alpha-tocopherol on the toxicity, disposition and metabolism of adriamycin in mice. Toxicol Appl Pharmacol 49: 119–126
37. Momparler RL, Karon M, Siegel SE, Avila F (1976) Effect of adriamycin on DNA, RNA and protein synthesis in cell-free system and intact cells. Cancer Res 36: 2891–2895

38. Muliawan H, Scheulen ME, Kappus H (1980) Acute adriamycin treatment of rats does not increase ethane expiration. Res Commun Chem Pathol Pharmacol 30:509–519
39. Muliawan H, Scheulen ME, Kappus H (1982) Adriamycin stimulates only the iron-induced, NADPH-dependent microsomal alkane formation. Biochem Pharmacol 31: 3147–3150
40. Myers CE (persönliche Mitteilung)
41. Myers CE (1982) The role of free radical damage in the genesis of doxorubicin cardiac toxicity. In: Muggia FM, Young CW, Carter SK (eds) Anthracycline Antibiotics in Cancer Therapy. Developments in Oncology 10:297–305. Martinus Nijhoff, The Hague
42. Myers CE, McGuire WP, Liss RH, Ifrim I, Grotzinger K, Young RC (1977) Adriamycin: The role of lipid peroxidation in cardiac toxicity and tumor response. Science 197:165–167
43. Myers CE, McGuire WP, Young RC (1976) Adriamycin: Amelioration of toxicity by alpha-tocopherol. Cancer Treat Rep 60:961–962
44. Newman RA, Hacker MP, Krakoff IH (1981) Amelioration of adriamycin and daunorubicin myocardial toxicity by adenosine. Cancer Res 41:3483–3488
45. Olson HM, Young DM, Prieur DJ, Leroy AF, Reagan R (1974) Electrolyte and morphologic alterations of myocardium in adriamycin-treated rabbits. Am J Pathol 77:439–450
46. Olson RD, MacDonald JS, Harbison RD, van Boxtel CJ, Boerth RC, Slonin AE, Oates JA (1977) Altered myocardial glutathione levels: A possible mechanism of adriamycin toxicity. Fed Proc 36:303
47. Olson RD et al. (1980) Regulatory role of glutathione and soluble sulfhydryl groups in the toxicity of adriamycin. J Pharmacol Exp Ther 215:450–454
48. Paul C, Lönnqvist B, Gahrton G, Lockner D, Peterson C (1981) Reducing the cardiotoxicity of anthracyclines by complex-binding to DNA: Report of three cases. Cancer 48:1531–1534
49. Prestayko AW, Duvernay VH, Long BH, Crooke ST (1982) Effects of anthracyclines on macromolecules and their syntheses. In: Muggia FM, Young CW, Carter SK (eds) Anthracycline Antibiotics in Cancer Therapy. Developments in Oncology 10:117–124. Martinus Nijhoff, The Hague
50. Rahman A, More N, Schein PS (1982) Doxorubicin-induced chronic cardiotoxicity and its protection by liposomal administration. Cancer Res 42:1817–1825
51. Revis NW, Marusic N (1978) Glutathione peroxidase activity and selenium concentration in the hearts of doxorubicin-treated rabbits. J Mol Cell Cardiol 10:945–951
52. Ross W (1980) Adriamycin-induced DNA double strand breaks. Proc Am Ass Cancer Res 21:274
53. Scheulen ME (1981) Biochemische Ursachen der kumulativen Anthracyclin-Kardiotoxizität – Ansatzpunkte für eine kardioprotektive Begleittherapie? Beitr Onkol 9:64–75. Karger, Basel
54. Scheulen ME, Kappus H (1982) Metabolic activation of adriamycin by NADPH-cytochrome P-450 reductase, rat liver and heart microsomes and covalent protein binding of metabolites. In: Snyder R et al. (eds) Biological Reactive Intermediates II. Advances in Experimental Medicine and Biology 136:471–485. Plenum, New York
55. Scheulen ME, Kappus H, Nienhaus A, Schmidt CG (1982) Covalent protein binding of reactive adriamycin metabolites in rat liver and rat heart microsomes. J Cancer Res Clin Oncol 103:39–48
56. Scheulen ME, Muliawan H, Kappus H (1982) The role of acute lipid peroxidation in doxorubicin cardiotoxicity. In: Muggia FM, Young CW, Carter SK (eds) Anthracycline Antibiotics in Cancer Therapy. Developments in Oncology 10:159–164. Martinus Nijhoff, The Hague
57. Scheulen ME, Niederle N, Seeber S (1980) Ergebnisse einer klinischen Phase II-Studie von Ifosfamid bei therapiefraktären malignen Erkrankungen. Vergleich der uroprotektiven Wirkung von Uromitexan® mit forcierter Diurese und Alkalisierung des Urins. Beitr Onkol 5:40–47. Karger, Basel
58. Scheulen ME, Schmitt-Gräff A, Thyssen D (im Druck) Niacin, isocitrate and N-acetylcysteine – potential cardioprotectors in the course of doxorubicin-therapy. Verh Dtsch Krebs-Ges 4
59. Sinha BK, Sik RH (1980) Binding of (^{14}C)-adriamycin to cellular macromolecules in vitro. Biochem Pharmacol 29:1867–1868

60. Taylor D, Hochstein P (1978) Inhibition by adriamycin of metmyoglobin reductase from beef heart. Biochem Pharmacol 27:2079–2082
61. Tritton TR, Yee G (1982) The anticancer agent adriamycin can be actively cytotoxic without entering cells. Science 217:249–250
62. Trouet A, Deprez-de Campeneere D, de Duve C (1972) Chemotherapy through lysosomes with DNA-daunorubicin complex. Nature 239:110–112
63. Vleet JF van, Ferrans VJ (1980) Evaluation of vitamin E and selenium protection against chronic adriamycin toxicity in rabbits. Cancer Treat Rep 64:315–317
64. Wang G, Finch MD, Trevan D, Hellmann K (1981) Reduction of daunomycin toxicity by razoxane. Br J Cancer 43:871–877
65. Wang Y-M, Madanat FF, Kimball JC, Gleiser CA, Ali MK, Kaufman MW, van Eys J (1980) Effect of vitamin E against adriamycin-induced toxicity in rabbits. Cancer Res 40:1022–1027
66. Weiss AJ, Metter GE, Fletcher WS, Wilson WL, Grage TB, Ramirez G (1976) Studies on adriamycin using a weekly regimen demonstrating its clinical effectiveness and lack of cardiac toxicity. Cancer Treat Rep 60:813–822
67. Yamanaka N, Kato T, Nishida K, Fujikawa T, Fukushima M, Ota K (1979) Elevation of serum lipid peroxide level associated with doxorubicin toxicity and its amelioration by (dl)-alpha-tocopherol acetate or coenzyme Q_{10} in mouse. Cancer Chemother Pharmacol 3:223–227
68. Yasumi M, Minaga T, Takamura K, Kizu A, Ijichi H (1980) Inhibition of cardiac NADP-linked isocitrate dehydrogenase by adriamycin. Biochem Biophys Res Commun 93: 631–636
69. Zak R (1973) Cell proliferation during cardiac growth. Am J Cardiol 31:211–219

Behandlung von Hodentumoren – ein Durchbruch [1]

S. Seeber, J. Schütte und N. Niederle

Zusammenfassung

Der Bericht umfaßt Langzeiterfahrungen mit einer sequentiell-alternierenden Chemotherapie bei insgesamt 390 Patienten mit metastasiertem malignem Hodenteratom, die zwischen 1976 und 1981 am Tumorzentrum Essen behandelt wurden.

Im Stadium II A konnte bei 102 Patienten eine Fünfjahresüberlebensrate von 97% erzielt werden; in den Stadien II B und II C überleben 70% bzw. 30% nach 5 Jahren.

In den disseminierten Stadien stellen sowohl die Ausdehnung der Erkrankung, die Gesamttumormasse, die Metastasenlokalisation, die histologische Klassifikation und der Markerstatus wichtige prognostische Faktoren dar, welche zu Risikogruppen mit unterschiedlicher Überlebenschance führen. Diese liegt bei Patienten mit minimaler pulmonaler Metastasierung über 80%, bei fortgeschrittener pulmonaler Metastasierung um 50% und bei Patienten mit fortgeschrittenem infradiaphragmalem Befall bei 30%. Bei einer Einzelanalyse der sequentiell applizierten Kombination Velbe/Bleomycin und Adriamycin/Cisplatin bei insgesamt 180 Patienten zeigte sich, daß beide Programme fast gleich wirksam sind, jedoch eine gewisse Spezifität insofern zeigen, als Velbe/Bleomycin beim embryonalen Karzinom, Adriamycin/Cisplatin beim Choriokarzinom überlegen zu sein scheint. Eine Analyse primärer Therapieversager bestätigt eine weitgehend fehlende Kreuzresistenz für die beiden Kombinationen.

Die Daten werden innerhalb des Rahmens der gegenwärtigen Literatur diskutiert und verschiedene Ansätze zu einer weiteren Verbesserung der stadiengerechten Behandlung des testikulären Teratoms werden aufgezeigt.

I. Einleitung

Die moderne Chemotherapie konnte innerhalb der letzten 10 Jahre durch neue Substanzen mit erhöhtem therapeutischem Index und erweitertem Wirkungsspektrum, durch neuartige Anwendungsweisen herkömmlicher

1 Mit Unterstützung der Deutschen Forschungsgemeinschaft, SFB Nr. 102, Proj. Nr. C 3

Substanzen, durch die konsequente Weiterentwicklung der hochdosierten, intermittierenden Kombinations-Chemotherapie und durch den frühzeitigen Einsatz der systemischen Behandlung bei einer ganzen Reihe von malignen Erkrankungen des Erwachsenenalters verbessert werden. So gelten heute nicht nur die akuten Leukosen, die Lymphome und einige solide Tumoren des Kindesalters als chemotherapeutisch heilbar, sondern auch eine Reihe von Malignomen des Erwachsenenalters mit vormals sehr ungünstiger Prognose.

Wohl eines der eindrücklichsten Beispiele hierfür stellt das maligne Hodenteratom dar. Dieser Tumor, mit einer Inzidenzrate von sechs Erkrankungsfällen auf 100 000, galt in der Altersgruppe von jungen Männern zwischen 25 und 34 Jahren als häufigste Krebstodesursache, wobei die Zahl von über 1500 Neuerkrankungen pro Jahr im Bereich der Bundesrepublik Deutschland eine nicht unbeträchtliche soziale Bedeutung dieses Problems signalisiert. Es bestehen darüber hinaus für das testikuläre Teratom Hinweise für eine Zunahme der Erkrankungshäufigkeit.

Als einziger bewiesener ätiologischer Faktor gilt der Kryptorchismus. Diese Ursache trifft jedoch für höchstens 3–5% aller malignen Hodentumoren zu. Jedoch sollten aus der Schätzung, daß bei Patienten mit Leistenhoden die Chance eines Hodenmalignoms bereits 1 : 80, bei Patienten mit abdominellem Hoden bereits 1 : 20 beträgt, die entsprechenden operativen Maßnahmen bei solchen Patienten bzw. die Notwendigkeit gezielter Vorsorgeuntersuchungen für diese Risikopopulation abgeleitet werden.

Hodentumoren können in der Kindheit, in der Altersspanne zwischen 18 und 35 Jahren und bei Männern über 50 Jahren gehäuft auftreten. Es ist bemerkenswert, daß in der Kindheit keine Seminome, sondern meist embryonale Karzinome und Teratome gefunden werden, während im späten Adoleszentenalter und bei jugendlichen Erwachsenen das gesamte Spektrum von Seminomen, embryonalen Karzinomen und Teratomen zu finden ist. Bei Männern über 50 Jahren überwiegt das spermatozytische Seminom.

II. Pathologisch-histologische Klassifikation und klinische Stadieneinteilung

Im wesentlichen sind drei Klassifikationen für Hodentumoren zu nennen: die AFIP-Klassifikation von Dixon und Moore, die Klassifikation des British Testicular Tumour Panel von Collins und Pugh und schließlich die WHO-Klassifikation, die im wesentlichen von Mostofi geprägt wurde [1, 2, 3]. Die unterschiedlichen Einteilungen beruhen zum Teil auf divergierenden histogenetischen Konzepten: während Collins und Pugh glauben, daß alle nicht-seminomatösen Tumoren sich aus Blastomeren entwickeln, welche bereits in der frühen embryonalen Entwicklung versprengt wurden, geht das Konzept von Dixon und Moore davon aus, daß entsprechend der Keimzelltheorie alle malignen Hodentumoren aus unreifen Keimzellen abstammen. Die verschiedenen histologischen Klassifikationen sind kürzlich von Löhrs umfassend dargestellt worden [4].

Die histologische Zuordnung maligner Hodentumoren hat nach retrospektiven Analysen erhebliche prognostische Bedeutung, jedoch trifft die früher gültige Erfahrung, daß Seminome die höchste Heilziffer haben – gefolgt von Teratokarzinomen, embryonalen Karzinomen und Choriokarzinomen – infolge der inzwischen erreichten enormen Verbesserungen der systemischen Behandlung nicht mehr zu.

Die vielfach verwendete Klassifikation nach Dixon und Moore ist in Tabelle 1 dargestellt.

Die klinische und pathologische Stadieneinteilung maligner Hodentumoren hat wegen ihrer unterschiedlichen Handhabung nicht unwesentliche Probleme mit sich gebracht, nicht zuletzt was die Vergleichbarkeit der therapeutischen Daten angeht (Tabelle 2).

Die Klassifikationen der Frühstadien unterscheiden sich im wesentlichen darin, daß von einigen Autoren dem Ausmaß des primären retroperitonealen Befalls größere prognostische Bedeutung zugemessen wird, wäh-

Tabelle 1. Histologische Klassifikation maligner Hodentumoren nach Dixon and Moore

I. Seminome

II. Embryonale Karzinome

III. Teratome, rein oder mit Seminom

IV. Teratom, kombiniert
  a) mit embryonalem Karzinom
  b) mit Choriokarzinom
  c) mit embryonalem Karzinom und Choriokarzinom (mit oder ohne Seminomanteil)

V. Choriokarzinom, rein oder kombiniert
  a) mit Seminom
  b) mit embryonalem Karzinom
  c) mit Seminom und embryonalem Karzinom

Table 2. Stadienteinteilung der malignen Hodentumoren

multizentrische Studie, Bonn	TNM UICC 1978	Tumorzentrum Essen	Kriterien
I	$T_{1-4a}N_0M_0$	I	Tumor auf Skrotalinhalt beschränkt
II A	$T_{1-4a}N_{1,4}M_0$	II A	retroperitoneal, einzelne Metastase, total entfernt, Größe 2 cm, histologisch gesichert
II B	$T_{1-4a}N_{1-2,4}M_0$	II A	retroperitoneale Metastasen, total entfernt, Größe 5 cm, histologisch gesichert
II C	$T_{1-4a}N_{2-3,4}M_0$	II B	retroperitoneale Metastasen, partiell entfernt
		II C	massiver Retroperitonealbefall

rend bei den Studien des Essener Tumorzentrums die Radikalität der Lymphadenektomie vorrangig bewertet wird. Im Stadium II B der Essener Nomenklatur sind Patienten enthalten, deren intraoperative Verhältnisse einen radikalen Eingriff nicht zuließen oder bei welchen postoperativ eine Markerelevation bestehen blieb. Naturgemäß ist eine solche Patientengruppe – zumal eine subklinische Dissemination entsprechend den Markerbefunden bei einigen Patienten nicht auszuschließen ist – mit einer vergleichsweise ungünstigeren Prognose behaftet als die II B-Gruppe der Bonner interinstitutionellen Studie. Die Definition des Stadiums II C entspricht dem, was in der angelsächsischen Literatur gewöhnlich als „massive abdominal disease" umschrieben wird.

Nicht aufgeführt in Tabelle 2 sind die Tumorstadien III (Lymphknotenbefall oberhalb und unterhalb des Zwerchfells) sowie die Stadien IV A bis D: IV A entspricht einem disseminierten Stadium mit minimaler pulmonaler Metastasierung (Gesamtmetastasenvolumen unter 10 ml), IV B umfaßt Patienten mit ausgedehnter pulmonaler Metastasierung, bei IV C kommt eine prognostisch sich zusätzlich als ungünstig auswirkende abdominelle Metastasierung hinzu, im Stadium IV D ein massiver retroperitonealer Befall bzw. eine Leber-, Knochen- oder Hirnmetastasierung.

III. Entwicklung und neueste Ergebnisse der modernen Polychemotherapie maligner Hodenteratome im disseminierten Stadium

1. Monotherapeutische Wirksamkeit von Einzelsubstanzen

Inzwischen existieren zahlreiche tabellarische Zusammenfassungen zu monotherapeutischen Effekten verschiedener Einzelsubstanzen beim malignen Hodenteratom. Diese Informationen sind zum größten Teil deshalb unzureichend und teilweise irreführend, weil in den Einzelstudien die wesentlichen prognostischen Parameter (Art und Dauer der chemotherapeutischen Vorbehandlung, Ausmaß und Lokalisation der Metastasierung, Markerverhalten, Allgemeinzustand) nicht spezifiziert wurden, weil die Gruppen behandelter Patienten hinsichtlich ihrer Größe extreme Unterschiede aufweisen (6 bis über 300 Patienten), und schließlich weil auch die Definition des objektivierbaren Tumoransprechens unterschiedlich gehandhabt wurde. Nicht unwesentliche Schwierigkeiten bereitet auch hier wie in den später zu besprechenden polychemotherapeutischen Studien die histologische Zuordnung, wobei die entsprechenden Befunde häufig widersprüchlich sind und nicht selten mit dem klinischen Markerverhalten nicht übereinstimmen. Sowohl bei mono- als auch bei polychemotherapeutischen Daten sollte insbesondere der Anteil Beta-HCG-positiver Patienten und der Anteil von Patienten mit extrem hohen Werten von Alpha-Foetoprotein (neben den bereits besprochenen anderen prognostischen Parametern) angegeben sein. Unter Berücksichtigung dieser Schwierigkeiten kann dennoch heute von einem ganz bestimmten Gerüst für die Chemotherapie des malignen Hodenteratoms ausgegangen werden: als wirksamste Substanzen müssen ohne Zweifel Vinblastin, Bleomycin, Cisplatin, Adriamycin, Vepesid und Ifosfamid gelten, während der Beitrag von Actinomycin D wegen seiner relativ geringen therapeutischen Breite heute eher zurückhaltend eingestuft wird und auch die Substanz Mithramycin nur vorübergehendes Interesse gefunden hat [5, 6, 7, 8, 9, 10]. Aufgrund der inzwischen potentiell kurativen Polychemotherapie werden hinsichtlich der monotherapeutischen Wirksamkeiten der meisten Substanzen einige Fragen offenbleiben müssen, da Phase II-Studien herkömmlichen Musters bei diesem Tumor nur als dritter oder vierter chemotherapeutischer Ansatz bei sekundär refraktären Verläufen vertretbar sind.

Es ist bemerkenswert, daß die Antimetaboliten Methotrexat und 5-Fluorouracil bei diesem rasch wachsenden Tumor relativ wenig Bedeutung bekommen haben. Bei den Vinca-Alkaloiden scheint Vinblastin dem Vincristin überlegen zu sein, während die Stellung des neuen Derivates Vindesin innerhalb dieser Entität noch etwas unklar ist [11].

2. Kombinierte Chemotherapie

Über einige wesentliche Aspekte hinsichtlich der Entwicklung der modernen Polychemotherapie des Hodenteratoms gibt die Abb. 1 Aufschluß. Als klassische erste Kombination galt das Verfahren von Li et al. [12]. Durch eine Kombination von Methotrexat, Chlorambucil und Actinomycin D wurden in dieser frühen Serie bei 28 Patienten 10 Vollremissionen und 4 Teilremissionen registriert, jedoch waren nur in zwei Fällen Langzeiterfolge

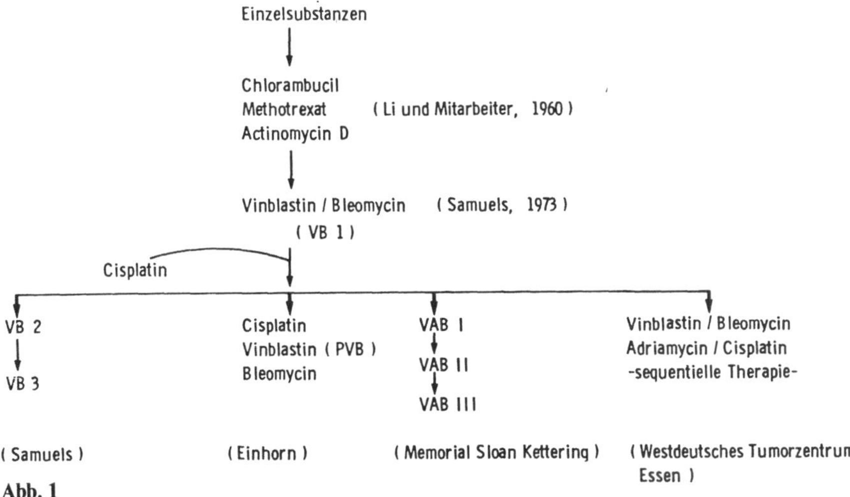

Abb. 1

Tabelle 3. Synergetische Kombination von Vinblastin und Bleomycin für metastasierte Hodenteratome nach Samuels

Tag 1 und Tag 2:	Vinblastin je 0,2 mg/kg (Gesamtdosis pro Kurs 0,4 mg/kg)
Tag 1 – 5:	Bleomycin 30 E/Tag × 5 als Dauerinfusion in physiologischer Kochsalzlösung

Tabelle 4. Kombinierte Chemotherapie disseminierter maligner Hodenteratome mit Vinblastin, Bleomycin und Cisplatin (PVB) nach Einhorn [16]

Vinblastin	0.15 mg/kg	Tage 1 und 2
Bleomycin	30 U i.v.	Tage 1, 8, 15
Cisplatin	20 mg/m² Körperoberfläche	Tage 1 – 5
	Wiederholung alle 3 Wochen (×4)	

zu verzeichnen. Die Entwicklung nahm dann ihren Fortgang durch die Einführung des hochdosierten Vinblastins in Kombination mit Bleomycin [13, 14, 15]. Dieses Protokoll einer synergistischen Kombination ist in Tabelle 3 dargestellt. Aus den Untersuchungen von Samuels ist abzuleiten, daß

1. das VB 3-Protokoll mit einer kontinuierlichen Bleomycin-Infusion eine etwa 50%ige Heilungsrate bei disseminiertem Hodenteratom erzielen kann,
2. die Kombination bei Patienten mit minimaler pulmonaler Metastasierung die günstigsten Resultate zeitigt, die Ergebnisse schlechter sind bei fortgeschrittener pulmonaler Metastasierung, und daß Patienten mit abdominellem Befall und Befall von Leber bzw. Knochen die ungünstigste Prognose haben.

Schließlich konnte aus den meist retrospektiv analysierten Daten ermittelt werden, daß das embryonale Karzinom gegenüber Velbe/Bleomycin eine besondere Sensitivität zeigt, während sich das Choriokarzinom relativ resistent verhält. Eine Erhöhung der Dosis von Vinblastin auf 0,5 mg/kg bewirkt eine weitere Verbesserung der Ansprechraten und der Überlebensraten, ist jedoch von einer ganz erheblichen Toxizität begleitet, welche dieses Vorgehen auf erfahrene onkologische Zentren beschränkt. Mit der Identifikation des Cisplatins als aktiver und mit den übrigen Substanzen wenig kreuzresistenter Substanz erfolgte ein weiterer wichtiger Schritt (Abb. 1).

Vor allem durch die Studiengruppe von Einhorn hat die Kombination von Vinblastin, Bleomycin und Cisplatin (PVB) inzwischen weltweites Interesse erreicht [16, 17, 18]. Die Dosierung dieses Protokolls ist in Tabelle 4 dargestellt. Nach monoinstitutionellen Ergebnissen in Indianapolis konnte bei 185 Patienten eine Vollremissionsrate von 67% und, bei einer nur geringen Rückfallrate zwischen 7 und 9% sowie zusätzlicher chirurgischer Entfernung von Restmetastasen, eine 3-Jahres-Rezidivfreiheit von etwa 65%

erzielt werden. Durch die Ergebnisse dieser Arbeitsgruppe konnte inzwischen auch nahegelegt werden, daß eine Erhaltungs-Chemotherapie bei diesem Tumor möglicherweise unnötig ist [19]. Einschränkend ist zu diesen recht optimistischen Darstellungen zu bemerken, daß sowohl die Remissionsrate als auch die rezidivfreie Überlebenszeit im wesentlichen auch davon abhängen, wie die prognostischen Kriterien bei Therapiebeginn verteilt werden: Patienten mit weit fortgeschrittener Metastasierung, mit hohen spezifischen Tumormarker-Profilen und prognostisch ungünstigem, massivem infradiaphragmalem Befall werden auch bei eingreifenden Dosierungen mit solchen Erfolgschancen nicht rechnen können. Mit den etwas komplexen VAB-Protokollen des Memorial Sloan Kettering Institutes in New York sind nach verschiedensten Berichten ähnliche Ergebnisse erzielbar [20].

3. Sequentiell alternierende Chemotherapie mit nicht-kreuzresistenten Kombinationen beim disseminierten Hodenteratom

Die kontinuierliche chemotherapeutische Entwicklung beim Hodenteratom kann auch durch die monoinstitutionellen Erfahrungen am Westdeutschen Tumorzentrum Essen bei mit inzwischen mehr als 750 Patienten mit testikulären Teratomen dargestellt werden (Tabelle 5) [21, 22, 23, 24]. Aus die-

BEHANDLUNGSPLAN

KOMBINATION A	KOMBINATION B	KOMBINATION C
VELBE 0,2 mg/kg i.v. tägl. an Tag 1+2 BLEOMYCIN 30 Einheiten als Dauerinfusion tägl. an 5 aufeinanderfolgenden Tagen	ADRIAMYCIN 60 mg/m² i.v. an Tag 1 CIS-PLATINUM (DDP) 20 mg/m² i.v. tägl. an 5 aufeinanderfolgenden Tagen	IFOSFAMID 40 mg/kg i.v. tägl. an 5 aufeinanderfolgenden Tagen VP 16-213 120 mg/m² p.o. tägl. an 5 aufeinanderfolgenden Tagen

NACH RANDOMISIERUNG	GRUPPE A		GRUPPE B	
	KOMBINATION A	1	KOMBINATION B	
21 TAGE	↓		↓	21 TAGE
	KOMBINATION A	2	KOMBINATION B	
21 TAGE	↓		↓	21 TAGE
	KOMBINATION B	3	KOMBINATION A	
21 TAGE	↓		↓	21 TAGE
	KOMBINATION B	4	KOMBINATION A	
NACH ANALYSE DER ERGEBNISSE DER BEHANDLUNG				21-28 TAGE
	KOMBINATION A		KOMBINATION B	

KOMBINATION B   KOMBINATION C   KOMBINATION A

Abb. 2. Behandlungsplan der sequentiell-alternierenden Chemotherapie. Die Kombination C wurde nur eingesetzt, wenn das Ergebnis nach Kombination A und B unbefriedigend war. Im Falle einer eingetretenen Vollremission wurden zwei konsolidierende Chemotherapiekurse der im betreffenden Falle wirksamsten Kombination verabreicht. Weitere Einzelheiten vergleiche Text

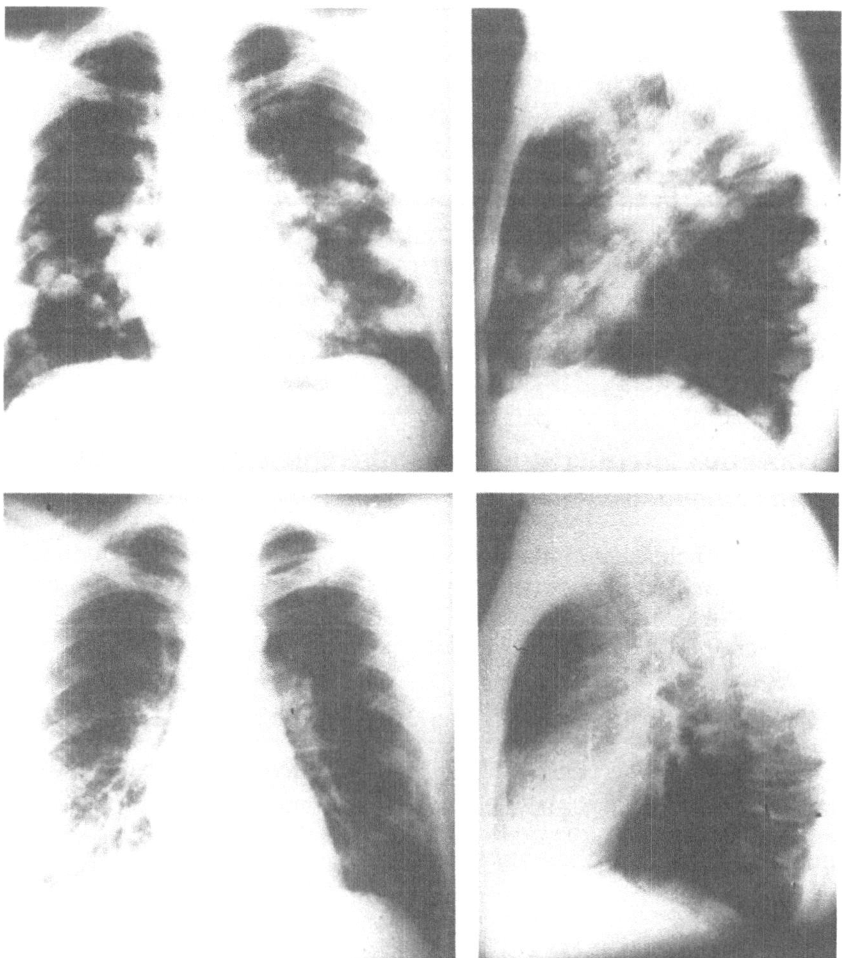

Abb. 3. Effekt einer einmaligen Behandlung mit Velbe/Bleomycin. Kontrolle nach 21 Tagen

ser Tabelle geht hervor, daß das derzeit erreichbare internationale Plateau von etwa 60–70% Vollremissionen im disseminierten Stadium des Hodenteratoms durch den sequentiell alternierenden Ansatz mit nicht-kreuzresistenten Kombinationen 1977 erreicht worden war (vgl. auch Abb. 3 und 4). Dieses Chemotherapieprogramm, welches sich zum einen auf die Samuelssche Kombination, zum anderen auf das bewährte Zytostatikapaar Adriamycin und Cisplatin stützt, ist in Abb. 2 dargestellt.

Wir hatten kürzlich über 71 Patienten im Stadium III bis IV berichtet, die einer prospektiven Randomisation zwischen den beiden verschiedenen Sequenzen dieser Kombinationen un-

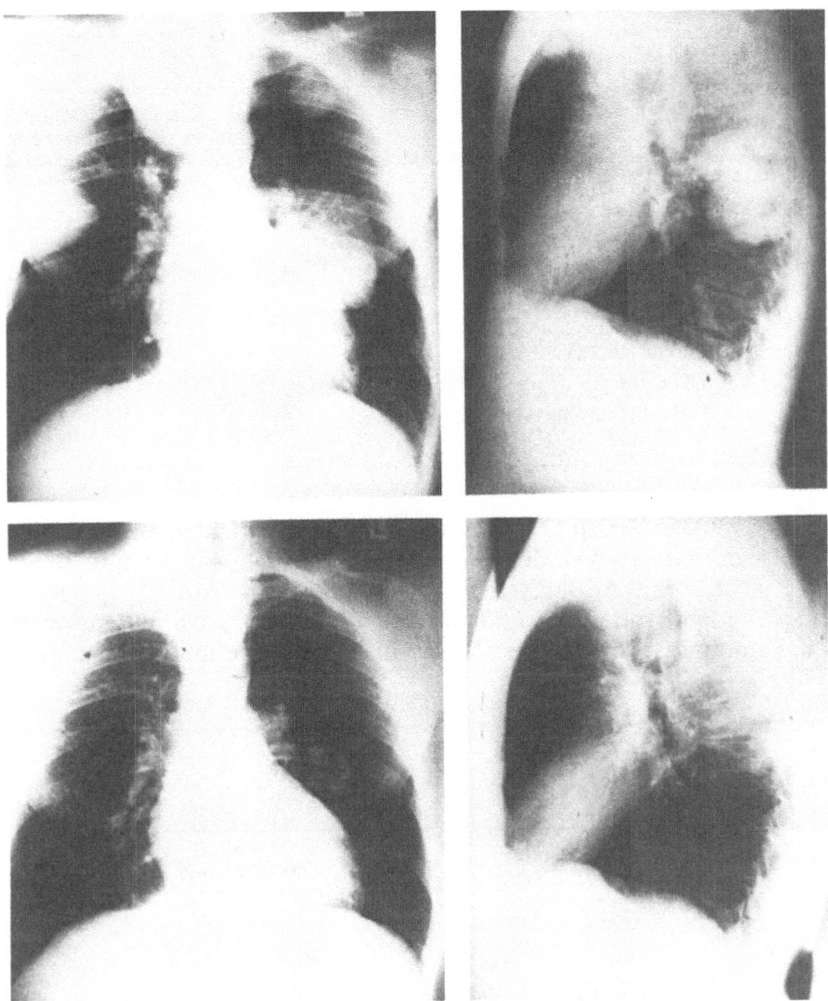

Abb. 4. Effekt einer einmaligen Behandlung mit Adriamycin/Cisplatin. Kontrolle nach 21 Tagen

terworfen worden waren, wobei jeweils nach dem zweiten Kurs gewechselt wurde [22, 24]. Nach dem vierten Chemotherapiekurs waren die Patienten normalerweise für beide Kombinationen auswertbar und zu diesem Zeitpunkt wurde dann die Chemotherapie individualisiert: Waren beide Kombinationen innerhalb der Induktionsphase wirksam, so wurde die ursprüngliche Sequenz beibehalten. Im Falle der Überlegenheit eines Programms wurde dieses bis zur maximalen Tumorreduktion ausgeschöpft. Falls beide Kombinationen nicht mindestens eine Partialremission induzieren konnten bzw. zu dem Zeitpunkt, bei welchem eine weitere Tumorrückbildung nicht mehr durch eines der beiden Programme möglich war, kamen entweder Etoposid allein, Ifosfamid alleine oder die Kombination von Etoposid und Ifosfamid zur Anwendung. Chirurgische Interventionen wurden wann immer notwendig bzw. möglich zum Zeitpunkt der maximalen chemotherapeutischen Reduktion vorgenommen.

Tabelle 5. Entwicklung der Chemotherapie testikulärer Teratome am Tumorzentrum Essen (1968 – 1977, disseminierte Stadien)

Zeit	Programm	n	% Voll-remissionen	% Gesamt-Ansprechrate
1968 – 71	Actinomycin D	21	5	19
1968 – 73	Act.D., Velbe, MTX, Cyclophosphamid	51	4	44
1973 – 74	Adriamycin, Bleomycin, Vincristin („ABO")	22	32	59
1975	Velbe, Bleomycin, Adriamycin („VEBA")	17	20	70
1976	Velbe, Bleomycin, cis-DDP	43	33	84
1977	Velbe-Bleomycin, Adriamycin-cis-DDP	40	67	90

In dieser ersten Serie [22, 24] konnte bei 38/71 Patienten eine klinische Vollremission induziert werden, wobei es unerheblich war, ob mit Velbe/Bleomycin oder mit Adriamycin/Cisplatin begonnen wurde [24]. Jedoch war die Überlebensrate eng mit dem Ausmaß und der Lokalisation der initialen Tumormasse korreliert (Abb. 5). In der Gruppe minimaler pulmo-

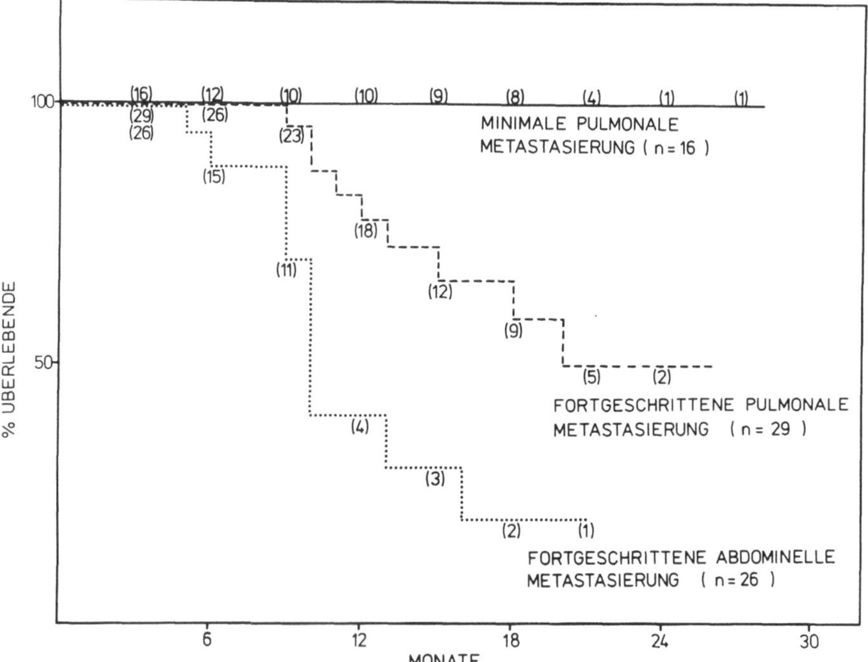

Abb. 5. Überlebensraten bei testikulärem Teratom im disseminierten Stadium. Abhängigkeit des chemotherapeutischen Effekts von der Tumormasse [22]

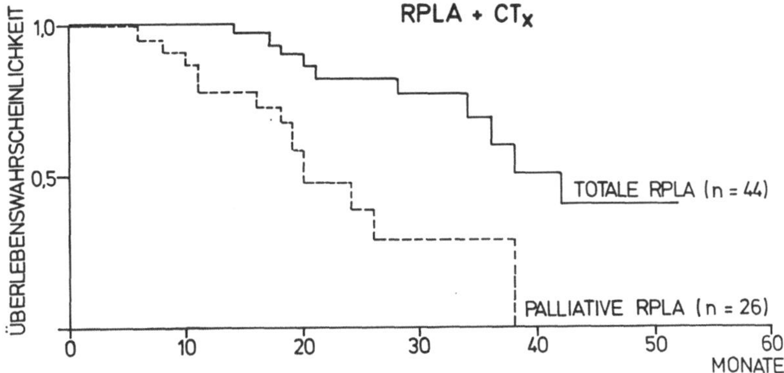

Abb. 6. Überlebensanalysen von Patienten mit massivem retroperitonealem Befall (Stadien II C und IV C–D). Abhängigkeit der Prognose von der Radikalität der sekundären Lymphadenektomie nach primärer chemotherapeutischer Induktionsbehandlung [25]

naler Erkrankung sind bis heute nur 2 Patienten verstorben, wohingegen Patienten mit massiver abdomineller Beteiligung, Lebermetastasierung, ossärer Beteiligung, polytoper lymphogener Metastasierung, Beteiligung mesenterialer Lymphknoten bzw. intestinaler Infiltration sowie epiduraler Metastasierung eine erheblich schlechtere Prognose hatten. Im Falle hämatogener Metastasierung und gleichzeitig bestehendem Retroperitonealbefall ist die Prognose offensichtlich auch davon abhängig, ob bei sekundärer Lymphadenektomie eine radikale Sanierung im Anschluß an die chemotherapeutische Induktion durchgeführt werden kann (Abb. 6; [25]).

Auch Hirnmetastasen sind nach unserer Erfahrung bei malignem Hodenteratom kein ungewöhnliches Ereignis [26]. Unsere Analysen haben gezeigt, daß diese Komplikation vor allem bei Patienten mit einer pulmonalen Metastasierung zu erwarten ist und mit der Dauer einer vorbestehenden Lungenmetastasierung korreliert. Bei 13 von 16 Patienten mit cerebraler Metastasierung war unter Strahlentherapie ein vollständiger Rückgang der neurologischen Symptomatik festzustellen, und die weitere Analyse dieses Krankenguts ergab, daß vor allem die vorbestehende Lungenmetastasierung prognosebestimmend zu sein scheint. Interessanterweise bedeutet eine alleinige retroperitoneale Metastasierung, selbst im ausgeprägten Stadium II C, kein zusätzliches Risiko für eine cerebrale Metastasierung [26].

Die Studien zur sequentiell-alternierenden Kombinationsbehandlung des metastasierten malignen Hodenteratoms wurden inzwischen auf über 200 Patienten in den Stadien III und IV und weitere 210 Patienten in den Stadien II A–C ausgedehnt [27, 28, 29]. Bei 180 Patienten mit meßbaren Tumorparametern konnte die Wirksamkeit von Velbe/Bleomycin und Adriamycin/Cisplatin nach je zwei Therapiekursen analysiert und die Effektivität der beiden geprüften Sequenzen (Abb. 2) verglichen werden. Dabei ging es vorrangig um die Beantwortung der folgenden Fragen:

1. Sind beide therapeutische Alternativen in der Induktionsphase gleich wirksam?

2. Bestehen Unterschiede hinsichtlich der Sensitivität der einzelnen histologischen Klassen des Hodenteratoms gegenüber den beiden Programmen, gibt es Anhaltspunkte für eine Selektivität?
3. In welchem Ausmaß kann tatsächlich von einer fehlenden Kreuzresistenz beider Therapiearme ausgegangen werden?

Ein größeres Problem bei der Bewertung stellte die histologische Klassifikation nach der Einteilung von Dixon und Moore (Tabelle 1) dar, da viele histologische Untersuchungen außerhalb des Zentrums erfolgt waren und eine Einordnung des originalen histologischen Berichts in diese Klassifikation manchmal erhebliche Schwierigkeiten bereitete. Wann immer die biochemischen Marker der Erkrankung von der originalen histologischen Zuordnung abwichen, wurden diese mitberücksichtigt: Eine Beta-Konzentration von über 100 mU/ml oder eine AFP-Konzentration von über 100 IE/ml wurden auch ohne feingeweblichen Nachweis im Sinne eines prognostisch ins Gewicht fallenden chorialen bzw. embryonalen Gewebeanteils interpretiert. Ein histologisch embryonales Hodenkarzinom (Klasse II) wurde bei Nachweis eines Beta-HCG-Titers über 100 mU/ml der Klasse IV zugeteilt; ein histologisch „reines Seminom" mit Beta-HCG-Titern über 10 000 mU/ml wurde der Klasse V nach Dixon und Moore zugeordnet. Zweifelsohne tragen solche Maßnahmen etwas willkürlichen Charakter, die Nichtberücksichtigung eines signifikanten Markers bei diskrepanter Histologie würde vermutlich aber zu noch größeren Fehlern in der Interpretation und Vergleichbarkeit der Ergebnisse führen.

Ein zweites Problem bei der Auswertung betraf die „Response"-Kriterien. Während für die Bewertung der gesamten sequentiellen Chemotherapie die international gültigen Definitionen von Vollremission und Partialremission (über 50%ige Tumorreduktion) gültig waren, ist es bei der Bewertung von einzelnen Therapiekursen bzw. von sequentiellen Doppelkursen notwendig, das Ansprechkriterium auf 25% zu reduzieren. Würde man dies nicht tun, würde beispielsweise eine Tumorreduktion von 45% nach zwei Kursen Vinblastin/Bleomycin als „no change" bzw. Vinblastin/Bleomycin-Versagen gewertet werden müssen, was die Bewertung verfälschen müßte.

Die Ansprechraten auf die Einzelprogramme sind in Tabelle 6 dargestellt. Aus diesen Daten geht hervor, daß beide Programme initial gleich wirksam sind und daß die Vorbehandlung zumindest bei den angewendeten Kriterien keine größere Rolle spielte. Dieses Ergebnis soll jedoch nicht darüber hinwegtäuschen, daß eine chemotherapeutische Vorbehandlung generell als ungünstiges Prognosekriterium für jedes Chemotherapieprogramm gelten muß. Interessante Aufschlüsse ergab eine Analyse der Therapieversager. Im Falle der Vinblastin/Bleomycin-Kombination versagten insgesamt 26 von 157 auswertbaren Patienten, die höchste Versagerquote

Tabelle 6. Ansprechraten der mit ADM/DDP und BLM/VLB behandelten Patienten

Therapie	Ansprechrate im Gesamtkollektiv	Ansprechrate bei unvorbehandelten Patienten	Ansprechraten bei vorbehandelten Patienten
ADM/DDP	151/180 (83,9%)	60/63 (95,3%)	91/117 (77,8%)
BLM/VLB	131/157 (83,5%)	97/116 (83,7%)	34/41 (83,0%)

ADM/DDP + BLM/VLB (zus. 4 Kurse): 95%

Tabelle 7. Therapieversagen nach ADM/DDP in Abhängigkeit von Histologie und Vorbehandlung

Histologie	Gesamtkollektiv		Vorbehandelte Patienten	
	(n)	(%)	(n)	(%)
I	2/7	28,5	1/6	16,0
II	11/47	23,9	11/29	37,9
III	2/10	20,0	2/8	25,0
IV	9/67	13,4	8/45	17,7
V	5/50	10,0	4/29	13,7
Gesamt	29/180	16,1	26/117	22,2

Tabelle 8. Versagerrate der BLM/VLB-Therapie bei folgenden Tumorstadien

Stadium	(n)	(%)
II B	1/29	3,4
II C	5/17	29,4
III	1/5	20,0
IV A	1/18	5,5
IV B	5/24	20,8
IV C	6/46	13,0
IV D	7/18	38,8
Gesamt	26/157	16,5

war für dieses Programm beim Chorionkarzinom festzustellen. Dieses Ergebnis geht mit den Erfahrungen von Samuels konform, der für Velbe/Bleomycin eine besondere Sensitivität der embryonalen Karzinome nachgewiesen hatte. Umgekehrt versagten unter Adriamycin/Cisplatin nur 5 von 50 auswertbaren Fällen mit Chorionkarzinomen (10%) (Tabelle 7). Der bereits vorher bestehende klinische Eindruck, daß Adriamycin/Cisplatin bei chorialen Karzinomen wirksamer ist als die Vinblastin/Bleomycin-Kombination, findet in diesen Zahlen seine Bestätigung (Tabelle 7). Schlüsselte man das Tumorversagen nach Stadium auf (Tabelle 8), so zeigte sich im Falle von Vinblastin/Bleomycin ähnlich wie bei der Adriamycin/Cisplatin-Kombination, daß die Tumorstadien IV D und II C (mit dem prognostisch offensichtlich entscheidenden massiven Retroperitonealbefall) mit der jeweils höchsten Versagerquote assoziiert waren. In Tabelle 9 ist schließlich der Nachweis erbracht, daß sich die angewendeten Kombinationen im wesentlichen nicht kreuzresistent verhalten: Von 26 Fällen mit primärem Vinblastin/Bleomycin-Versagen war bei 69% eine Wirkung von Adriamycin/ Cisplatin nachweisbar, umgekehrt sprachen 14 von 24 (58,3%) der primären Adriamycin/Cisplatin-Versager noch auf die Vinblastin/Bleomycin-Kombination an. Diese Ergebnisse scheinen eine gute Grundla-

Tabelle 9. Untersuchung auf Kreuzresistenz Velbe/Bleomycin versus Adriamycin/Cisplatin

Primäre Kombination	Versagerquote	Wirksamkeit der Alternativkombination
Velbe/Bleomycin	26/157	18/26 (69,2%)
Adriamycin/Cisplatin	29/180	14/24 (58,3%)[a]

[a] 5 Patienten dieser Gruppe wurden nach Versagen von Adriamycin/Cisplatin nicht mit Velbe/Bleomycin behandelt.

ge zur weiteren Exploration des kürzlich von Goldie und Coldman propagierten theoretischen Modells einer alternierenden nicht-kreuzresistenten Chemotherapie zu bilden, wobei es nach den Kalkulationen dieser Autoren am günstigsten sein müßte, die Kombinationen nach jeweils einem Kurs zu wechseln [30, 31]. Die sequentielle kombinierte Chemotherapie hat sicher den Vorteil einfacher Handhabung und kalkulierbarer Toxizität; sie gestattet es auch, frühzeitig wenig wirkungsvolle Zytostatika auszuschließen.

Wir gehen heute retrospektiv davon aus, daß im Falle der sehr günstigen Daten der Gruppe von Einhorn ein Velbe/Bleomycin-Versagen gelegentlich durch die Wirksamkeit der Cisplatin-Komponente verschleiert wird. Die hohe Wirksamkeit der Kombination von Adriamycin/Cisplatin bei chorialen Tumoren und die relativ niedrigen Remissionsfrequenzen Einhorns für Beta-HCG-positive testikuläre Teratome legen nahe, daß besonders in dieser Kategorie das Anthracyclin-Derivat einen hohen therapeutischen Nutzen hat. Dies konnte kürzlich auch (R. Osieka, unpublizierte Ergebnisse) an einem Beta-HCG-sezernierenden menschlichen Teratom im Heterotransplantat auf der nackten Maus nachgewiesen werden: Hier war Bleomycin nur marginal wirksam, Vinblastin fast unwirksam und Adriamycin, interessanterweise auch Ifosfamid, zeigte eine hohe Wirksamkeit.

Nachdem in eigenen Untersuchungen auch Etoposid bei refraktären Patienten in 9 von 37 Fällen (24,3%) wirksam war, das Alkylans Ifosfamid sogar bei 45%, steht mit der Kombination aus Ifosfamid und Etoposid eine dritte, in den meisten Fällen nicht-kreuzresistente Kombination für den sequentiellen Einsatz zur Verfügung (Tabelle 10). Über vorläufige Ergebnisse mit dieser chemotherapeutischen Alternative haben wir kürzlich berichtet [32].

Tabelle 10. Kombination von Ifosfamid und Etoposid zur Behandlung refraktärer Hodentumoren

Ifosfamid	40 – 60 mg/kg Körpergewicht pro Tag über 5 Tage plus Uromitexan
Etoposid	120 mg/m² Körperoberfläche i.v. an den Tagen 1, 3 und 5

4. Offene Fragen bei der Chemotherapie des disseminierten Hodenteratoms

Obwohl inzwischen weltweit Ansprechraten zwischen 80 und 95% bei Vollremissionsraten zwischen 50 und 70% für das disseminierte Stadium des Hodenteratoms beschrieben werden, bestehen nach wie vor einige ungelöste Probleme, zumal die Ergebnisse bei ungünstiger Patientenselektion, wie sie an den Zentren zunehmend zu registrieren ist, deutlich schlechter werden. Vertraut man den Berichten über die Vinblastin/Bleomycin/Cisplatin-Kombination, so muß diese derzeit als eine der besten initialen Behandlungsmöglichkeiten eingestuft werden. Einschränkend ist jedoch zu bemerken, daß bei chorialen Tumoren mit dieser Kombination eine relativ hohe Versagerquote zu erwarten ist. Da die Addition einer vierten Substanz (beispielsweise von Adriamycin oder Ifosfamid zur Einhorn-Kombination) bislang kein besseres Ergebnis erbrachte, wird man andere Ansätze verfolgen müssen, zumal polychemotherapeutische Protokolle zu Dosiskompromissen führen. Abb. 7 zeigt eine derzeit im Gange befindliche Phase III-Studie des Essener Zentrums, welche mit prospektiver Randomisation der Frage nachgeht, ob das zeitlich fixierte Einhorn-Protokoll einem mehr individualisierten, leukozytennadir-adaptierten sequentiellen Vorgehen tatsächlich überlegen ist. Erfahrungsgemäß kann durch Intervallverkürzung während der ersten drei bis vier Kurse der Induktions-Chemotherapie das sequentiell-alternierende Vorgehen in seiner Wirksamkeit noch verbessert werden [33]. Die Frage der Notwendigkeit einer Erhaltungstherapie nach optimaler Induktion und Vollremission wurde nach neueren Untersuchungen Einhorns [19] verneint: Sowohl in der Kontrollgruppe als auch in der Gruppe mit Erhaltungs-Behandlung (Vinblastin) war die Rückfallquote unter 10% geblieben. Diese niedrige Rückfallquote konnte allerdings in eigenen Serien und verschiedenen anderen Studien nicht bestätigt werden, so daß das Problem der Erhaltungstherapie zumindest bei Gruppen höheren

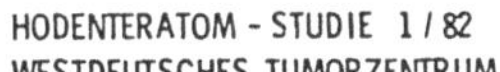

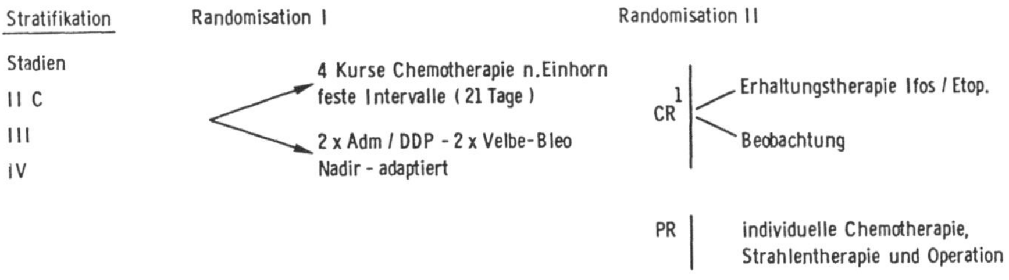

Abb. 7

Risikos noch nicht gelöst scheint. Auch die Frage der Dosierung von Vinblastin (Dosisreduktion von 0,4–0,5 mg/kg auf 0,3 mg/kg ohne Wirkungsverlust?), der optimalen Anwendungsweise von Bleomycin (Dauerinfusion, 5-Tage-Plan, wöchentliche Einzelgabe), der Dosierung von Cisplatin (hohe Einzeldosen versus verteilte Applikation über 5 Tage) sowie die mögliche Bedeutung der sekundär wirksamen Substanzen Ifosfamid und Vepesid während der Induktionsphase sind noch zu klären. Die Kombination von Ifosfamid und Cisplatin beispielsweise, die als eine der wirkungsvollsten Programme bei verschiedenen refraktären Sarkomen und Karzinomen angesehen werden kann, scheint bei primärer Anwendung beim disseminierten Seminom erstaunlich günstige Ergebnisse zu liefern (Seeber et al., in Vorbereitung). Möglicherweise wird eine weitergehende Kenntnis der Probleme von substanzbezogenen Resistenzen maligner Tumoren und die Aufdeckung fehlender Kreuzresistenzen bzw. kollateraler Sensitivitäten zu noch wirkungsvolleren, auch rational gestützten Konzepten führen [30, 31, 34].

IV. Behandlung des malignen Hodenteratoms im Stadium II

Mit der enormen Verbesserung der therapeutischen Ergebnisse haben sich die Konzepte zur Behandlung im regional metastasierten Stadium gewandelt. Folgende Gesichtspunkte spielen hierbei eine Rolle:

Im Stadium I (durch Lymphadenektomie gesichert) ist normalerweise nur mit einer Rückfallquote unter 10% zu rechnen. Bei diesen Patienten ist ein engmaschiger Kontrollplan unter Einschluß der biochemischen Marker und der modernen diagnostischen Verfahren als postoperative Nachsorge ausreichend. Nach neueren Untersuchungen [35] ist im Stadium I das Rückfallrisiko allerdings dann erhöht, wenn ein Stadium I pT_{2-4} vorgelegen hat. Es beträgt bei dieser Konstellation etwa 30–45%, was der postoperativen Prognose eines Stadiums II A vergleichbar ist.

Im Stadium II A (radikale Sanierung retroperitonealen Befalls) wird derzeit an den meisten Institutionen eine adjuvante Chemotherapie durchgeführt, wobei Art der Chemotherapie und zeitliche Dauer noch nicht als standardisiert gelten dürfen.

Nach unseren eigenen Langzeitergebnissen kann nach Lymphadenektomie und adjuvanter Chemotherapie mit dem sequentiell-alternierenden Verfahren nach Anwendung von insgesamt sechs Kursen mit einer Überlebensrate von über 95% gerechnet werden (Abb. 8; [28]). Die Zeitdauer dieser Nachbehandlung wurde inzwischen auf insgesamt vier postoperative Chemotherapiekurse reduziert, hierzu liegen jedoch noch keine Ergebnisse vor. Bekanntermaßen haben amerikanische Erfahrungen gezeigt, daß es in diesem Stadium auch vertretbar ist, die Chemotherapie allen Patienten, welche ohne Rückfall bleiben, zu ersparen und nur bei den Rezidivpatien-

ÜBERLEBENSRATEN VON PATIENTEN IM STADIUM II
DES MALIGNEN HODENTERATOMS NACH LYMPHADENEKTOMIE
(II A UND II B) UND ADJUVANTER CHEMOTHERAPIE
(MITTLERE BEOBACHTUNGSZEIT 30 MONATE)

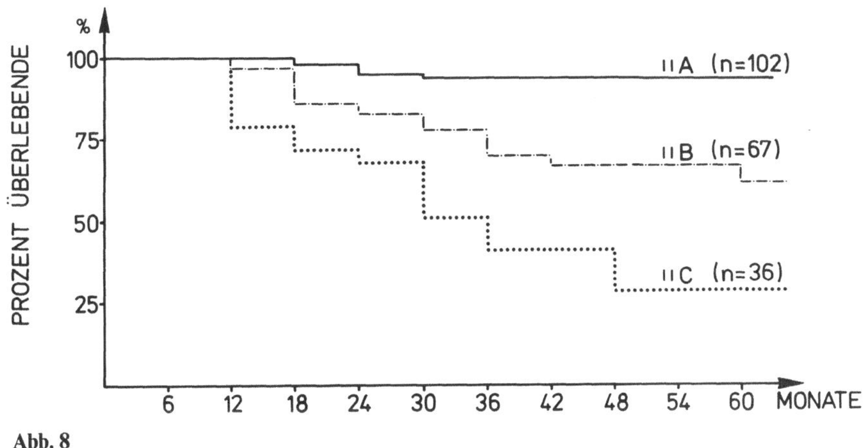

Abb. 8

ten anzuwenden. Die endgültige Heilungsquote ist bei effektiver sekundärer Chemotherapie offenbar ähnlich hoch, besonders wenn man die Rezidive frühzeitig erfaßt. Bei einem solchen Verfahren, welches noch als experimentell eingestuft werden muß, bekommt die engmaschige postoperative Kontrolle natürlich ein besonderes Gewicht.

Im Stadium II B der Essener Klassifikation ist eine postoperative Behandlung unabdingbar, da diese Patienten nicht tumorfrei sind. Wie unsere Ergebnisse in Abb. 8 zeigen, kann durch postoperative Chemotherapie ± Bestrahlung hier ebenfalls noch mit einer 5-Jahres-Überlebensrate um 70% gerechnet werden.

Das Stadium II C schließlich ist prognostisch wie ein disseminiertes Stadium einzustufen und war bis vor kurzem infaust. Durch intensive primäre chemotherapeutische Behandlung und verzögerte Laparotomie zum Zeitpunkt der maximalen chemotherapeutischen Tumorreduktion ist auch hier inzwischen ein Prognosewandel eingetreten, was durch eine Überlebensrate von knapp 30% nach 5 Jahren signalisiert wird.

Bedenkt man die Nachwirkungen der eingreifenden Lymphadenektomie einerseits, die Verfeinerung diagnostischer Verfahren wie Computertomographie, Sonographie und Markeranalysen andererseits, wird die Frage erneut aktuell, ob nicht bereits die zur Stadieneinteilung durchgeführte Lymphadenektomie bei Frühstadien ein „overtreatment" darstellt. Sowohl englische als auch niederländische Arbeitsgruppen konnten zeigen, daß durch alleinige infradiaphragmale Bestrahlung oder alleinige adjuvante Chemotherapie bzw. durch ein kombiniertes Verfahren die meisten Patienten in den Frühstadien I–II (eine genaue Zuordnung ist ohne Operation nicht möglich) geheilt werden können [36]. Obwohl somit die therapeutischen Ansätze im regionalen Stadium durchaus noch kontrovers sind, darf heute als gesichert gelten, daß die überwiegende Mehrheit aller Patienten im Regionalstadium des testikulären Teratoms heute heilbar ist. Die weiteren Bemühungen sind allerdings auf eine Reduktion der Therapie bis zum vertretbaren Minimum auszurichten.

Literatur

1. Dixon FJ, Moore RA (1952) Tumors of the male sex organs. Atlas of Tumor Pathology. Armed Forces Institute of Pathology, Washington
2. Collins DH, Pugh RCB (1964) The pathology of testicular tumours. Br J Urol 36 (suppl): 1
3. Mostofi FK, Sobin LH (1977) Histological typing of testis tumours. WHO, Genf
4. Löhrs U (1982) Histologische Klassifikation der malignen Hodentumoren. In: Illiger HJ, Sack H, Seeber S, Weissbach L (Hrsg) Nicht-seminomatöse Hodentumoren. Beitr Onkol 8. Karger, Basel München
5. Seeber S (1980) Kurative Aspekte bei der Chemotherapie testikulärer Teratome. In: Fetzer J, Füllenbach D, Musil J (Hrsg) Adriamycin. Solide Tumoren. Hämoblastosen. Bd 3, p 167
6. Ansfield FJ (1969) Clinical studies with mithramycin. Oncology 23:283
7. Kennedy BJ (1972) Mithramycin therapy in testicular cancer. J Urol (Baltimore) 107:429
8. Monfardini S, Bajetta A, Musumeci R, Bonadonna G (1972) Clinical use of adriamycin in advanced testicular cancer. J Urol (Baltimore) 108:293
9. Osieka R, Bruntsch U, Gallmeier WM, Seeber S, Schmidt CG (1976) cis-Diamino-dichloro-platin(II) in der Behandlung therapieresistenter maligner Hodenteratome. Dtsch med Wschr 101:191
10. Höffken K, Schmidt CG (1977) Therapie der Hodentumoren. Dtsch med Wschr 102:292
11. Seeber S, Bremer K, Higi M, Niederle N, Schmidt CG (1980) Investigations on the possible role of vindesine in the chemotherapy of testicular teratomas. In: Brade W, Nagel GA, Seeber S (Hrsg) Proceedings of the International Vinca Alkaloid Symposium. Vindesine. Frankfurt. Karger, Basel München, p 261
12. Li MC, Whitmore WF jr, Golbey R, Grabstald H (1960) Effects of combined drug therapy on metastatic cancer of the testis. J Amer med Ass 174:1291
13. Samuels ML, Johnson DE, Holoye PY (1973) The treatment of stage III metastatic germinal cell neoplasia of the testis with bleomycin combination chemotherapy. Proc Amer Ass Cancer Res 14:23 (Abstr 89)
14. Samuels ML (1975) Continous intravenous bleomycin therapy with vinblastine in testicular and extragonadal germinal tumors. Proc Amer Ass Cancer Res 16:112 (Abstr 448)
15. Samuels ML, Boyle LE, Holoye PY, Johnson DE (1976) Intermittens versus continous infusion bleomycin in testicular cancer: a comparison of response and survival in embryonal carcinoma (Class 2) and teratocarcinoma (class 2 and 3). Proc Amer Ass Cancer Res 17 (Abstr 98)
16. Einhorn LH, Donohue J (1977) Cis-diamminedichloroplatinum, vinblastine and bleomycin combination chemotherapy in disseminated testicular cancer. Ann Intern Med 87:293–298
17. Einhorn L, Williams S (1980) The management of disseminated testicular cancer. In: Einhorn (ed) Testicular tumors. Mason, New York, pp 117–149
18. Samson MK, Fisher R, Stephens RL, Rivkin S, Opipari M, Maloney T, Groppe CW (1980) Vinblastine, bleomycin and cisdiamminedichloroplatinum in disseminated testicular cancer: Response to treatment and prognostic correlations. Europ J Cancer 16: 1359–1366
19. Einhorn LH, Williams SD, Troner M, Birch R, Greco FA (1981) The role of maintenance therapy in disseminated testicular cancer. N Engl J Med 305:727–731

20. Golbey RB, Reynolds TF, Vugrin D (1979) Chemotherapy in metastatic germ cell tumors. Sem in Onc 6:1, 82–86
21. Seeber S, Scheulen ME, Osieka R, Höffken K, Schmidt CG (1978) Development of chemotherapy programs containing vinblastine, bleomycin, adriamycin and cis-dichlorodammineplatinum(II). In: Carter SK, Crooke ST, Umezawa H (eds) The Bleomycins. Current Status and New Developments. Academic Press, New York, pp 215–226
22. Scheulen ME, Higi M, Schilcher RB, Meier CR, Seeber S, Schmidt CG (1980) Sequentiell-alternierende Chemotherapie nicht-seminomatöser Hodentumoren mit Velbe-Bleomycin und Adriamycin-Cisplatin. In: Ergebnisse einer randomisierten Studie bei 71 Patienten mit pulmonaler Metastasierung (Stad. IV). Klin Wschr 58:811–821
23. Scheulen ME, Bierbaum W, Niederle N, Eickenberg HU, Holfeld H, Seeber S, Schmidt CG (1980) Sequentiell-alternierende Chemotherapie nicht-seminomatöser Hodentumoren mit Velbe-Bleomycin und Adriamycin-Cisplatin. II. Langzeitergebnisse einer Studie bei 140 Patienten mit retroperitonealer Metastasierung (Stad. II). Klin Wschr 58:823–828
24. Seeber S, Scheulen ME, Schilcher RB, Higi M, Niederle N, Mouratidou D, Bierbaum W, Schmidt CG (1980) Sequential combination chemotherapy with velbane-bleomycin and adriamycin-cis-dichlordiammineplatinum(II) in early and late testicular cancer. In: Prestayko AW, Carter SK, Crooke ST (eds) Cisplatin. Current Status and Future Developments. Academic Press, New York, pp 329–344
25. Bremer K, Higi M, Niederle N, Kloth C, Krischke W, Schmidt CG, Seeber S (1982) Der retroperitoneale Befall als wesentlicher prognostischer Faktor bei disseminierten nicht-seminomatösen Hodentumoren. In: Illiger HH, Sack H, Seeber S, Weissbach L (Hrsg) Nicht-seminomatöse Hodentumoren. Beitr Onkol 8:259–266. Karger, Basel München
26. Higi M, Scheulen ME, Schmidt CG, Seeber S (1981) Hirnmetastasen bei malignen Hodenteratomen. Onkologie 4:84–86
27. Schütte J, Bremer K, Niederle N, Schoetensack B, Schmidt CG, Seeber S (1983) Sequentiell-alternierende Chemotherapie nicht-seminomatöser Hodentumoren mit Adriamycin/Cisplatin und Bleomycin/Vinblastin. Therapieansprechen und -versagen in Abhängigkeit von Histologie und Tumorstadium. Onkologie (im Druck)
28. Niederle N, Ostermann R, Pfeiffer R, Scheulen ME, Higi M, Kröpfl D, Schmidt CG, Seeber S (1982) Nonseminomatous testicular cancer – experience in patients with stage II disease. Proc Am Ass Cancer Res 23:157
29. Seeber S (1982) Current concepts in the management of early and late testicular cancer. Internationaler Krebskongreß, Seattle
30. Goldie JH, Coldman AJ (1979) A mathematical model for relating the drug sensitivity of tumors of their spontaneous mutation rate. Cancer Treat Rep 63:1727–1733
31. Goldie JH, Coldman AJ, Gudauskas GA (1982) Rationale for the use of alternating non-cross-resistant chemotherapy. Cancer Treat Rep 66:439–499
32. Bremer K, Niederle N, Krischke W, Higi M, Scheulen ME, Schmidt CG, Seeber S (1981) Etoposid- und Etoposid/Ifosfamid-Therapie refraktärer Hodentumoren. In: Seeber S, Nagel GA, Achterrath W, Schmidt CG, Raettig R (Hrsg) (1981) Etoposid. Derzeitiger Stand und neue Entwicklungen in der Chemotherapie maligner Neoplasien. Akt Onkol 4, 191–197. W. Zuckschwerdt-Verlag München
33. Seeber S, Higi M, Niederle N, Schmidt CG (1981) Individualisierte Intervall-Verkürzung zur Verbesserung der Induktionsbehandlung bei der Chemotherapie solider Tumoren. Dtsch med Wschr 106:1741–1744
34. Seeber S, Osieka R, Schmidt CG, Achterrath W, Crooke ST (1982) In vivo resistance towards anthracyclines, etoposide, and cis-diammine-dichloroplatinum(II). Cancer Res 42:4719–4725
35. Kröpfl D, Ringert RH, Niederle N, Scheulen ME, Seeber S, Eickenberg HU (1983) Ergebnisse der retroperitonealen Lymphadenektomie bei nichtseminomatösen Hodentumoren im klinischen Stadium I – Analyse der Risikofaktoren, die zu einem Therapiemißerfolg führten. Der Urologe (im Druck)
36. Peckham MJ, Barret A, McElwain TJ, Hendry WF (1979) Combined management of malignant teratoma of the testis. Lancet 11:267–270

Die klonale Immunproliferation und das Plasmocytom – Überlegungen zur Entstehungsgeschichte der Plasmazelldyskrasie

O. Wetter

Morphologische und funktionelle Merkmale weisen die Plasmocytomzelle als Endzelle in der Entwicklung eines B-Lymphocyten zur hochdifferenzierten Immunglobulin-(Ig) bildenden Plasmazelle aus. Unser Thema gilt der Herkunft der Plasmocytomzelle. Bei der Behandlung dieses Themas sollen zunächst die Befunde besprochen werden, die für die Herkunft der Plasmocytomzelle aus einem immunkomponenten B-Lymphocyten sprechen (I). In einem zweiten Abschnitt soll dann untersucht werden, welche Bedeutung der Nachweis individual-spezifischer Determinanten, sog. Idiotypen, für die Definition des transformierten Klons besitzt (II).

I. Die Plasmocytomzelle – Relikt eines B-Zellklons

Die Einheitlichkeit der Plasmocytomzellen eines individuellen tierischen oder menschlichen Tumors findet ihren Ausdruck in der physikalischen und immunologischen Einheitlichkeit des von den Zellen in die Körperflüssigkeiten abgegebenen Paraproteins oder besser, monoklonalen Proteins (mP). Jedes mP repräsentiert demnach einen individuellen Tumorzell-Klon.

Um die Beziehungen der unmittelbaren Vorläuferzelle, des immunkomponenten B-Lymphocyten, zum sezernierenden Plasmocyten zu definieren, soll kurz auf die klonale Selektion des Immunsystems eingegangen werden. Sie besagt, daß für jedes Antigen – man schätzt einige 10^4 bis 10^5 sterische Möglichkeiten – eine entsprechende Erkennungsstruktur auf einem oder einigen wenigen B-Lymphocyten eines Individuums präformiert ist. Diese Erkennungsstrukturen sind Antikörpermoleküle, die an der Oberfläche des Lymphocyten als Rezeptoren vorhanden sind und mit dem Antigen in Wechselwirkung treten können. Diese Ig-Moleküle sind damit zugleich ein Erkennungsmerkmal für B-Lymphocyten, da T-Lymphocyten Ig-Strukturen in leicht nachweisbarer Form nicht tragen. Der Kontakt der B-Zelle mit dem Antigen löst einen Vorgang der Proliferation und Reifung aus, in dessen Verlauf Expansion des Klons mit Differenzierung zur Plasmazelle Schritt hält. Unter normalen Bedingungen kommt dieser Prozeß mit der Eliminierung des Antigens durch die von Plasmazellen sezernierten hochspezifischen Antikörper zum Stillstand. Beim Plasmocytom haben diese

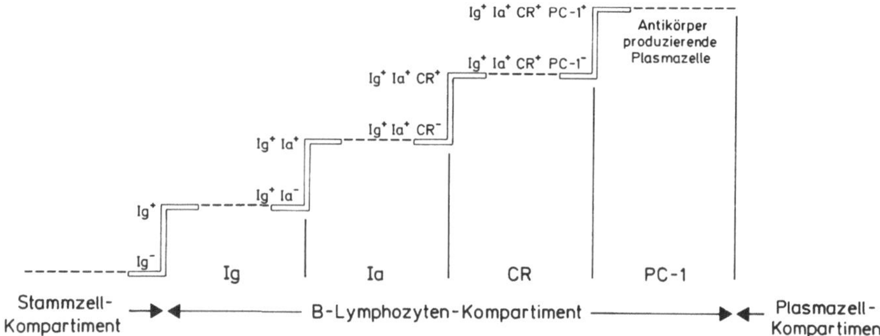

Abb. 1. Schema der B-Zellentwicklung nach phänotypischen Merkmalen der Zelloberfläche. Folgende Abkürzungen werden benutzt: Ig: Immunglobulin; Ia: Immune-Response-Associated Antigen; CR: Complement Receptor; Pc: Plasma Cell; (mit geringfügigen Änderungen aus: Hämmerling, U et al. (1976) Proc Nat Acad Sci USA 73:2008)

Regulationen versagt, und insofern bildet der Tumorzellklon das Relikt eines B-Zellklons. Die Entwicklung von der undeterminierten Stammzelle bis zum Plasmocyten ist schematisch mit dem für bestimmte Stadien typischen Rezeptorstatus in Abb. 1 wiedergegeben. Die Transformation zur Plasmocytomzelle kann theoretisch auf jeder Stufe dieser Entwicklung erfolgen, und es soll im folgenden gezeigt werden, daß es Argumente für die Realisierung verschiedener Möglichkeiten der Transformation gibt.

Die Tatsache, daß in einer Reihe von mP tierischer und menschlicher Herkunft Antikörperaktivität gefunden wurde, deutet auf ein Ereignis hin, das die Zelle nach dem Kontakt mit dem Antigen getroffen und transformiert hat. Man würde dann eine zufällige Verteilung der Antikörperspezifität in mP auf das Universum von Antigendeterminanten, also einige 10^4 Möglichkeiten erwarten. Tatsächlich aber besteht eine Verteilung ausgesprochen zugunsten bakterieller Antigene wie bestimmter Polysaccharid-Strukturen der Kapselsubstanz. Es muß deswegen diskutiert werden, ob diese Antigene ursächlich mit dem Entstehen eines transformierten Klons verknüpft ist. Diese Beziehungen sind ausführlich von Potter et al. [16] untersucht worden, die die Antikörperaktivität in Mineralöl-induzierten Plasmocytomen der Maus systematisch studierten.

Das zweite Argument gegen eine zufällige Verteilung des Transformations-auslösenden Ereignisses über die in Abb. 1 dargestellten Abschnitte der B-Zellentwicklung kommt aus der Häufigkeit des im mP realisierten Ig-Isotyps. Wenn jede B-Zelle eine gleich große Chance hätte, transformiert zu werden, müßte sich der im mP realisierte Ig-Schwerkettentyp zufällig über die Spezifitäten γ, α, μ, δ, ε verteilen. Das ist jedoch in dem von Potter et al. untersuchten Modell des induzierten Plasmocytoms der BALB/c Maus nicht der Fall. Hier entstehen nämlich ganz vorwiegend IgA-Plasmocytome. Antigene spielen möglicherweise eine Transformations-begünstigende Rolle. Es ist interessant, festzustellen, daß demgegenüber die Häufigkeitsverteilung der Isotypen von mP menschlicher Plasmocytome derjenigen entspricht, die von den normalen Konzentrationen der Ig-Isotypen im Serum zu erwarten ist. Auch das Ig-Leichtkettenverhältnis k/λ von 3:1 im Serum spiegelt sich im Verhältnis der mP vom k und λ Typ beim Plasmocytom statistisch wider, worauf Mannik und Kunkel [12] zuerst hingewiesen haben. Offensichtlich treffen für experimentell erzeugte Plasmocytome besondere Bedingungen zu, die nicht repräsentativ für die Plasmocytomentstehung im Menschen sind.

Eine aus der Zufallsverteilung des Ig-Isotyps in mP einer größeren Population abzuleitende Konsequenz wäre die Annahme, daß der B-Lymphocyt statistisch durch das transformierende Ereignis nicht von dem enkodierten Programm der Isotyp-Expression abgelenkt wird. Mit anderen Worten, die Plasmocytomzelle entfaltet anscheinend ihre Eigenschaften als Tumorzelle unabhängig von ihrem Differenzierungsprogramm. Dieser Rückschluß würde auch die Möglichkeit einschließen, daß eine Vorläuferzelle transformiert wurde, und das transformierende Agens die Rolle des Antigens bei der Induktion der Zelle mit übernimmt. Dieser Vorgang des Anschaltens eines Differenzierungsvorgangs durch die maligne Transformation wurde von Potter et al. [15] ebenfalls diskutiert.

Die Transformation zur Plasmocytomzelle dürfte demnach in aller Regel den Lymphocyten nach dem Kontakt oder gleichzeitig mit dem Kontakt zum Antigen treffen. Dabei ist aus den Experimenten von Potter [16] nicht auszuschließen, daß in experimentell erzeugten Plasmocytomen der Ort der Applikation und/oder die zur Transformation benutzte Substanz einen dirigierenden Einfluß insofern nehmen als überwiegend Tumoren des IgA-Isotyps entstehen.

In den letzten Jahren ist insbesonders durch die Gruppe um Salmon [4] versucht worden, die proliferierende Zelle des Plasmocytoms im sog. Tumorstammzell-Test zu identifizieren. Die Methode beruht auf der Kultur von Tumorzellen in Agar bei Anwesenheit einer Reihe von wachstumsbegünstigenden Faktoren. Es erscheint heute fraglich, ob mit diesem Verfahren zur Bestimmung koloniebildender Zellen lymphoide Vorläuferzellen des Tumors gezüchtet und zur Proliferation gebracht werden können. Vielmehr erscheinen unter diesen Bedingungen Plasmocytomzellen zu proliferieren (Bast et al.) [2]. Von den letztzitierten Autoren konnten keine als Vorläuferzellen der Tumorzelle anzusprechenden Zellen in den Kolonien nachgewiesen werden.

II. Individualspezifische klonale Merkmale

Versuche, den Tumorzell-Klon auf den frühesten, d.h. unreifsten Zelltyp der B-Zellreihe zurückzuführen, bedienen sich vor allem individualspezifischer Merkmale der Zelloberfläche, sog. Idiotypen (Id). Diese Eigenschaft eines Ig-Moleküls mit Spezifität gegen ein bestimmtes Antigen wurde von Slater, Ward und Kunkel [21] 1955 an Myelomproteinen entdeckt und 1963 auch an Antikörpern durch Oudin [13] gefunden. Kunkel und Mitarbeiter hatten Tiere mit menschlichen mP immunisiert und eine Spezifität des so gewonnenen Antiserums gefunden, die durch Absorption mit Gammaglo-

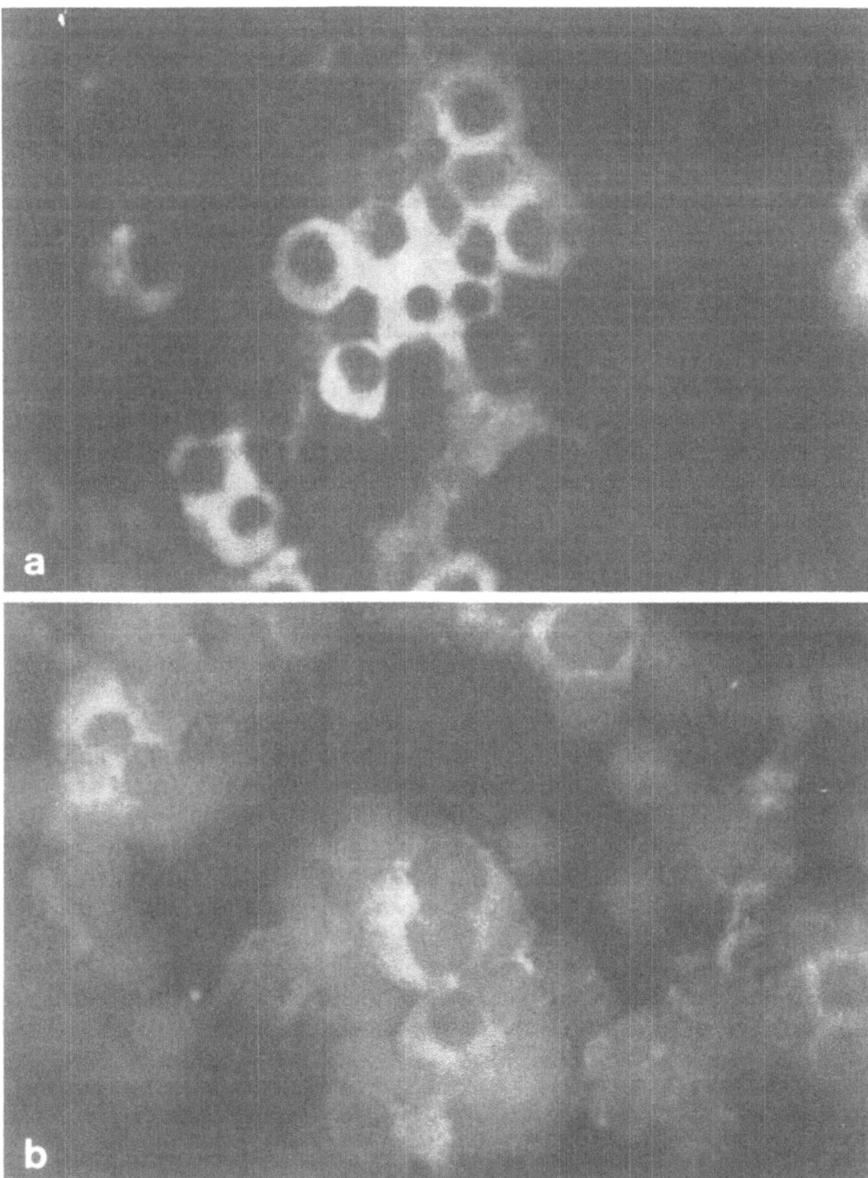

Abb. 2. Knochenmarkszellen eines Patienten (Sch) mit einem Plasmocytom und IgG1/k Paraprotein nach der Färbung mit einem anti-Idiotyp AS (a) und einem monoklonalen anti-k AS (b). Im Ansatz a) wurde eine indirekte Fluoreszenzmethode zum Nachweis cytoplasmatischen Antigens mit dem anti-Idiotyp AS eigener Herstellung und Fluoreszein-markiertem anti-Meerschweinchen AS vom Kaninchen (Dako/Boehringer, Mannheim) und in b) ein monoklonales anti-k AS (BRL Inc.) sowie ein Fluoreszein-markiertes anti-Maus AS (Tago Inc./Medac, Hamburg) verwendet. Die Präparate enthalten zahlreiche doppel- und mehrkernige Plasmazellen. Vergrößerung ×700

bulin Gesunder nicht eliminiert werden konnte. Ein derartiges individual-spezifisches Antiserum reagiert mit einer in der Bindungsregion liegenden oder in enger Beziehung dazu stehenden Struktur eines Antikörpermoleküls. Abb. 2 zeigt die Knochenmarkspräparate eines Plasmocytom-Patienten mit IgG/k Paraproteinämie. Die weit intensivere Färbung mit dem Fluorescein-markierten anti-Id Antiserum (a) gegenüber dem mit einem monoklonalen anti-k Antiserum (b) ist deutlich.

Nach dem oben erwähnten Prinzip der klonalen Selektion in der B-Zellentwicklung müssen derartige individual-spezifische, im folgenden idiotypische genannten Determinanten an den Oberflächen-Immunglobulinen kompetenter Lymphocyten vorhanden sein. Tatsächlich fanden z.B. Holm et al. [5] in allen 5 daraufhin untersuchten Patienten mit einem Plasmocytom derartige Id-positive Lymphocyten im peripheren Blut mit Hilfe Fluorescein-markierter Antikörper, die gegen das mP des betreffenden Patienten hergestellt worden waren. In anderen Untersuchungen war es King et al. [7] dagegen bei 4 Patienten nicht gelungen, derartige Lymphocyten im Blut nachzuweisen. Die Interpretation derartiger fluoreszenzoptischer Untersuchungen ist erschwert durch unspezifische Bindung von Ig-Molekülen durch Rezeptoren der Zelloberfläche, so daß weitere systematische Untersuchungen erforderlich sind. Es ist in diesem Zusammenhang bemerkenswert, daß es durch die Einwirkung von pokeweed Mitogen, einem B-Zellstimulans, auf die Lymphocyten von 7 Plasmocytom-Patienten nicht gelang, eine Anreicherung von Zellen zu erreichen, auf denen der Idiotyp des entsprechenden mP nachweisbar war (Knapp et al.) [8]. Dagegen konnten Kubagawa et al. [9] Idiotypen an pre-B-Zellen des Knochenmarks zweier Patienten mit einem IgA-Plasmocytom nachweisen und damit einen Hinweis auf die in diesem frühen Stadium der B-Zellentwicklung eingetretene Transformation zur Plasmocytomzelle gewinnen. Diese Autoren konnten keine Reaktion ihrer Antiseren mit T-Zellen des Blutes dieser Patienten feststellen. Dagegen schließen Preud'homme et al. [17] aus dem gleichzeitigen Vorkommen idiotypischer Determinanten auf T- *und* B-Zellen eines Patienten mit IgG1/k Plasmocytom auf die Transformation einer Zelle vor dem Differenzierungsschritt in die B- bzw. T-Zellreihe. Eine entsprechende Beobachtung wurde von Lea et al. [10] mitgeteilt. Die aufgeführten Befunde an Blutlymphocyten Plasmocytomkranker deuten auf Beziehungen zum Tumorzellklon hin, deren Natur ungeklärt ist. Es bleibt zunächst offen, ob idiotypische Determinanten bei diesen Patienten einen hochspezifischen Rang haben wie es sich z.B. für das Choriongonadotropin bei bestimmten Formen des Teratocarcinoms erwiesen hat. Andere Möglichkeiten wie z.B. die Umstimmung von Lymphocyten durch RNA von Plasmocytomzellen (Chen et al.) [3] oder ein auf der Ebene des idiotypischen Netzwerks (Jerne) [6] induziertes Phänomen müssen ebenfalls bedacht werden.

Die Schwierigkeiten bei der Beurteilung der mit anti-Id Antiseren erhobenen Befunde sind z.T. technischer Natur. Auch die Anwendung von $F_{(ab')2}$-Fragmenten idiospezifischer Antikörper kann offensichtliche Diskrepanzen in den Ergebnissen verschiedener Autoren nicht beheben. So ist von der Gruppe um Holm auch in neuen Arbeiten [14] nie das Vorkommen von Idiotypen auf T-Zellen des peripheren Blutes beschrieben worden, während ein hoher Prozentsatz Id-positiver T-Zellen von Preud'homme et al. [17] und Lea et al. [10] beschrieben wurde. Andere Autoren wie Schedel et al. [19] und auch eigene Untersuchungen (Wetter et al.) [26] konnten Id-positive Zellen nicht eindeutig B- oder T-Zellen zuordnen. Es ist auch bemerkenswert, daß Diskrepanzen hinsichtlich des Verhältnisses von k:λ Determinanten auf Lymphocyten des peripheren Blutes bei Plasmocytom-Patienten bestehen, wenn man die Ergebnisse verschiedener Autoren vergleicht. Anhand dieses Kriteriums wiesen 22 von 41 Patienten monoklonale Lymphocyten im Blut auf, entsprechend dem Leichtkettentyp des mP. Dagegen wurde von van Camp et al. [22] eine Umkehr des Verhältnisses k:λ zuungunsten des im mP vorliegenden Leichtketten-Typs gefunden. Wenngleich die letztere Studie dem cytoplasmatischen Vorkommen von L-Ketten galt, während die anderen Untersuchungen Oberflächen-Determinanten nachwiesen, sind diese Unterschiede doch bemerkenswert.

Ähnliche Abweichungen ergeben sich auch, wenn man das Verhalten der Ig-Schwerketten-Determinanten, der Isotypen, auf Lymphocyten Plasmocytomkranker aus der Literatur zu einem Vergleich heranzieht. Während Lindström et al. [11], von denen die erste Studie über idiotypische Lymphocyten beim Plasmocytom stammt, und ebenso Abdou et al. [1] niedrige B-Zellzahlen bei Patienten mit Id-positiven Lymphocyten fanden, wird von anderen Autoren wie Seligman et al. [20] und Sato et al. [18] ein Anstieg des dem mP entsprechenden Isotyps an Blutlymphocyten beschrieben. Wenn man bedenkt, daß die Zahl Oberflächen-Ig positiver Zellen im peripheren Blut als Summe der Isotypen μ, γ und α normal $13\% \pm 7$ beträgt (Wetter et al.) [23] so wird deutlich, daß in den Fällen mit niedriger B-Zellzahl alle aus einer Verschiebung der einzelnen Isotyp-Frequenzen abgeleiteten Schlußfolgerungen an dem Fehler der ‚kleinen Zahl' leiden. Es ist deswegen nach dynamischen Veränderungen von Oberflächen-Rezeptoren an Lymphocyten von Plasmocytom-Patienten gesucht worden und ein derartiges Kriterium möglicherweise im Verhalten von Concanavalin A bindenden Rezeptoren gefunden worden (Wetter et al.) [25]. Interessant war, daß sich unterschiedliche Muster von Rezeptorfunktionen ergaben, wenn man Lymphocyten von Plasmocytom-Patienten mit denjenigen von Waldenström-Patienten nach Doppelmarkierung von Con-A Rezeptoren und Oberflächen-Ig Rezeptoren fluoreszenzoptisch verglich [25]. Auch diese Untersuchungen lassen auf veränderte Rezeptordichte an Lymphocyten von Plasmocytom-Patienten schließen, ein Befund, der durch Analysen mit ^{125}J markiertem anti-Ig Antiserum gestützt wird (Wetter et al.) [24].

Zusammenfassung

Nachdem lange Zeit die humoralen Veränderungen bei Plasmocytom-Patienten und insbesonders hier die monoklonalen Proteine im Vordergrund des Interesses standen, sind in den letzten Jahren zelluläre Phänomene unter verschiedenen Gesichtspunkten studiert worden. Die Beziehung peripherer Blutlymphocyten mit einem individualspezifischen Antigen an der Zelloberfläche zur Tumorzelle beansprucht derzeit größtes Interesse. Die Ausdehnung des Tumorzellklons auf diese Lymphocyten würde nicht nur die offensichtlich vom Beginn der Erkrankung gegebene Systemisierung erklären, sie würde darüber hinaus auch durch die leichte Zugängigkeit einen wertvollen Parameter für das Studium von Therapie-Effekten beisteuern.

Danksagung

Eigene, in diesem Text zitierte Untersuchungen wurden gemeinsam mit Herrn D. Brandhorst, Ing. grad. und Herrn K.-H. Linder, Ing. grad. durchgeführt. Für die Erstellung des Manuskripts bin ich Frau L. Makosch, für die bibliographischen Arbeiten Frau Ch. Wartchow zu Dank verpflichtet.

Literatur

1. Abdou NI, Abdou NL (1975) The monoclonal nature of lymphocytes in multiple myeloma. Effects of therapy. Ann Int Med 83:42–45
2. Bast BJE, Boom SE, Ballieux RE (1982) Characterization of the colony-forming cell in monoclonal gammopathies. Blood 60:608
3. Chen Y, Bhoopalam N, Yakulis V, Heller P (1975) Changes in lymphocyte surface immunoglobulins in myeloma and the effect of an RNA-containing plasma factor. Ann Int Med 83:625
4. Hamburger AW, Salmon SE (1977) Primary bioassay of human tumor stem cells. Science 197:461
5. Holm G, Mellstedt H, Pettersson D, Biberfeld P (1977) Idiotypic immunoglobulin structures on blood lymphocytes in human plasma cell myeloma. Immunol Res 34:139–164
6. Jerne NK (1972) What precedes clonal selection? In: Ontogeny of acquired immunity. Symposium held at Ciba Fundation, London, November 23–25, 1971. Elsevier, Excerpta Medica, North-Holland, pp 1–15
7. King MA, Wells V (1981) Cell-bound immunoglobulin on peripheral blood mononuclear cells of patients with myeloma. Clin exp Immunol 45:552–556
8. Knapp W, Baumgartner G (1979) B cell differentiation in multiple myeloma. In: Quastel MR (ed) Cell Biology and Immunology of Leukocyte Function. Proc of the 12th Int Leuc Culture Conf, Beer Sheva, Israel. Academic Press NY, pp 863–867
9. Kubagawa A, Vogler LB, Capra JD, Conrad ME, Lawton AR, Cooper MD (1979) Studies on the clonal origin of multiple myeloma. Use of individually specific (Idiotype) antibodies to trace the oncogenic event to its earliest point of expression in B-cell differentiation. J Exp Med 150:792–807
10. Lea T, Førre ØT, Michaelsen TE, Natvig JB (1979) Shared idiotypes on human peripheral blood B and T lymphocytes. J Immunol 122:2413–2417
11. Lindström FD, Hardy WR, Eberle BJ, Williams RC (1973) Multiple myeloma and benign monoclonal gammopathy: Differentiation by immunofluorescence of lymphocytes. Ann Int Med 78:837–844
12. Mannik M, Kunkel HG (1963) Two major types of normal 7S γ-globulin. J Exp Med 117:213–230
13. Oudin J, Michel M (1963) A new allotype form of rabbit serum γ-globulins, apparently associated with antibody function and specificity (french). CR Hebd Seances Acad Sci Ser D Sci Natur (Paris) 257:805–808
14. Pettersson D, Mellstedt H, Holm G (1980) Monoclonal B lymphocytes in multiple myeloma. Scand J Immunol 12:375–382

15. Potter M (1977) Antigen-binding myeloma proteins of mice. In: Kunkel HG, Dixon FI (eds). Academic Press, NY, pp 141–205
16. Potter M, Cancro M (1978) Plasmacytomagenesis and the differentiation of immunoglobulin-producing cells. In: Saunders GF (ed). Raven Press, NY, pp 145–161
17. Preud'homme J-L, Klein M, Labaume S, Seligman M (1977) Idiotype-bearing and antigen-binding receptors produced by blood T lymphocytes in a case of human myeloma. Eur J Immunol 7:840–846
18. Sato I, Abo T, Onodera S, Kumagai K (1978) Detection of monoclonal B lymphocytes in multiple myeloma by immunofluorescence tests of surface immunoglobulins. Scand J Haematol 21:433–444
19. Schedel I, Peest D, Stünkel K, Fricke M, Eckert G, Deicher H (1980) Idiotype-bearing peripheral blood Lymphocytes in human multiple myeloma and Waldenström's macroglobulinaemia. Scand J Immunol 11:437–444
20. Seligmann M, Preud'homme J-L, Brouet J-C (1973) B and T cell markers in human proliferative blood diseases and primary immunodeficiencies, with special reference to membrane bound immunoglobulins. Transplant Rev 16:85–113
21. Slater RJ, Ward SM, Kunkel HG (1955) Immunological relationships among the myeloma proteins. J Exp Med 101:85–108
22. van Camp B, Reynaert Ph, Broodtaerts L (1981) Studies on the origin of the precursor cells in multiple myeloma, Waldenström's macroglobulinaemia and benign monoclonal gammopathy. 1. Cytoplasmic isotype and idiotype distribution in peripheral blood and bone marrow. Clin Exp Immunol 44:82–89
23. Wetter O, Delbrück H, Linder KH (1978) Surface markers on peripheral blood lymphocytes of patients with follicular lymphoma suggesting a clonal origin. Klin Wschr 56: 415–419
24. Wetter O, Linder KH (1979) Blood lymphocytes in myeloma patients; high percentage of complement receptor bearing cells is accompanied by decreased anti-immunoglobulin (Ig) binding capacity. Europ J Cancer 15:173–181
25. Wetter O, Delbrück H, Linder KH, Brandhorst D (1980) Redistribution of concanavalin A receptors on peripheral blood lymphocytes of myeloma patients. Leukemia Res 4:639–650
26. Wetter O, Brandhorst D (unveröff. Befunde)

Sachverzeichnis